16

Disbook

OL- 12-09

☜ **W9-DEC-977**

GRASA TÓXICA

Dr. Barry Sears

Grasa tóxica

Cuando la grasa «buena»
se vuelve «mala»

EDICIONES URANO

Argentina - Chile - Colombia - España
Estados Unidos - México - Uruguay - Venezuela

Título original: *Toxic Fat – When Good Fat Turns Bad*
Editor original: Thomas Nelson, Nashville, Tennessee
Traducción: Alicia Sánchez Millet

Copyright © 2008 *by* Barry Sears, Ph. D.
   All Rights Reserved
© de la traducción, 2009 *by* Alicia Sánchez Millet
© de las recetas adaptadas para esta edición, 2009 *by* Arantxa Ezcurdia
   y Laboratorios Farmacéuticos Fovi, S.A.
© 2009 *by* Ediciones Urano, S. A.
   Aribau, 142, pral. - 08036 Barcelona
   www.mundourano.com
   www.edicionesurano.com

ISBN: 978-84-7953-724-1
Depósito legal: NA - 3.074 -2009

Fotocomposición: A.P.G. Estudi Gràfic, S.L. - Torrent de l'Olla, 16-18, 1º 3ª
08012 Barcelona
Impreso por: Rodesa, S.A. - Polígono Industrial San Miguel - Parcela E7-E8
31132 Villatuerta (Navarra)

Impreso en España - *Printed in Spain*

Índice

Introducción

Basta con salir a la calle en Estados Unidos y darse una vuelta para ver la creciente epidemia de obesidad. No obstante, esta epidemia es demasiado compleja como para atribuirla a la pereza y a la gula. Tras muchos años de estudio sobre este tema he llegado a la conclusión de que debemos considerar la obesidad como una forma de «cáncer» provocado por la inflamación.

La obesidad se puede contemplar como un tumor, inducido por la inflamación, que puede ser maligno o benigno. Puedes vivir con un tumor de grasa benigno durante mucho tiempo, pero si es maligno es letal. Un tumor de grasa se puede considerar maligno cuando transmite las células básicas (grasa tóxica) de la inflamación desde las células adiposas a todos los órganos del cuerpo. Cuando sucede esto, padeces lo que yo he denominado *Síndrome de la Grasa Tóxica*.

El primer signo de que tienes un tumor de grasa es la acumulación de exceso de grasa corporal. No obstante, la conexión entre la obesidad y la enfermedad crónica sólo se produce cuando empieza a desprenderse grasa tóxica en el torrente sanguíneo. La primera manifestación clínica que tienen muchas personas es el desarrollo de una serie de trastornos metabólicos (triglicéridos altos, colesterol HDL bajo y niveles altos de insulina) conocidos como síndrome metabólico. Ninguno de ellos está considerado como una enfermedad, pero si no se tratan, suelen provocar diabetes tipo 2 en un plazo de unos 8 a 10 años.

Pero esto es sólo el comienzo del descalabro de tu salud. La propagación de la grasa tóxica, que en un principio estaba inocuamente localizada en las células adiposas, ahora puede atacar a todos los sistemas orgánicos de tu cuerpo, desde el corazón al sistema inmunitario y el cerebro. Cuando se han producido suficientes daños, lo denominamos cardiopatía, cáncer o Alzheimer.

Las causas del aumento de este ataque inflamatorio de la grasa tóxica sobre los órganos se deben a los cambios que ha sufrido nuestra dieta en las últimas décadas. No ha sido un cambio dietético específico el que ha aumentado la formación de grasa tóxica. Se debe a la confluencia de varios factores nutricionales al mismo tiempo, que yo he bautizado como Tormenta Nutricional Perfecta. Apareció en Estados Unidos por primera vez hace veinticinco años, y ahora se está expandiendo por todo el mundo.

La Tormenta Nutricional Perfecta ha traído una avalancha de grasa tóxica y el resultado directo es nuestra epidemia de obesidad. En un principio, el aumento de peso actúa como un mecanismo de protección para evitar la transmisión de la grasa tóxica al torrente sanguíneo. Pero si se dan las circunstancias apropiadas, esta grasa tóxica encapsulada empieza a liberarse y se convierte en la causa de la correspondiente epidemia del Síndrome de la Grasa Tóxica, que acelera el desarrollo de las enfermedades crónicas. Estados Unidos se encuentra en el 22º puesto mundial de salud, a pesar de nuestro gasto masivo en cuidados sanitarios. La causa es nuestra epidemia del Síndrome de la Grasa Tóxica.

Reconocemos la obesidad cuando la vemos, pero ¿cómo medimos la grasa tóxica y la inflamación asociada a ella? Un parámetro podría ser el dolor producido por una enfermedad crónica. Sin embargo, la enfermedad crónica tarda años, cuando no decenios, en desarrollarse, y sólo entonces aparece el dolor. ¿Y si hubiera otro tipo de inflamación que todavía no se ha manifestado a través del dolor y que está aumentando los niveles de grasa tóxica en la sangre? Eso sería la inflamación silenciosa, que estaría provocando el Síndrome de la Grasa Tóxica. Es el aumento del nivel de inflamación silenciosa lo que nos conduce del bienestar a la enfermedad crónica. Tus órganos todavía no se han deteriorado lo suficiente como para ser considerados enfermos o para que te diagnostiquen una enfermedad crónica, pero no estás bien.

Este libro es muy polémico por tres razones:

1. No tienes la culpa de tu sobrepeso u obesidad. Tampoco se debe a que tengas menos voluntad. La causa es la interacción adversa de tus genes con los cambios radicales que han tenido lugar en la dieta estadounidense durante los últimos 25 años.
2. Si tienes una enfermedad crónica (diabetes, enfermedad cardiovascular, artritis, cáncer o algún trastorno neurológico), es

muy probable que una de las principales causas subyacentes de tu condición actual sean los aparentemente bienintencionados programas agrícolas estatales que se iniciaron hace 30 años.

3. Todo lo que has oído decir sobre las «causas» y la «cura» de la actual epidemia de obesidad probablemente sea totalmente falso.

Estas afirmaciones son muy comprometedoras. Por eso, este libro está respaldado por muchos estudios científicos. Aunque gran parte de esta información sólo ha estado al alcance de un puñado de investigadores médicos, he intentado hacerla lo más atractiva y sencilla posible para los profanos en la materia. Te garantizo que vale la pena que tengas constancia para acabar de leer este libro y descubras los hechos reales que se ocultan tras la epidemia de obesidad, porque cuando llegues al final entenderás que tu lucha personal contra la grasa tóxica puede ser el factor más importante que determine la calidad del resto de tu vida.

El Síndrome de la Grasa Tóxica se debe a la dieta y se ha de combatir durante toda la vida. Cuanto más entendemos la genética del cuerpo humano, mejor comprendemos que ciertos componentes dietéticos pueden activar las partes más primitivas de nuestro sistema inmunitario e incrementar la inflamación silenciosa. En los últimos veinticinco años, la dieta estadounidense se ha vuelto más favorable a la inflamación y ha desencadenado la actual epidemia de obesidad y diabetes. Este aumento de la inflamación es la causa subyacente de la creciente pérdida del bienestar en Estados Unidos. Lo peor es que ahora estamos exportando la epidemia del Síndrome de la Grasa Tóxica al resto del mundo.

En este libro hablo de las causas que la han provocado, de las razones por las que se está expandiendo, y de cuáles serán sus consecuencias si no hacemos algo al respecto. Presento un enfoque clínicamente probado que combina la Dieta Antiinflamatoria de la Zona —una dieta que busca simplemente el equilibrio entre proteínas bajas en grasas e hidratos de carbono con una baja carga glucémica— con aceite de pescado concentrado, para invertir los efectos de esta epidemia de inflamación, que es la causa del aumento de la obesidad y del recrudecimiento de las enfermedades crónicas.

Espero que utilices este libro como una clara guía dietética que te conduzca al bienestar y que te evite toda una vida de gasto en medicamentos y cuidados médicos caros para salvarte de ti mismo. De ti depende recobrar el control de tu futura salud utilizando los alimentos. Tu futuro personal depende de tu capacidad para reducir la grasa tóxica e invertir el síndrome.

Es sencillo y podrás ver resultados en menos de 30 días.

1

La verdadera epidemia que se oculta tras la crisis de la obesidad

Todos los días nos advierten de alguna cosa terrible. Los políticos lanzan sus impresionantes discursos sobre los peligros que nos acechan. Se designan grupos de trabajo. Se prometen fondos. ¿Cuál es la causa de tanta preocupación? ¿Estamos de nuevo en guerra? Sí, así es, y el enemigo es la obesidad.

Muchos hemos tenido que luchar contra los kilos de más, y no ha sido precisamente una batalla exitosa. Las personas que no tienen problemas de peso piensan que la obesidad se debe a la pereza y a la gula. Creo que el origen es mucho más insidioso; yo lo comparo con un cáncer que amenaza a todos los órganos del cuerpo. En muchas personas, la acumulación del exceso de grasa corporal supone, en un principio, una defensa biológica para intentar proteger al cuerpo de este «cáncer» potencial.

Esto significa que todos nuestros esfuerzos por seguir consejos simplistas como el de «come menos y haz más ejercicio» pueden ser inútiles, y nuestra actual crisis de obesidad seguirá su ritmo, o lo acelerará, salvo que abordemos el problema desde otra perspectiva.

La actual epidemia de obesidad sólo es la punta del iceberg de otra de mucha más envergadura, la epidemia de inflamación, no la que podemos notar, sino la que está por debajo del umbral del dolor. Yo la denomino inflamación silenciosa. Ésta es la inflamación que está provocando la epidemia de obesidad y un gran número de enfermedades crónicas. La causa subyacente de la enfermedad crónica procede del aumento de la producción de un ácido graso natural denominado ácido araquidónico (AA), que puede ser increíblemente tóxico en concentraciones altas. La grasa tóxica no sólo es la clave para entender esta epidemia, sino para entender la relación entre la obesidad y la enfermedad crónica. Curiosamente, la acumulación de exceso de grasa corporal es la primera medida de protección de nuestro cuerpo, que encapsula o atrapa esta grasa tóxica en las células adiposas para que no perjudique a otros órganos. El problema es que la grasa tóxica no se queda allí eternamente almacenada. Cuando empieza a pasar a la sangre, tienes el Síndrome de la Grasa Tóxica. Los problemas de salud derivados del mismo son implacables.

El Síndrome de la Grasa Tóxica es la verdadera epidemia que amenaza nuestra salud. Tras años de asaltos inflamatorios provocados por la grasa tóxica, se produce un deterioro en algún órgano en particular y lo denominamos enfermedad crónica. Ésta se puede manifestar como una enfermedad cardiovascular, diabetes, cáncer o incluso Alzheimer, pero la causa ha sido el Síndrome de la Grasa Tóxica.

El Síndrome de la Grasa Tóxica se parece al Síndrome del Shock Tóxico, que se descubrió en 1980, aparentemente provocado por los tampones superabsorbentes. Ambos síndromes hacen que el sistema inmunitario se ataque a sí mismo. Pero el deterioro orgánico provocado por el Síndrome de la Grasa Tóxica es bastante lento. La gran mayoría de los estadounidenses lo padecen pero no lo saben, y todo se debe a la alimentación.

Si no se controla la filtración de grasa tóxica al torrente sanguíneo, el resultado es una larga lista de enfermedades crónicas que supone el grueso del gasto actual de Estados Unidos en sanidad pública, como:

- Alergias
- Asma
- Cáncer
- Diabetes tipo 2
- Enfermedades autoinmunes (artritis, lupus y otras)
- Enfermedades cardiovasculares
- Enfermedades inflamatorias (enfermedad de Chron, colitis ulcerosa y otras)
- Trastornos neurológicos (Alzheimer, depresión, TDAH y otros)

La aparición de cada una de estas enfermedades se puede considerar como diferentes manifestaciones del Síndrome de la Grasa Tóxica. Tu genética determinará qué órgano se verá afectado primero. Pero si tienes una enfermedad crónica asociada con este síndrome, las otras, probablemente, no tardarán en aparecer.

No se puede saber si alguien lo padece simplemente mirándole. Sólo un análisis de sangre puede revelarlo, porque la aparición de la grasa tóxica en la sangre es el primer signo de que ya no estás bien y que te encaminas rápidamente hacia una de sus múltiples condiciones crónicas. Pero no desesperes, puedes empezar a invertirlo en menos de treinta días si sigues las prescripciones dietéticas que aconsejo en este libro.

Aunque, en un principio el aumento de la grasa corporal pueda ser la forma que tiene el cuerpo para evitar que la grasa tóxica dañe a los órganos, estos lugares de almacenamiento de la grasa tóxica también pueden ser escalas para su futura expansión por todo el cuerpo. Cuanto antes te des cuenta de que tienes grasa tóxica circulante, más fácil será que puedas remediarlo antes de que perjudique demasiado a tus órganos. La solución para el Síndrome de la Grasa Tóxica es el primer factor que la originó: la dieta. Lo que se necesita es una dieta antiinflamatoria que combata los efectos de la creciente Tormenta Nutricional Perfecta. La solución dietética es sencilla y la puedes seguir durante el resto de tu vida. El resultado será una mejor calidad de vida.

2

La Tormenta Nutricional Perfecta

El Síndrome de la Grasa Tóxica no apareció en Estados Unidos de la noche a la mañana, ni tampoco se debe a un solo factor dietético. Esta crisis de salud se generó cuando se unieron tres factores dietéticos distintos, creando la «Tormenta Nutricional Perfecta». Los tres factores alimenticios requeridos son:

- Hidratos de carbono refinados baratos
- Aceite vegetal barato
- Disminución del consumo de aceite de pescado

Esto empezó a suceder en Estados Unidos en la década de 1980, y ahora se está extendiendo por todo el mundo debido a los ingredientes baratos que se utilizan en la manufacturación de la comida procesada. Estados Unidos es el líder mundial en cuanto a producción y comercialización de alimentos procesados baratos y sabrosos, y ésta es la razón por la que el Síndrome de la Grasa Tóxica se manifestó allí por primera vez.

Cuando se reúnen estos factores, tenemos todos los ingredientes para una epidemia de inflamación debida a los altos niveles de grasa tóxica en la sangre. La inflamación es la causa de nuestra doble epidemia de obesidad y de diabetes tipo 2. Pero estas dos enfermedades no son más que las consecuencias iniciales obvias del Síndrome de la Grasa Tóxica. Otras patologías asociadas a este síndrome son las enfermedades cardiovasculares, el cáncer, los trastornos neurológicos, las enfermedades autoinmunes, el asma, las alergias y muchas más. Estas enfermedades están apareciendo a edades cada vez más tempranas, a pesar de todos los recursos económicos que se destinan a la salud en Estados Unidos.

Veamos estos tres componentes de la Tormenta Nutricional Perfecta, porque cada uno de ellos por separado parece inofensivo hasta que se juntan.

Los hidratos de carbono baratos

¿Por qué los hidratos de carbono baratos, como los cereales, pueden ser perjudiciales? ¿No se considera al pan el «alimento básico de la vida»? El rápido desarrollo de la agricultura industrial en la década de 1970, hizo que los cereales fueran una de las fuentes de calorías más baratas que se conocen. Por desgracia, comer demasiados hidratos de carbono baratos puede acortar nuestra esperanza de vida. La razón es que consumir en demasía hidratos de carbono de carga glucémica alta (especialmente los refinados) hace que el cuerpo genere un exceso de insulina. Tal como he explicado en uno de mis libros anteriores, *Rejuvenecer en la Zona*, los niveles altos de insulina aceleran el envejecimiento, a la par que aumentan la producción potencial de más grasa tóxica.

La abundancia de alimentos (incluso los hidratos de carbono) es un fenómeno relativamente nuevo en la historia de la humanidad. En el pasado era muy difícil cultivar los alimentos; todavía más, cocinarlos y prepararlos, y la comida era muy perecedera. Todo esto empezó a cambiar en el siglo xx, con la introducción de los alimentos procesados.

Los primeros alimentos procesados industrialmente fueron los cereales para el desayuno. Añades leche y tienes una comida al instante. (Por supuesto, has de tener la leche.) Los siguientes fueron las fuentes de calorías fáciles de llevar, como los refrescos cargados de azúcar y las barritas de caramelo; nuevamente se recurría a los hidratos de carbono baratos, ambos de larga conservación (muy importante si no tienes nevera). Pero tras la Segunda Guerra Mundial fue cuando realmente se impuso esta tendencia; la industria de los alimentos procesados empezó a florecer debido a que la gente tenía menos tiempo para prepararse la comida en su casa.

La industria estadounidense de los alimentos procesados sigue siendo líder mundial en la preparación de una sorprendente variedad de comida basura muy sabrosa, hecha principalmente con hidratos de carbono baratos. La aparición de los restaurantes de comida rápida significaba que ya no tenías que ir a comer a casa. Estas comidas incluían muchos hidratos de carbono baratos. Incluso alimentos como los cereales para el desayuno, el pan y la pasta no son más que formas simples de alimentos procesados que se han podido fabricar gracias a los hidratos de carbono refinados y baratos.

Pero esta transformación de los productos agrícolas, que ha sido la causa del aumento de los niveles de insulina debido al mayor consumo de hidratos de carbono, no bastaba para provocar un rápido aumento de la formación de grasa tóxica. Era necesario otro factor, y eso se cumplió con otro fenómeno alimenticio reciente: los aceites de semillas baratos, ricos en ácidos grasos omega-6.

Los aceites vegetales baratos

En el pasado, la producción de los aceites vegetales era muy cara. A lo largo de la historia, la mayoría de las grasas procedían de la manteca de cerdo, la mantequilla o el aceite de oliva. Ninguna de estas grasas tradicionales ha tenido demasiado efecto sobre la inflamación porque contienen cantidades muy limitadas de ácidos grasos omega-6. No obstante, en los comienzos de la década de 1920, el procesamiento industrial de aceites vegetales, como el de las habas de soja y el de maíz (donde básicamente se utiliza la gasolina como disolvente para la extracción), hizo que se abaratara mucho la producción del aceite vegetal. Y esos aceites vegetales (principalmente de maíz y de soja) son ricos en ciertos tipos de ácidos grasos poliinsaturados conocidos como ácidos grasos omega-6 (que son los componentes básicos de la grasa tóxica). Sin embargo, ésta sólo se produce cuando se combina el exceso de insulina (procedente de los hidratos de carbono baratos) con el exceso de ácidos grasos omega-6 (procedente de los aceites vegetales baratos).

El principal protagonista de esta historia fue Earl Butz, ministro de Agricultura durante el mandato de Nixon. Él fue quien más contribuyó a desencadenar el tsunami de los hidratos de carbono y aceites vegetales baratos. Si antes de Butz los agricultores estadounidenses producían demasiados alimentos, se les pagaban subsidios para que dejaran de cultivar parte de sus tierras hasta que los precios volvieran a subir. Esta táctica era un legado de la Depresión cuando la superexplotación agraria estaba destruyendo las tierras de cultivo. Butz adoptó la postura contraria: quería que los agricultores de su país apretaran el pedal para potenciar al máximo la producción alimentaria a fin de que las exportaciones apoyaran un dólar cada vez más debilitado debido a la primera crisis del petróleo, a principios de la década de 1970. Ahora se podían conseguir nuevas cepas genéticas de alimentos con un contenido más alto de hidratos de carbono. Por desgracia, se requerían altas dosis de fertilizantes y herbicidas para mantener este aumento de la producción. Este fue el nacimiento del agrocomercio, pues los agricultores pasaron a depender de las industrias químicas para aumentar su productividad al servicio de los nuevos mercados para la exportación. Ya se podía aumentar al máximo la producción de cereales. Si los agricultores producían demasiado, el Gobierno les pagaba un subsidio según el precio de mercado establecido, por más que hubiera bajado el precio real de la cosecha.

Lo que sucedió fue que sólo las cosechas que producían la mayor cantidad de calorías por hectárea se beneficiaban de este programa. Eso excluía a las frutas y verduras, pero era especialmente adecuado para dos cultivos principales, que se podían cosechar sin demasiado esfuerzo aplicando las técnicas de la agricultura industrial: el del maíz y la soja.

Estas cosechas no sólo eran extraordinariamente adecuadas para las granjas de tamaño industrial, sino que con la creciente sofisticación de la industria de los alimentos procesados, proporcionaban una amplia variedad de distintos componentes que se podían utilizar para confeccionar cientos de nuevos ingredientes todavía más valiosos. Del maíz se extrajo el sirope de maíz (y su primo, el sirope de maíz rico en fructosa, fruto de la biotecnología), el aceite de maíz, los productos químicos industriales, y el alcohol como sustituto de la gasolina. Las habas de soja eran todavía más prolíficas: no sólo producían aceite y proteína de soja, sino también otras sustancias químicas industriales más útiles.

Al combinar los cada vez más baratos ingredientes del maíz y de la soja en la fabricación de piensos, se abarataron los costes de la carne de buey, de cerdo y de pollo. Estos animales, tradicionalmente de granja, se habían convertido en productos industriales de fábricas agropecuarias que convertían el maíz y la soja baratos (todo ello con los subsidios estatales) en carne barata para los restaurantes de comida rápida y demás negocios de restauración. En 2007, las ayudas para el maíz y la soja ascendían casi a 20.000 millones de dólares anuales, mientras que las ayudas para el cultivo de frutas y verduras eran prácticamente inexistentes.

Uno de los principales destinatarios de esta generosidad estatal fue la industria de los alimentos procesados, que podía transformar la materia prima cada vez más barata en alimentos fáciles de transportar, cómodos, apetitosos e increíblemente baratos. En poco tiempo, la agricultura estadounidense tradicional se convirtió en la industria que producía con los costes más bajos del mundo. Del mismo modo que actualmente las empresas se están trasladando a China por su mano de obra barata, Estados Unidos se ha convertido en el fabricante más barato de la materia prima alimenticia que se utiliza en la fabricación de los alimentos procesados de todo el mundo. En ninguna otra parte del mundo existe la sofisticada tecnología que hay en Estados Unidos para la fabricación de los alimentos procesados.

Ni los hidratos de carbono ni los aceites vegetales baratos por sí solos bastaban para provocar la epidemia de inflamación, pero combinarlos con los alimentos procesados fue como arrojar una cerilla encendida a un bidón de gasolina. Todos los cereales y féculas están compuestos de glucosa pura, que se mantiene unida mediante unos lazos químicos muy débiles que se rompen rápidamente durante la digestión. La glucosa liberada entra enseguida en el torrente sanguíneo, lo que provoca la liberación de la insulina. Un nivel alto de insulina hace que los ácidos grasos omega-6 de los aceites vegetales fabriquen más ácido araquidónico (grasa tóxica), el principal componente de las poderosas hormonas inflamatorias conocidas como eicosanoides. Es decir, que empiezan a pasar cosas malas.

Pero tuvo lugar un cambio más en nuestra alimentación antes de que se desencadenara todo el impacto de la epidemia de la inflamación silenciosa.

La reducción del consumo de aceite de pescado

La humanidad siempre ha tenido una baza contra la inflamación inducida por la dieta: consumir grandes dosis de ácidos grasos poliinsaturados omega-3 de cadena larga derivados del pescado y de los aceites de pescado. Aunque tienen una estructura muy similar a los ácidos grasos omega-6, los omega-3 en concentraciones altas son grandes agentes antiinflamatorios. De modo que aun con el aumento del consumo de los hidratos de carbono y los aceites vegetales baratos, una dosis adecuada de estos ácidos grasos omega-3 puede mantener a raya a la inflamación inducida por la dieta. Por desgracia en Estados Unidos, a la par que aumentaba la ingesta de hidratos de carbono y aceites vegetales baratos, disminuía de manera alarmante el consumo de ácidos grasos omega-3 de cadena larga.

Se calcula que en el último siglo el consumo de aceite de pescado ha disminuido entre un 90 y un 95 por ciento. En la actualidad, el estadounidense medio consume unos 125 mg de ácidos grasos omega-3 de cadena larga procedentes del aceite de pescado, mientras que ingiere aproximadamente unos 20 gramos diarios de ácidos grasos omega-6 procedentes de aceites vegetales baratos.

Cuando se eliminó la última barrera nutricional (el aceite de pescado rico en ácidos grasos omega-3) para evitar el rápido aumento de la inflamación, ya se habían posicionado todos los componentes necesarios para generar la Tormenta Nutricional Perfecta que crearía en Estados Unidos la actual epidemia del Síndrome de la Grasa Tóxica.

El primer signo de esta inflamación inducida por la dieta que empezó hace 25 años fue el vertiginoso aumento de la obesidad y su compañera de viaje, la diabetes tipo 2. Estas dos enfermedades se han vuelto epidémicas en Estados Unidos, y ahora se están expandiendo por todo el mundo. Para entender la razón es útil conocer la compleja naturaleza de la inflamación.

3

Cómo nos ayuda la inflamación y cómo nos perjudica

Muchas veces, cuando pensamos en la inflamación la asociamos con el dolor, con algo que hay que evitar. Pero la inflamación es una de las cosas que nos mantiene vivos en un mundo hostil. Vivimos en un mundo poblado por invasores microbianos, como bacterias, hongos, parásitos y virus. Nuestra respuesta inflamatoria interna es atacar a esos invasores, rodearlos y, por último, matarlos antes de que ellos acaben con nosotros. Asimismo, son las mismas respuestas inflamatorias las que ayudan a cerrar una herida cuando nos lesionamos. El tejido dañado queda aislado mientras las primeras respuestas favorables a la inflamación (o proinflamatorias) se encargan de destruirlo; a continuación vienen las respuestas antiinflamatorias internas, igualmente poderosas, que ponen fin al ataque inflamatorio y empiezan a reconstruir el tejido dañado. Gracias a los adelantos en la biología molecular, ahora sabemos que se produce otro hecho que puede provocar la respuesta inflamatoria: la dieta.

Sin una respuesta inflamatoria adecuada en momentos de necesidad, seríamos presas fáciles. Estaríamos a merced de los invasores microbianos o de heridas que no se cerrarían jamás. Las respuestas inflamatorias que hemos desarrollado con el paso de millones de años son para mantener localizada y concentrada esta guerra inmunitaria. Por eso duele. No obstante, si un invasor microbiano consigue abrirse paso hacia el torrente sanguíneo, la respuesta inflamatoria es como la de un luchador ciego que lanza puñetazos al aire. Aunque estos puñetazos rara vez alcancen al oponente, dejan muchos daños colaterales puesto que el cuerpo se está autolesionando. Ésta es la razón por la que antes de la llegada de los antibióticos, los índices de mortandad por invasiones microbianas sistémicas eran prácticamente del cien por cien. Incluso hoy, el índice de mortalidad debido a infecciones microbianas sistémicas (como la sepsis bacteriana) sigue siendo increíblemente alto.

La complejidad de la inflamación se debe a sus dos partes diametralmente opuestas. La respuesta proinflamatoria es generada como respuesta a acontecimientos externos (como infecciones, heridas o la dieta), y es seguida por la correspondiente respuesta antiinflamatoria interna arraigada en nuestros genes. Esta última no sólo desactiva la fase de ataque sino que genera los procesos de reparación que conducen a la regeneración celular.

Voy a poner un ejemplo. Cuando te haces un corte en la mano, al principio hay dolor, hinchazón y enrojecimiento, mientras el cuerpo intenta controlar la extensión de la lesión y la subsiguiente invasión microbiana. En esta respuesta proinflamatoria (fase de ataque) los invasores microbianos son sitiados para ser destruidos en el campo de batalla. Al cabo de unos pocos días, la mano se ha curado por completo. Se ha regenerado a nivel celular. Es una respuesta antiinflamatoria interna (fase de resolución de la inflamación) que forma parte de nuestro código genético. Nuestro sistema inmunitario se compone de esta compleja orquestación de respuestas proinflamatorias (destrucción celular) y antiinflamatorias (regeneración celular).

La definición del bienestar

El sistema sanitario actual de Estados Unidos se basa en tratar los síntomas de las enfermedades crónicas. Lo cual implica mantener los niveles de colesterol, de azúcar en la sangre o la presión sanguínea bajo control mediante medicamentos. Este enfoque trata los síntomas de una enfermedad en particular, pero no la causa subyacente. Podemos definir fácilmente una enfermedad crónica por sus síntomas, pero no tenemos una buena definición de bienestar. Es evidente que decir que no tienes una enfermedad crónica es muy diferente a decir que eso significa que estás bien, porque hacen falta años, cuando no décadas, para que se manifieste. Durante ese tiempo, la persona no se encuentra lo bastante mal como para decir que está enferma, pero tampoco está bien. Así que necesitamos una nueva definición del bienestar.

Creo que la salud se puede definir como el grado en que consigues el equilibrio entre tus poderosas respuestas proinflamatorias y antiinflamatorias. Lo que percibimos como inflamación puede suponer tanto una respuesta proinflamatoria excesiva como una respuesta antiinflamatoria insuficiente. En cualquier caso, estarás bajo un ataque inflamatorio constante. Si no puedes frenar por completo la fase inflamatoria inicial, el cuerpo permanecerá bajo un ataque constante, pero de una intensidad muy inferior. Ésta es la insidiosa naturaleza de la dieta proinflamatoria que provoca el Síndrome de la Grasa Tóxica. El resultado final es que tu cuerpo avanza hacia el desarrollo de enfermedades crónicas como la diabetes, las cardiopatías, el cáncer y el Alzheimer. Por otra parte, si sigues una dieta antiinflamatoria, el resultado es el aumento de la regeneración celular que se produce durante la fase antiinflamatoria de la respuesta inflamatoria general. Esto es el santo grial de la medicina molecular: la regeneración celular continuada a cualquier edad.

La inflamación silenciosa

Generalmente, asociamos la inflamación al dolor. Este dolor procede de los daños colaterales de la guerra de nuestro sistema inmunitario que tiene lugar a nivel celular cuando el cuerpo intenta secuestrar a los invasores microbianos o reparar el deterioro inducido por las lesiones. Los antiguos griegos describieron la inflamación como «fuego interno». Los antiguos romanos la describían como calor, dolor, enrojecimiento e hinchazón. Este léxico empleado hace dos milenios es esencialmente el mismo que utilizan la mayoría de los médicos actuales, ¡lo que significa que nuestra comprensión de la inflamación no ha evolucionado demasiado en los últimos 2.000 años! Yo lo denomino inflamación clásica. Duele, y por eso vas al médico.

   ¿Y si la inflamación no estuviera asociada al dolor? Esta inflamación silenciosa es la más peligrosa porque no haces nada al respecto mientras sigue atacando tus órganos durante años, hasta que llega un día en que todas las lesiones acumuladas producen una enfermedad crónica visible. Tras años, e incluso decenios, de ataques constantes debidos a esta inflamación silenciosa de baja intensidad, se pueden manifestar una amplia gama de condiciones crónicas. Cuando un órgano está muy dañado empieza a doler. Entonces vas al médico. Pero lo único que puede hacer es darte medicamentos para tratar los síntomas de la enfermedad crónica, no hace nada para remediar

la causa subyacente. Buena noticia para las compañías farmacéuticas que ya tienen un cliente de por vida, pero no para ti, porque la
causa subyacente persiste: la presencia constante de la inflamación
silenciosa.

El papel de la dieta en la inflamación silenciosa

Nuestro sistema inmunitario está diseñado para protegernos de los
invasores o para cerrar heridas. Sin embargo, tal como he dicho antes, la dieta puede activar la inflamación. En cierto sentido, elegir los
alimentos incorrectos (como el consumo excesivo de hidratos de carbono y aceites vegetales baratos que generan hormonas inflamatorias)
puede provocar que el cuerpo interprete que está sufriendo un ataque
microbiano. Las consecuencias no serán tan extremas a corto plazo
como si se tratara de un ataque microbiano real o de una herida (es
decir, un dolor punzante), pero el resultado final de esta generación
constante de inflamación de grado bajo que está bajo el umbral del
dolor (inflamación silenciosa) es la aceleración del desarrollo de una
futura enfermedad crónica.

La inflamación silenciosa puede ser una condición producida por
los cambios radicales en la dieta que han tenido lugar en los últimos
25 años (la Tormenta Nutricional Perfecta). Las enfermedades comunes de la civilización occidental (enfermedades cardiovasculares, obesidad, diabetes tipo 2, etcétera) probablemente se deban en su mayor
parte a estos cambios dietéticos que han aumentado los niveles de inflamación silenciosa. Esto ha alterado el entorno inflamatorio natural
del cuerpo y ha acelerado estas enfermedades crónicas.

Puesto que la inflamación silenciosa no provoca dolor, ¿cómo
puedes saber si tienes un nivel alto? Recordemos que la principal causa de la inflamación silenciosa es el aumento de la grasa tóxica que he
descrito anteriormente. Esto significa que la única forma de saberlo es
mediante los análisis de sangre de los que hablo más adelante. Como
es natural, si ya padeces una enfermedad crónica, puedes estar muy
seguro de que tienes niveles altos de inflamación silenciosa, y que hace
tiempo de ello.

No puedes saber el grado de inflamación silenciosa de una persona simplemente con mirarla, al igual que tampoco puedes saber sus
niveles de colesterol. Pero existen formas sencillas y subjetivas que te

indican si tienes un nivel alto de inflamación silenciosa sistémica. Los antecedentes de estos parámetros subjetivos los explicaré con mayor detalle en el capítulo 7, pero a continuación tienes un resumen.

Ten presente que ninguno de estos parámetros por separado es suficiente, pero si respondes afirmativamente a más de estas tres preguntas, es muy probable que tengas niveles altos de inflamación silenciosa. Estas son las preguntas que has de hacerte:

- ¿Tienes sobrepeso?
- ¿Tomas algún medicamento para bajar el colesterol?
- ¿Estás muy atontado cuando te despiertas?
- ¿Tienes tendencia al estrés?
- ¿Tienes siempre ganas de consumir hidratos de carbono?
- ¿Estás cansado durante el día?
- ¿Te entra hambre a las dos horas de haber comido?
- ¿Tienes uñas quebradizas?

Sólo con ver estas preguntas te darás cuenta de que probablemente muchos estadounidenses responderían afirmativamente al menos a tres de ellas, lo que indicaría que tienen inflamación silenciosa. He llegado a la misma conclusión basándome en los análisis de sangre que he hecho durante los últimos años para medir el Síndrome de la Grasa Tóxica. En otras palabras, hay mucha inflamación silenciosa, y la situación está empeorando.

De qué forma la inflamación silenciosa merma el bienestar

El paso del bienestar a la enfermedad crónica, debido a los crecientes niveles de grasa tóxica almacenada en nuestra grasa corporal que acaban filtrándose al torrente sanguíneo y provocando el Síndrome de la Grasa Tóxica se puede contemplar del siguiente modo:

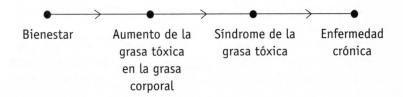

Bienestar — Aumento de la grasa tóxica en la grasa corporal — Síndrome de la grasa tóxica — Enfermedad crónica

A veces complicamos demasiado la medicina. Si existe un vínculo tan simple entre la inflamación silenciosa provocada por el Síndrome de la Grasa Tóxica, la enfermedad crónica y la salud, entonces el elixir mágico para mantener el estado de bienestar sería sencillamente reducir la inflamación silenciosa en el cuerpo y mantenerla siempre bajo control.

Teóricamente, tenemos una solución a nuestro alcance: tomar siempre antiinflamatorios, entre los que se incluyen la aspirina, antiinflamatorios no esteroideos (como el ibuprofeno), inhibidores de la COX-2 y corticoesteroides (como la prednisona). Estos son los medicamentos que tratan la inflamación clásica. Por desgracia, esta estrategia para controlar la inflamación silenciosa durante toda la vida tiene numerosos efectos secundarios, algunos de ellos potencialmente graves.

Por lo tanto, el recurso de tomar antiinflamatorios toda la vida probablemente no sea la mejor solución para tratar la inflamación silenciosa y recobrar la salud. Por otra parte, es muy importante entender de qué forma actúan estos medicamentos para reducir la inflamación estándar y conseguir los mismos resultados siguiendo una dieta antiinflamatoria.

Los eicosanoides

Sabemos que todas las formas de inflamación (incluida la silenciosa) están provocadas por un grupo de hormonas conocidas como eicosanoides. El Premio Nobel de 1982 fue otorgado a tres investigadores por sus descubrimientos en el papel que ejercían los eicosanoides en el desarrollo de las enfermedades crónicas.

El secreto de la salud reside en el equilibrio de los eicosanoides. Dicho simple y llanamente, los eicosanoides «buenos» promueven la regeneración celular, los eicosanoides «malos» promueven la destrucción celular. Ambos son necesarios para sobrevivir. Cuando pierdes el equilibrio entre estas poderosas hormonas y empiezas a generar demasiados eicosanoides malos, te vas alejando de la salud y te diriges hacia la enfermedad crónica.

Aquí es donde interviene la dieta. Todos los eicosanoides proceden de las grasas de la dieta, especialmente de los ácidos grasos esenciales poliinsaturados que aportan los alimentos. Sólo hay tres ácidos grasos que pueden transformarse en eicosanoides: el ácido di-homogammalinolénico (DGLA), el ácido araquidónico (AA) y el ácido eicosapentaenóico (EPA).

El DGLA y el AA son ácidos grasos omega-6, y el EPA es un ácido graso omega-3 que se encuentra en el aceite de pescado. Los eicosanoi-des buenos que pueden acelerar el rejuvenecimiento celular proceden del DGLA, los malos que aceleran la destrucción celular proceden del AA, y los que proceden del EPA son más bien neutros. Sin embargo, el EPA ayuda a mantener el equilibrio dinámico entre el DGLA y el AA, a la vez que diluye el exceso de AA en la célula. Por lo tanto, la dieta es básicamente el factor primordial para mantener el equilibrio entre estos tres ácidos grasos. Cuanto más equilibrada, menos grasa tóxica, más se reduce la inflamación silenciosa y más te acercas a la salud.

Por esta razón los antiinflamatorios tienen esos efectos secundarios tan importantes (incluida la muerte), porque en el proceso de reducir los eicosanoides malos, también terminan con la producción de los ei-cosanoides buenos. El mejor ejemplo de este efecto son los inhibidores de la COX-2 [véase Glosario], nuevos medicamentos milagro que po-dían quitar el dolor sin efectos secundarios, según decían las empresas farmacéuticas. Por desgracia, también terminaron con los eicosanoides buenos que protegían de los infartos de miocardio.

Las grasas trans también terminan con la producción de eico-sanoides buenos porque reducen la producción de ácido diho-mogammalinolénico (DGLA). Por eso, se relaciona a las grasas trans con el riesgo de padecer enfermedades cardiovasculares. La próxima vez que comas algún alimento procesado donde se hayan utilizado aceites vegetales parcialmente hidrogenados, será como si te estuvieras tomando tu dosis diaria de inhibidor de la COX-2.

La comida como medicina

Si tomar antiinflamatorios durante toda la vida no es una buena es-trategia para el bienestar, ¿estamos destinados a que las enfermedes crónicas aparezcan a edades cada vez más tempranas? *No, si estás dispuesto a cambiar tu forma de comer.* Por poderosos que puedan ser los eicosanoides, se pueden controlar perfectamente mediante la dieta. Una dieta antiinflamatoria que reduzca los eicosanoides malos a la vez que aumente los buenos, nos ayudará a mantener la salud por el simple hecho de que conservará el equilibrio óptimo de ambas hormonas: ni demasiado altas, ni demasiado bajas. Por eso, hace casi veinte años desarrollé la Dieta de la Zona, que es una especie de comodín que te ayuda a mantener el equilibrio de los eicosanoides con una notable destreza.

La Dieta de la Zona: una dieta antiinflamatoria de por vida

La Dieta de la Zona es una forma sencilla de mantener los niveles de inflamación silenciosa bajo control durante toda la vida, equilibrando una carga glucémica baja con la cantidad apropiada de proteína en cada comida y procurando limitar los ácidos grasos omega-6. Tal como explico en el capítulo 8, es mucho más fácil de lo que piensas. La Dieta de la Zona tiene mayor efecto si se suplementa con las dosis adecuadas de aceite de pescado (descritas en el capítulo 9). La combinación de estas dos acciones es un gran instrumento dietético para reducir notablemente la inflamación silenciosa, invertir los síntomas de la enfermedad crónica y recobrar la salud.

Esa fue mi visión a partir de la concesión del Premio Nobel por entender la importancia de los eicosanoides en el desarrollo de las enfermedades crónicas. En aquellos tiempos, investigaba la tecnología para la aplicación intravenosa de la medicación contra el cáncer a fin de minimizar los efectos tóxicos de la misma. La meta de la quimioterapia es mantener la medicación contra el cáncer —una medicación altamente tóxica— dentro de una zona terapéutica. Si no se administra suficiente, el paciente muere de cáncer; si se administra en exceso, muere por sus efectos secundarios. Utilizando las tecnologías adecuadas, puedes reducir potencialmente estos problemas de toxicidad y permitir que el paciente viva más y que tenga mejor calidad de vida.

Puesto que todos los eicosanoides proceden de los ácidos grasos esenciales de la dieta, deduje que el secreto para mantener la salud era simplemente inducir al cuerpo a generar más eicosanoides buenos y menos de los malos. Sin adentrarme demasiado en terminología científica (que, gracias a mi esposa, está en los Apéndices al final del libro), cuando aumenta la grasa tóxica (AA) y disminuye el DGLA, empiezas a perder la salud y se inicia el lento y progresivo descenso hacia la enfermedad crónica. El equilibrio entre estos dos ácidos grasos es dinámico y cambia constantemente con la dieta. Para ser más concreto, el nivel de insulina es el que controla este equilibrio. Si tomas demasiados hidratos de carbono con alta carga glucémica (pan, pasta, arroz, etcétera), aumentarán los niveles de insulina. Si tomas pocos hidratos de carbono, aumentarán los niveles de cortisol, y esto también acabará subiendo los niveles de insulina. La Dieta de la Zona mantiene la insulina en una zona saludable, ni demasiado alta ni demasiado baja. Por esta razón puedes corregir un desequilibrio de los eicosanoides *en 30 días*. Pero para mantener ese equilibrio saludable, has de mantener las respuestas hormonales generadas por la dieta «en la Zona» durante toda la vida.

En otras palabras, el equilibrio entre el AA y el DGLA dependerá de tu capacidad para controlar el equilibrio entre las grasas, las proteínas y los hidratos de carbono que comes. A medida que aumentan los niveles de AA, también aumenta la inflamación silenciosa y envejeces antes. Por otra parte, si aumentan los niveles de DGLA, experimentas un rejuvenecimiento celular y envejeces más lentamente. La situación ideal es hacer que disminuyan los niveles de AA a la vez que aumentan los de DGLA. Si lo consigues, tienes la definición molecular del antienvejecimiento o de la buena salud de por vida.

El equilibrio entre el AA y el DGLA depende básicamente de la ingesta de grasas y, concretamente, del equilibrio entre los ácidos grasos omega-6 y omega-3, así como del equilibrio dietético entre proteínas e hidratos de carbono para controlar la hormona insulina. Cuantos más ácidos grasos omega-6 incluyes en tu dieta, más AA produce el cuerpo. Aunque el DGLA y el AA son ácidos grasos omega-6, es la hormona insulina la que acelera la conversión del DGLA en AA. Una forma de subir el nivel de insulina es consumir demasiados hidratos

de carbono, especialmente refinados. La segunda es comer demasiadas calorías. Los estadounidenses han estado haciendo ambas cosas
durante los últimos veinticinco años debido a la Tormenta Nutricional
Perfecta.

El Síndrome de la Grasa Tóxica: la propagación de la inflamación silenciosa

Los síndromes son un conjunto de síntomas que de no corregirse
predicen las futuras enfermedades crónicas. En general, un síndrome
tiene una causa subyacente que manifiesta cada uno de los síntomas.
Un síndrome se podría comparar con un balón lleno de agua. Si lo
aprietas con la mano, aparecerá una protrusión por el otro lado. Saca
la mano, el lado contrario se relajará y el balón volverá a adoptar su
forma natural. La mano que aprieta se puede considerar la causa subyacente del síndrome, y la protrusión en el otro lado, como uno (o
más) de los síntomas del síndrome.

Por ejemplo, el síndrome metabólico es un conjunto de síntomas,
incluidos el sobrepeso, tener forma de manzana, triglicéridos altos y
el colesterol HDL bajo. La causa subyacente del síndrome metabólico
son los niveles altos de insulina (hiperinsulinemia). Aunque ninguno
de estos síntomas del síndrome metabólico sea por sí solo una enfermedad, si están todos presentes a la vez, es muy probable que, de
no corregirse, se desarrolle una diabetes tipo 2 en un plazo de 8 a 10
años.

El Síndrome de la Grasa Tóxica no es una excepción. La causa
subyacente de este síndrome es el aumento de la grasa tóxica en el
torrente sanguíneo que está propagando la inflamación silenciosa al
resto del organismo. Si no se trata la inflamación silenciosa crónica,
existen muchas probabilidades de desarrollar diabetes tipo 2, enfermedades cardiovasculares, cáncer, trastornos neurológicos, asma,
alergias, trastornos autoinmunes, enfermedades inflamatorias, etcétera. Tanto el síndrome metabólico como el Síndrome de la Grasa Tóxica se pueden comparar con el Síndrome de Shock Tóxico tal como
indica el siguiente recuadro.

Síndrome	Causa	Síntomas	Consecuencias si no se trata
Metabólico	Hiperinsulinemia	Obesidad abdominal, TG altos, HDL bajo	Desarrollo de diabetes tipo 2 al cabo de unos 8 a 10 años
Grasa tóxica	Propagación sistemática de la inflamación silenciosa	Lesión orgánica lenta pero progresiva	Desarrollo precoz de enfermedades crónicas
Shock tóxico	Hiperinflamación	Insuficiencia orgánica rápida provocada por una invasión bacteriana sistémica	Insuficiencia rápida de los órganos y la muerte

Como puedes ver en el recuadro, el Síndrome de la Grasa Tóxica no se puede descuidar.

Resumen

Este es el resumen de este capítulo: *la inflamación clásica duele; la inflamación silenciosa mata lentamente.* Ambos tipos de inflamación están bajo la influencia de los eicosanoides que se pueden controlar a través de la dieta. Uno de los primeros signos del aumento de los niveles de grasa tóxica en el cuerpo puede ser una mayor cantidad de grasa corporal (aunque las personas delgadas también pueden tener problemas). Cuando la inflamación silenciosa empieza a transmitirse al torrente sanguíneo (Síndrome de la Grasa Tóxica), si no se corrige el síndrome, aparecerán patologías como la diabetes tipo 2, enfermedades cardiovasculares, cáncer, trastornos neurológicos e inmunitarios, a edades cada vez más tempranas.

4

Puede que no tengas la culpa de engordar

No es necesario ser una eminencia de la ciencia para darse cuenta de que la obesidad está aumentando en Occidente. Aunque no todo el mundo piensa lo mismo, la mayoría lo achaca a una falta de autocontrol. Se considera que las personas delgadas son moralmente superiores a las obesas; que si las obesas siguieran el lema de «comer menos y hacer más ejercicio», la obesidad no existiría.

Yo creo que la causa subyacente es mucho más compleja. Estoy firmemente convencido de que el origen de la obesidad es *el aumento de la inflamación silenciosa inducido por una dieta que es cada vez más proinflamatoria*. El aumento de la inflamación silenciosa empieza a trastocar los patrones hormonales de aviso, especialmente los que controlan el apetito y los que se encargan de liberar grasa para convertirla en energía. Una de las primeras señales de que aumenta la inflamación silenciosa es la aparición de grasa corporal extra. Salvo que reduzcas los niveles de inflamación silenciosa (especialmente en las células adiposas), difundir eslóganes políticos simplistas como el de «comer menos y hacer más ejercicio» nunca darán buen resultado a largo plazo.

¿Qué hace una caloría?

Todo el mundo habla de calorías, pero nadie parece ser capaz de explicar sus funciones. En realidad, las calorías representan la cantidad de energía liberada cuando se quema un alimento en un horno de laboratorio. Eso es muy distinto a lo que sucede en el cuerpo, que convierte las calorías entrantes en energía química (trifosfato de adenosina o ATP), que es la encargada de dirigir el metabolismo corporal. Las calorías son para el ATP lo que el crudo para la gasolina. El petróleo sin refinar nunca podría servir de combustible para tu vehículo. Asimismo, sin convertir las calorías dietéticas en ATP, el cuerpo nunca podría funcionar.

Las células sólo pueden almacenar el ATP unos diez segundos, así que para seguir con vida este proceso se ha de realizar segundo a segundo de acuerdo con las exigencias del momento. Es como parar a repostar cada 30 metros. Afortunadamente, el cuerpo no necesita pararse, porque puede fabricar más ATP con los hidratos de carbono o las grasas almacenadas.

La capacidad del cuerpo para fabricar ATP con distintos componentes de la dieta es muy variable. 1 gramo de grasa puede generar el triple de ATP que 1 gramo de hidratos de carbono. Por eso la grasa almacenada es como un carburante de alto rendimiento, y los hidratos de carbono como un carburante de bajo rendimiento. Las proteínas no se pueden usar para fabricar ATP, a menos que se descompongan y se vuelvan a unir en forma de hidratos de carbono o grasas.

Independientemente de la fuente de calorías dietéticas, cuando el cuerpo ha generado suficiente ATP para la energía inmediata que necesita, la gran mayoría de las calorías restantes, sea cual sea su fuente, se convierten en grasa para ser almacenada a largo plazo y para su posterior distribución, cuando se necesite fabricar más ATP.

Convertir el exceso de calorías en grasa

El primer paso para almacenar cualquier exceso de macronutrientes (proteínas, hidratos de carbono o grasas) para utilizarlos en el futuro es convertir ese exceso de macronutrientes en grasa circulante (lipoproteínas), lo que se realiza en el hígado.

De estos tres macronutrientes dietéticos, el cuerpo tiene una capacidad limitada para almacenar el exceso de hidratos de carbono, y todavía menor para almacenar el exceso de proteínas. Si no fuera así, todos pareceríamos Schwarzenegger por comer un exceso de proteínas. Pero lo que el cuerpo hace con mucha eficacia es convertir en grasas tanto el exceso de hidratos de carbono como de proteínas, que se pueden almacenar fácilmente en las células adiposas.

Según el macronutriente, la eficiencia de la conversión de lo que ingieres por la boca hasta convertirse en grasa circulante en el torrente sanguíneo es muy variable. Es evidente que las grasas que ingerimos en nuestra dieta son las que requieren menor cantidad de energía (aproximadamente un 3 por ciento de las calorías de la fuente dietética de las grasas) para ser absorbidas y convertidas en grasa circulante transportada por las lipoproteínas. El exceso de hidratos de carbono que no se puede almacenar como glucógeno (en el hígado y los músculos) necesita más energía (aproximadamente entre un 5 y un 15 por ciento de su energía calórica) para ser convertido en grasa circulante. Por último, el exceso de proteínas es el más difícil de convertir en grasa circulante porque se necesita casi el 25 por ciento de las calorías que se ingieren en la dieta para transformarlo en grasa circulante. Enseguida puedes ver que el tipo de macronutriente que comes en exceso tiene un gran impacto en los niveles finales de la grasa circulante.

La trampa para la grasa

El papel de la genética en almacenar el exceso de calorías en forma de grasa es muy importante. Algunas personas lo almacenan muy fácilmente; a otras sin embargo, les cuesta mucho. Los estudios con animales con modificaciones genéticas lo confirman, como lo hacen los estudios sobre comer en exceso con humanos.

Comemos para conseguir las calorías suficientes para fabricar el ATP necesario para el funcionamiento de nuestro cuerpo. Si no lo conseguimos, o bien seguimos comiendo suficientes calorías para fabricar ATP, o bien ralentizamos toda actividad física para conservar las cantidades limitadas de ATP que tenemos gracias a las calorías que hemos consumido.

Si comes demasiadas grasas, te considerarán un glotón. Si estás gordo y no haces suficiente ejercicio, te considerarán un holgazán. En general, te suelen considerar ambas cosas. Pero, ¿y si ambas cosas no fueran más que una consecuencia secundaria de no poder fabricar suficiente ATP con las calorías que ingieres? Las calorías, como es obvio, entraron por tu boca. La trampa para la grasa, que interrumpió el proceso natural para la formación del ATP, vino después.

La trampa para la grasa suele activarse en personas genéticamente sensibles a la insulina. Para ellas, el exceso de calorías se convierte en grasa que se introduce en las células adiposas para ser almacenada. No obstante, debido a su sensibilidad genética a la insulina, tienen

grandes dificultades de que esta grasa almacenada abandone las células adiposas cuando se requiere para fabricar el ATP que necesita
el cuerpo. Si intentan «comer menos y hacer más ejercicio», llevan al
cuerpo a la inanición y pierden mucha menos grasa de lo que se suponía. Comer menos disminuye la producción de ATP, mientras que
hacer ejercicio hace que se utilice el remanente de ATP a un ritmo más
rápido. Perderán peso, pero la mayor parte procederá de los músculos
y órganos, que serán literalmente devorados para fabricar ATP y permitir que el cuerpo pueda seguir «comiendo menos y haciendo más
ejercicio». ¿Qué hay del exceso de calorías almacenado en su tejido
adiposo que podría utilizarse para generar ATP y permitirles seguir
ese ritmo? Siempre y cuando la trampa para la grasa siga actuando,
estas calorías potenciales para generar ATP, sencillamente siguen en
el mismo sitio.

La única salida para esta trampa para la grasa es bajar los niveles
de insulina reduciendo las dosis de hidratos de carbono. Pero esto
es engañoso, porque si bajan demasiado restringiendo mucho los hidratos de carbono (como en la dieta del doctor Atkins), el cerebro no
tiene suficiente glucosa para fabricar suficiente ATP. (A diferencia de
otros órganos en tu cuerpo, el cerebro sólo puede usar glucosa para
generar ATP.) El cerebro responde a los niveles bajos de glucosa en la
sangre aumentando la producción de la hormona cortisol, que rompe
la masa muscular para extraer la glucosa. Al final, este exceso de cortisol también engorda. La única forma de superar la trampa para la grasa
a largo plazo es mantener los niveles de insulina en una zona que no
estén ni demasiado altos, ni demasiado bajos.

Esa es la meta de la Dieta de la Zona.

Comprender la naturaleza molecular de la trampa para la grasa

Puesto que el concepto de «calorías que entran equivalen a calorías que
salen» está tan arraigado en el pensamiento médico, vale la pena explicar con más detalle cómo actúa esta trampa en el plano molecular.

Recuerda que la mayor parte de las calorías sobrantes que no uti-
lizamos inmediatamente para fabricar ATP se convierten en grasa para
ser almacenada. El único órgano que puede almacenar el exceso de
grasa sin riesgo es el tejido adiposo. Éste es un enorme conjunto de cé-

lulas que trabajan juntas como un sofisticado sistema de distribución de energía. El exceso de calorías que entra en el cuerpo cuando comemos se convierte en grasa en el hígado, donde adopta la forma de lipoproteínas. Las lipoproteínas transportan las grasas a la superficie de la célula adiposa, donde son hidrolizadas para liberarlas de los ácidos grasos, luego son transportadas a través de la membrana de la célula adiposa mediante unas exclusivas proteínas intracelulares que se unen a los ácidos grasos. Los ácidos grasos liberados se vuelven a reagrupar de inmediato formando los triglicéridos, para almacenarse durante largo tiempo y sin riesgo en el tejido adiposo. En algún momento, estas grasas almacenadas acaban liberándose en el torrente sanguíneo para proporcionar combustible de gran calidad y generar los niveles adecuados de ATP cuando el cuerpo lo necesite. Cuando el sistema de distribución funciona correctamente, la grasa del tejido adiposo sale rápidamente, quedando al final muy poca acumulación de ella.

Quien controla este complejo proceso es la insulina. Todas las células (incluidas las adiposas) tienen receptores para la insulina. Cuando la insulina se pone en contacto con éstos, tiene lugar una compleja serie de reacciones que eliminan el exceso de glucosa de la sangre y lo depositan en la célula diana.

La glucosa se convierte en glicerol en las células adiposas, que es necesario para almacenar todos los tipos de ácidos grasos liberados. Sin el suministro adecuado de ácidos grasos o glicerol, a la célula adiposa le cuesta formar nuevos triglicéridos que estén listos para almacenarse. En otras palabras, que cuesta engordar. Cuanta más insulina hay en la sangre, más glucosa llega a las células adiposas para generar glicerol, y más proteínas intracelulares de unión a ácidos grasos se sintetizan, de modo que se pueden transferir a las células adiposas más ácidos grasos liberados. El resultado final es que las células adiposas pueden almacenar todavía más grasa. Ésta es una de las razones por la que el exceso de insulina engorda. La insulina también inhibe la liberación de la grasa almacenada que no puede llegar al torrente sanguíneo para fabricar ATP. Ésta es otra razón por la que el exceso de insulina engorda.

Sólo cuando bajan los niveles de insulina, entre las comidas o por la noche, por ejemplo, se «relaja» la enzima portera y permite que la grasa empiece a liberarse hacia el torrente sanguíneo suministrando la materia prima necesaria para el resto del organismo a fin de que pueda fabricar el ATP.

Si tus células adiposas no son genéticamente muy sensibles a este proceso de liberación de la grasa almacenada por la insulina, el proceso de transformar las calorías entrantes en combustible de alto rendimiento (grasa) y de liberarla para su posterior uso es muy sutil. Es como un almacén de Wal-Mart. Los artículos procedentes de China se envían al almacén donde se guardan muy poco tiempo, y luego son distribuidos rápidamente a cada una de las tiendas. Si el sistema funciona bien, el almacén nunca está abarrotado de productos porque los camiones de distribución sacan la mercancía constantemente.

Aquí es donde entra en juego la genética. Si tus células adiposas son genéticamente sensibles a la insulina, las calorías entrantes se siguen convirtiendo en grasa y son rápidamente almacenadas en el tejido adiposo, pero no son liberadas con la misma rapidez. Es como si los camiones ya no se presentaran por el almacén de Wal-Mart. Empiezas a acumular grasa en el tejido adiposo. Muchas de las calorías que ingieres en la dieta simplemente quedan atrapadas en las células adiposas, y el resto del cuerpo tiene la misma carencia en la producción de ATP como si hubieras estado ayunando. Como que esta energía almacenada no puede liberarse hacia el resto del organismo y fabricar ATP, o sigues comiendo (convirtiéndote en un «glotón»), o reduces tu actividad física (convirtiéndote en un «holgazán») para conservar el poco ATP que necesita tu cuerpo para funcionar.

Equilibrio energético

Entonces, ¿por qué las personas con una trampa para la grasa determinada genéticamente no siguen aumentando de tamaño como si fueran un globo? Porque nunca se interrumpe del todo el flujo de la grasa almacenada desde las células adiposas hasta la sangre, donde se puede transportar a otras células para convertirse en ATP. Esto se conoce como la homeostasis de la energía, una frase sofisticada que significa lo mismo que equilibrio energético. Muchas de las calorías ingeridas no pueden ser atrapadas en el tejido adiposo y así los otros órganos del cuerpo pueden fabricar ATP. Cuando se consigue este equilibrio, el peso se estabiliza. Esto sucede tanto para ganar peso como para perderlo en el caso de las personas con una trampa para la grasa.

Si contemplamos el aumento de peso desde esta perspectiva, tendremos una forma radicalmente nueva de considerar la crisis de la obesidad. Esto es importante puesto que se calcula que casi el 75 por ciento de nuestra capacidad para engordar se debe a nuestros genes. No podemos cambiar nuestros genes, pero gracias a la dieta podemos cambiar el hecho de que estén conectados o desconectados. Por esta razón, bajar los niveles de insulina en la sangre puede mermar la eficacia de una trampa para la grasa determinada por los genes. Por desgracia, el aumento en el consumo de hidratos de carbono refinados en los últimos veinticinco años ha reforzado el poder de la trampa para la grasa en personas genéticamente susceptibles a la misma.

No se puede tratar la obesidad con la fórmula «comer menos y hacer más ejercicio», sino reduciendo los niveles de insulina generados por la dieta para que se pueda liberar más cantidad de grasa almacenada y así fabricar más ATP. Sólo entonces podrás comer menos y hacer más ejercicio sin devorar los músculos y los órganos. Las personas obesas comen en exceso (especialmente si su dieta es rica en hidratos de carbono) para procurarse el suficiente ATP que evite la sensación de hambre. Si comen menos, disponen de menos calorías que puedan llegar a transformarse en ATP. El resultado es que empiezan a utilizar los músculos y los órganos como materia prima para conseguir combustible, necesario para generar ATP para el resto del cuerpo. Al igual que toda persona que pase hambre, estarán obsesionadas con la comida. Lo mismo sucede con los animales con una obesidad genética. Si se reduce su dosis de calorías, pierden peso. No obstante, al observar sus órganos en la autopsia, sus almacenes de grasa son inmensos (aunque tengan un tamaño algo menor), pero sus órganos y músculos están marchitos debido a la inanición.

Comer en exceso es para las personas obesas su forma de compensar una trampa genética para la grasa. Su abuso de la comida no es lo que provoca su obesidad, sino más bien un efecto secundario de la interacción negativa de sus genes con el exceso de insulina generado por su alimentación. Esto bloquea la liberación del combustible de alto rendimiento (la grasa) almacenado en el tejido adiposo para fabricar el ATP que tanto necesita el cuerpo.

En teoría, el número de personas obesas debería haber permanecido bastante constante porque la genética no cambia con tanta rapidez. Entonces, ¿qué ha sucedido en los últimos años para que se produjera el repentino aumento de la obesidad? Los estadounidenses comen más hidratos de carbono. Esto aumenta los niveles de insulina, lo que a su vez refuerza el poder de sus trampas para la grasa. Los que han nacido genéticamente programados para el sobrepeso o la obesidad, ahora engordan más.

¿Qué pasa con las personas que son delgadas por naturaleza?

Las personas obesas que comen en exceso son consideradas glotonas. Por otra parte, la persona normal que come mucho, simplemente tiene un buen apetito. El ejemplo clásico son los adolescentes. Cuando llegan a la pubertad, se dice que están sujetos a la fuerza de las hormonas que son las que hacen que sigan creciendo, que sus órganos se hagan más grandes y que ganen masa muscular. Todos estos acontecimientos requieren grandes cantidades de ATP. La única forma de conseguir eso es ingerir grandes cantidades de calorías. Cuando ya han cumplido los 20 años, han alcanzado su estatura y masa muscular máximas y disminuye su necesidad de generar grandes dosis de ATP. Si no empiezan a reducir su ingesta de calorías, como el exceso de éstas ya no se necesita para apoyar su crecimiento, se convierten en grasa. Esto es muy evidente a los 30 años, cuando ya no les cabe la ropa que llevaban a los 20. Dicen que ha cambiado su metabolismo. La realidad es que ya no necesitan producir ATP extra.

Sin embargo, hay personas que siguen ingiriendo grandes dosis de calorías y están delgadas durante toda su vida de adultos. Si lo analizamos con mayor detenimiento, este subgrupo de personas tiene un problema metabólico inducido por los genes, distinto del de las que están predispuestas para la trampa para la grasa. Su metabolismo no es muy eficiente para generar ATP con las calorías que son liberadas de las células adiposas. No tienen una trampa para la grasa, pero muchos de los ácidos grasos liberados del tejido adiposo se convierten en un exceso de radicales libres en lugar de transformarse en ATP. Si volvemos a mi ejemplo del almacén de Wal-Mart, hay muchos camiones para sacar la mercancía del tejido adiposo, pero gran parte de ella se pierde por el camino antes de llegar a la tienda.

Los adultos delgados con metabolismos poco eficientes han de comer mucho para asegurarse de que tienen suficientes calorías para fabricar el ATP que necesitan. Por desgracia para ellos, el exceso de radicales libres generado por su deficiente metabolismo de la grasa acelera su ritmo de envejecimiento. (Describí esto en uno de mis libros anteriores: *Rejuvenecer en la Zona.*)

El pensamiento simplista no funciona

En ambos ejemplos, la misma conducta (comer en exceso) se debe a la misma causa subyacente: la imposibilidad de crear los niveles adecuados de ATP para que el cuerpo pueda funcionar. En un caso, el individuo obeso padece una sensibilidad genética a la insulina que inhibe la liberación eficiente de la grasa almacenada que es la materia prima para fabricar ATP. En el otro, el individuo delgado que come en exceso tampoco puede metabolizar la grasa liberada para crear ATP. Ambos intentan resolver sus problemas genéticos comiendo más calorías hasta que consiguen generar suficiente ATP.

Ésta es la razón por la que el pensamiento simplista de que comer menos es el secreto para combatir la obesidad es totalmente erróneo. Lo es porque se basa en la ecuación que afirma:

*«Las calorías entrantes han de **igualar** a las que salen.»*

Esta ecuación, sencillamente, no es válida porque no refleja la realidad del metabolismo. La verdadera ecuación por la que se rige es la siguiente:

«Las calorías entrantes que se pueden convertir fácilmente en ATP han de ser iguales a la cantidad de ATP que se necesita para que el cuerpo pueda seguir funcionando y moviéndose.»

Si limitas la capacidad de tu cuerpo para fabricar ATP con las calorías que ingieres (ya sea debido a una trampa para la grasa como a la producción insuficiente de ATP), tienes que 1) comer más, 2) reducir la actividad física, o 3) empezar a devorar tus propios músculos y órganos para conseguir las calorías extra necesarias para fabricar ATP. Por este motivo, las personas obesas con una predisposición genética a una trampa para la grasa, así como las personas delgadas con un «buen apetito», siempre tendrán hambre cuando reduzcan su dosis de calorías. No pueden cambiar sus genes, pero la buena noticia es que *pueden* modificar su expresión.

La persona con una trampa para la grasa ha de mantener constantemente sus niveles de insulina lo bastante bajos como para reducir el proceso de inhibición de la liberación de las grasas almacenadas, a fin de conseguir los niveles adecuados de ATP, pero no tan bajos como para que la glucosa en la sangre disminuya hasta tal punto que el cerebro no tenga suficiente energía para generar el ATP. Es decir, has de mantener la insulina en una zona. Siguiendo la Dieta de la Zona tal como la describo en el capítulo 8, se pueden conseguir ambas cosas. Las personas obesas y con sobrepeso pueden superar su predisposición genética a tener una trampa para la grasa siguiendo la Dieta de la Zona, que mantiene los niveles de insulina lo más bajos posible sin comprometer otras funciones de la misma (como llevar nutrientes a las células). La persona que no puede metabolizar la grasa también ha de seguir la Dieta de la Zona para generar la cantidad máxima de ATP con el menor número de calorías, y por consiguiente, reducir la generación excesiva de radicales libres. Son dos problemas metabólicos diferentes, pero tienen una misma solución dietética.

Por qué comemos en exceso

Comprender de qué forma el tejido adiposo puede atrapar las calorías y almacenarlas como grasa a largo plazo es sólo una parte de la historia de por qué engordamos. La otra es que hemos estado comiendo en exceso durante los últimos veinticinco años. No creo que se deba a una mejor comercialización de los alimentos, sino más bien a los cambios hormonales inducidos por el aumento del nivel de grasa tóxica en el cerebro.

A pesar de todo lo que se habla de comer en exceso, todavía sabemos muy poco sobre sus causas a nivel molecular. (Véase el Apéndice C para más detalles.) Lo que sí sabemos es que existen dos poderosas razones biológicas que deben estar equilibradas si queremos mantener el peso ideal. Una es el apetito, y la otra es la sensación de saciedad o falta de apetito. Si están equilibradas, mantener el peso es sencillo.

Las necesidades biológicas no están controladas por el poder de la voluntad. Intenta retener la respiración para comprobar cuánta fuerza de voluntad necesitas para prolongar tu estado de no respirar. El hambre es otra necesidad biológica que no se puede controlar fácilmente con el poder de la voluntad. Es evidente que si el apetito excede a la saciedad, el resultado final es engordar, especialmente si la comida es fácilmente accesible. Hay un gran número de hormonas que controlan el apetito y la saciedad, y muchas de ellas pueden verse alteradas directamente por el tipo de alimentos que ingerimos. Ésta es la razón por la que las respuestas hormonales a los macronutrientes de la dieta (hidratos de carbono, proteínas y grasas) pueden aumentar o disminuir el apetito. Concretamente, el exceso de hidratos de carbono es la causa principal del apetito, mientras que la proteína es el primer factor para generar saciedad.

El apetito

No es de extrañar que el principal centro del control del apetito y de la saciedad esté situado en el cerebro, en el hipotálamo para ser más exactos. En general, el apetito se debe a la necesidad constante de glucosa que tiene el cerebro para fabricar ATP. (La glucosa es la principal fuente de energía para la producción de ATP en el cerebro.) Cuando bajan los niveles de glucosa en la sangre del cerebro, éste entra en el modo «pánico» para conseguir más glucosa y fabricar más ATP. La solución más sencilla es ingerir más calorías, especialmente las que son ricas en hidratos de carbono que se pueden convertir rápidamente en glucosa. Me estoy refiriendo a los cereales y almidones, especialmente los alimentos procesados compuestos de hidratos de carbono refinados procedentes de esas mismas fuentes. Cuanto antes entra la glucosa en el torrente sanguíneo, antes llega al cerebro para satisfacer su necesidad inmediata de producir ATP.

Este mismo aumento rápido de la glucosa en la sangre hace que el páncreas libere más insulina, que bajará de nuevo los niveles de azúcar al cabo de unas pocas horas y volverás a tener hambre. En resumidas cuentas, siempre tienes hambre a pesar de consumir un exceso de calorías. Es lo que sucede cuando te comes un gran plato de pasta por la noche y a las dos horas tienes hambre. ¿Y dónde termina ese exceso de calorías, especialmente cuando hay un exceso de insulina? Como grasa almacenada.

Por desgracia, no has de tomar demasiados hidratos de carbono para que aumenten los niveles de insulina en la sangre. El problema es que desarrolles una condición denominada resistencia a la insulina, en la que los niveles de insulina siempre suben, incluso en ausencia de hidratos de carbono. Esto sucede cuando se insensibiliza el receptor de la insulina en el tejido muscular liso. Entonces, el páncreas empieza a secretar mayores cantidades de insulina en la sangre para superar esta resistencia, a fin de intentar controlar los niveles de glucosa. (Los niveles altos de glucosa en la sangre pueden ser tóxicos.) Si padeces resistencia a la insulina, tu trampa para la grasa se activará más, haciendo que haya menos grasa disponible para la producción de ATP. Respondes comiendo más calorías, especialmente hidratos de carbono ricos en glucosa (cereales y almidón), que suben los niveles de insulina, y el ciclo continúa. El exceso de insulina no sólo te engorda y te impide perder peso, sino que hace que siempre tengas apetito.

Hay otro grupo de hormonas que hace poco que se han descubierto, que también aumentan el apetito: son los endocannabinoides. Aunque estas hormonas existen desde hace cientos de millones de años, nosotros las conocimos cuando en la década de 1960 se disparó el consumo de la marihuana [cannabis].

Una de las experiencias más comunes de alguien que ha fumado marihuana es que abre exageradamente el apetito. El ingrediente activo aislado de la marihuana se denomina tetrahidrocannabinol o THC. Los investigadores pronto descubrieron que el THC se une a ciertos receptores del cerebro. Puesto que estos receptores existían para alguna otra finalidad que la de esperar a que los seres humanos descubrieran la marihuana, se llegó a la hipótesis de que había algo en el cerebro que se unía de forma natural a los mismos receptores que también provocaban ese hambre voraz. Estas hipotéticas hormonas recibieron el nombre de endocannabinoides. Pasaron algunos años hasta que se consiguió aislarlas y descubrir que procedían de la grasa tóxica (ácido araquidónico).

De modo que cuanto más ácido araquidónico tengas en el cerebro más endocannabinoides estimularán tu apetito. Por desgracia, una de las consecuencias de la Tormenta Nutricional Perfecta es su impacto en la formación de ácido araquidónico. Esto hizo que fueran muchas las personas que pronto tuvieron más endocannabinoides en su cerebro, y por lo tanto, mucho más apetito en su mente.

Hay otras dos hormonas que despiertan el apetito. Una es el neuropéptido Y (NPY). Cuando el NPY se encuentra en niveles altos en el cerebro, los animales literalmente se autodevoran hasta morir. La otra es la grelina, que procede del intestino, informa al cerebro de que allí abajo ya no hay calorías y que habrá que ir pensando en comer. Como pronto veremos, ambas se pueden controlar con la dieta.

La saciedad

La saciedad es simplemente la falta de apetito entre las comidas. Si no tienes hambre, tomar menos calorías es muy fácil. Por otra parte, si siempre tienes hambre, dejar de comer requiere usar siempre la fuerza de voluntad (recuerda lo de retener la respiración). El principal factor dietético para la saciedad es el consumo de proteínas, por dos razones. La primera es que la proteína dietética aumenta la producción de glucagón, una hormona que tiene el efecto opuesto al de la insulina. El glucagón aumenta el nivel de azúcar en la sangre (movilizando los hidratos de carbono almacenados en el hígado), en lugar de reducirlo como hace la insulina. Simplemente, si el cerebro consigue los niveles adecuados de glucosa para producir ATP, está contento y tú eres feliz. Por otra parte, si no consigue los niveles adecuados de glucosa, siempre tienes hambre.

La segunda razón es que la proteína también tiene el beneficio extra de liberar otra hormona recién descubierta, el péptido YY (PYY), que se desplaza directamente del intestino al cerebro para calmar el apetito. La combinación de ambas hormonas (glucagón y PYY), gracias a las proteínas de la dieta, produce la mayor parte de la sensación de saciedad. Puesto que el PYY se libera desde el intestino, tiene la propiedad de inhibir las señales de hambre emitidas por la grelina. Se convierte en un interruptor perfecto *on-off* que le indica al cerebro lo que está sucediendo en el intestino.

Otra hormona esencial es la leptina, que se libera desde las células adiposas hasta el cerebro para indicar que tus depósitos de grasa ya están llenos y, por lo tanto, que estás lleno. En un mundo perfecto, cuantas más células grasas tuvieras, más leptina generarías, y cuando el cerebro recibiera la señal de la leptina, debería hacer que dejaras de comer. Por desgracia, no vivimos en un mundo perfecto y algunas personas tienen resistencia a la leptina, que es similar a la resistencia a la insulina. Entonces, lo que sucede es que esa leptina nunca llega al cerebro en dosis suficientes como para indicarle la sensación de saciedad, aunque exista un exceso de grasa corporal. La causa subyacente es que tanto la resistencia a la insulina como a la leptina se deben a una inflamación silenciosa grave. Se ha demostrado que las personas obesas tienen niveles mucho más altos de leptina en la sangre, pero siempre tienen hambre, porque si padeces una resistencia a la leptina y no tienes suficiente, el cerebro te dice que sigas comiendo.

Curiosamente, la insulina también puede actuar como hormona de la saciedad si consigue llegar al cerebro. Una vez allí, inhibirá la liberación de la NPY (la poderosa hormona del hambre que hemos mencionado antes). Si no puede llegar al cerebro suficiente insulina, se genera constantemente NPY y siempre tienes hambre. Ésta es otra de las razones por las que no interesa que la insulina baje demasiado.

Estos sistemas hormonales controlan el hambre y la saciedad con notable exactitud. Si hay más de un 0,01 por ciento de diferencia (un poco más de 10 calorías al día) entre esta batalla constante del hambre y la saciedad, puedes aumentar aproximadamente medio kilo de grasa al año. Si la diferencia aumenta a un 0,1 por ciento (algo más de 100 calorías al día), puedes llegar a aumentar 4,5 kilogramos por año. En los últimos veinticinco años, hemos comido más porque hemos tenido más hambre. Para las mujeres, este aumento en el consumo de calorías ha sido de 350 calorías diarias, y para los hombres de unas 150 diarias, y la mayor parte de ese aumento de calorías se debe a los hidratos de carbono refinados que estimulan la insulina.

Por qué engordamos cada vez más

En Estados Unidos no todo el mundo engorda a la misma velocidad. Los que ya tienen sobrepeso o están obesos justifican el rápido aumento de la obesidad. Son las mismas personas que tienen una predisposición genética para que su tejido adiposo actúe como una trampa para la grasa. El aumento en el consumo de hidratos de carbono en los últimos veinticinco años ha conducido al aumento de los niveles de insulina. Este aumento en la insulina generada por la dieta junto con la resistencia a la misma, ha hecho que las trampas para la grasa sean todavía más eficaces, lo que a su vez implica que más de esas calorías extra que se ingieren queden atrapadas en el tejido adiposo. El resultado final es que las que ya están gordas, engordan aún más.

Al mismo tiempo, también tenemos más hambre. Esto se debe al efecto de la combinación del aumento de la insulina cuando hay niveles bajos de azúcar en la sangre, y al aumento de los endocannabinoides en el cerebro debido a los altos niveles de grasa tóxica.

Todo esto se remonta a la llegada de la Tormenta Nutricional Perfecta y su impacto en el aumento de la inflamación silenciosa.

La inflamación y la obesidad

Siempre se ha sabido que la inflamación y la obesidad parecen inseparables. La pregunta es: «¿La obesidad causa la inflamación, o es ésta última la que provoca la obesidad?»

Una forma de hallar respuestas es organizando congresos, y eso es lo que hizo la Facultad de Medicina de Harvard en el mes de marzo de 2007. Los estudios que se presentaron en el congreso demostraban claramente que la inflamación precedía a la obesidad. Uno de los oradores, Eric Rimm, profesor adjunto de epidemiología y nutrición de esa Facultad, dijo: «No tenemos una epidemia de obesidad; tenemos una epidemia de inflamación».

¿Cómo es posible que sea el aumento de la inflamación el factor principal que se esconde tras la crisis de la obesidad? Para entender la respuesta, hemos de observar la producción de grasa tóxica (ácido araquidónico, conocido como AA), y la forma en que la Tormenta Nutricional Perfecta ha aumentado sus niveles en el cuerpo.

El cuerpo necesita algo de AA, pero un exceso puede tener consecuencias graves para la salud (como la muerte). Dos factores dietéticos que han actuado para evitar que el AA fuera demasiado alto en los seres humanos han sido: el equilibrio entre los ácidos grasos omega-6 y omega-3, y el equilibrio entre las proteínas y los hidratos de carbono en la dieta. Ambos factores interactúan con la enzima clave (delta-5-desaturasa) que produce el AA.

Al igual que la mayoría de las enzimas importantes del cuerpo, esta enzima está controlada en su mayor parte por hormonas, concretamente la insulina y el glucagón, así como por el ácido graso omega-3 conocido como ácido eicosapentaenóico (EPA), tal como se muestra en el siguiente diagrama.

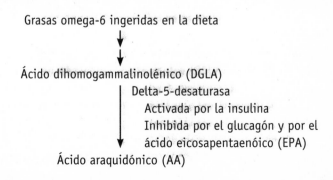

Grasas omega-6 ingeridas en la dieta

Ácido dihomogammalinolénico (DGLA)

Delta-5-desaturasa
Activada por la insulina
Inhibida por el glucagón y por el
ácido eicosapentaenóico (EPA)

Ácido araquidónico (AA)

El ácido dihomogammalinolénico (DGLA) es el componente básico de los eicosanoides buenos que rejuvenecen las células, mientras que el ácido araquidónico (AA) es el de los eicosanoides que hacen que el sistema inmunitario esté siempre a la defensiva, provocando la destrucción celular.

Hasta la década de 1920, era relativamente raro encontrar un exceso de ácidos grasos omega-6 en la dieta estadounidense, porque sus principales fuentes de grasa eran la manteca de cerdo, la mantequilla y el aceite de pescado. Estas han sido reemplazadas por aceites vegetales baratos (maíz, soja, girasol, cártamo) ricos en ácidos grasos omega-6. Cuando aumentaron los niveles de ácidos grasos omega-6 en la dieta, aumentó la probabilidad de producir más AA. Es como añadir más agua a un depósito de agua: la presión en el fondo es cada vez mayor. Al mismo tiempo, los niveles de ácidos grasos omega-3 de cadena larga procedentes del aceite de pescado disminuyeron drásticamente. Se necesitan niveles altos de EPA para inhibir parcialmente la actividad de la enzima delta-5-desaturasa. Este cambio repentino en el equilibrio de estos ácidos grasos en la dieta ha sido la causa del espectacular aumento de la producción de ácido araquidónico, por lo tanto de la inflamación silenciosa.

Lo que ha empeorado la situación es el aumento simultáneo de la producción de insulina provocado por el mayor consumo de alimentos procesados ricos en hidratos de carbono refinados, incluida la pasta, la pizza y el pan. En estos últimos veinticinco años, se han disparado los hidratos de carbono (especialmente los refinados) en la dieta estadounidense. Estos hidratos de carbono refinados casi se pueden considerar glucosa pura, y cuando entran en el torrente sanguíneo, aumenta la producción de insulina, lo que a su vez activa la enzima delta-5-desaturasa que genera más AA (grasa tóxica).

Ésta es la razón por la que mezclar un exceso de ácidos grasos omega-6 (junto con un menor consumo de EPA) con un exceso de insulina es como echar leña al fuego. La consecuencia es más AA, lo que significa más inflamación silenciosa. Con el aumento de la inflamación silenciosa llegan sus compañeras de viaje: la resistencia a la insulina y a la leptina. Si a todo esto se suma el aumento de los endocannabinoides en el cerebro, que generan la sensación de hambre insaciable, ya tenemos la epidemia de obesidad.

Los problemas complejos no se resuelven con pensamientos simplistas

Una respuesta simplista que se daba en el pasado a la crisis de obesidad era: «Si la grasa no llega a mis labios, tampoco llega a mis caderas». Puesto que la grasa que ingerimos en la dieta requiere menos cantidad de energía para convertirse en grasa circulante, el sentido común nos diría que tomar menos grasas resolvería la crisis de obesidad. El problema es que la grasa de la dieta no tiene ningún efecto sobre la insulina, ni sobre el exceso de insulina que te engorda y no te permite adelgazar. Por eso, es imposible que las grasas que comemos sean la única causa de que engordemos. De hecho, si las personas nos alimentáramos con una dieta únicamente de grasas, empezaríamos a perder peso (especialmente la grasa almacenada), porque es el nivel elevado de insulina el que evita que se libere la grasa almacenada. Por supuesto, si sólo comieras grasa, el cerebro (que necesita hidratos de carbono), los músculos (que necesitan la síntesis de enzimas nuevas y otras proteínas estructurales) y tu sistema inmunitario (todos ellos necesitan un aporte constante de proteínas) sufrirían graves consecuencias.

Asimismo, afirmar que «una caloría es una caloría» es igualmente simplista y engañoso. Recordemos que el número de calorías entrantes que se puede transformar en ATP útil ha de igualar a la cantidad de ATP que se consume para mantenernos con vida y conservar estable nuestro peso corporal. Si muchas de las calorías que ingerimos quedan atrapadas en el tejido adiposo, o hemos de comer más calorías, o movernos menos para compensar. Además, el efecto hormonal de una caloría de hidratos de carbono (que estimula la insulina) es diferente al de una caloría de proteína (que estimula el glucagón y el PYY), que sigue siendo diferente de una caloría de grasa (que estimula los eicosanoides, tanto los buenos como los malos).

Por último, el conocidísimo eslogan «come menos y haz más ejercicio» también conduce al fracaso, porque nadie ha pensado nunca en las consecuencias de esta estrategia dietética para la producción de ATP en las personas que tienen predisposición genética a la trampa para la grasa. Cuando mejor se puede observar esta tendencia es en la infancia. Se realizaron dos estudios diferentes a gran escala (uno en 1999 y el otro en 2003), a largo plazo y controlados con placebo (y muy caros), con miles de niños, enseñándoles a comer menos y a hacer más ejercicio. El resultado fue que los niños aumentaron sus conocimientos sobre nutrición e hicieron más ejercicio, pero eso influyó poco sobre su peso. ¿Cuál fue la respuesta de la comunidad de investigadores a las pruebas negativas que se publicaron? Finjamos que estos estudios no existen y que sigamos diciéndoles a nuestros hijos que coman menos y hagan más ejercicio. En plena Tormenta Nutricional Perfecta, esta estrategia está destinada al fracaso.

El hombre más gordo del mundo

¿Qué sucede cuando empiezas a reducir los niveles de insulina y reequilibras el hambre y la saciedad invirtiendo las consecuencias hormonales de la Tormenta Nutricional Perfecta? Uno de los mejores ejemplos es Manuel Uribe, de Monterrey, México. A principios de 2006, Manuel pesaba casi 550 kilos, y hacía cinco años que no podía levantarse de la cama. Cuando mis colegas mexicanos Gustavo y Silvia Orozco le dijeron que si realizaba los cambios adecuados en la dieta quizá sería su solución, su primera respuesta fue: «Estáis de broma». Al fin y al cabo, había probado todas las dietas posibles en esos cinco años y siempre había terminado engordando más. Pero los Orozco insistieron porque su arma secreta incluía el aceite de pescado concentrado para reducir los endocannabinoides (las hormonas del hambre que se encuentran en el cerebro) y la inflamación silenciosa en sus células adiposas, así como la Dieta de la Zona para reducir sus niveles de insulina. En cuestión de días, Manuel ya no tenía hambre y empezó a perder peso por primera vez en cinco años. De hecho, su principal queja era que no podía comer toda la comida que se suponía que debía comer (2.000 calorías al día). En los primeros ocho meses perdió casi 140 kilos, pero lo más interesante fueron los cambios en sus análisis de sangre. Su colesterol había bajado a un nivel normal (190 mg/dl), su HDL era normal (55 mg/dl), sus triglicéridos estaban bajos (45 mg/dl), el azúcar también normal (88 mg/dl), así como sus niveles de insulina (10 uU/ml). Además, su ritmo cardíaco había descendido a 62 latidos por minuto, el nivel que suelen tener los atletas de élite, y su presión sanguínea estaba a 120/70 (típica de un adolescente). Cuando escribí este libro, Manuel había perdido otros 64 kilos y su analítica había mejorado. Manuel puede ser uno de los hombres más sanos de México aunque todavía pese unos 360 kilos.

Sigue perdiendo peso porque nunca tiene hambre. La razón es la combinación de la Dieta de la Zona (para reducir los niveles de insulina en la sangre) y el aceite de pescado concentrado (para reducir los niveles de endocannabinoides en el cerebro). Necesitará otros cuatro años para conseguir su meta de pesar 100 kilos. En realidad, Manuel ya está comiendo como si pesara 100 kilos, y le cuesta comerse toda la comida. Estoy seguro de que lo conseguirá, porque está siguiendo un camino probado clínicamente para equilibrar las hormonas que controlan el hambre y la saciedad, a la vez que le permite acceder a sus depósitos de grasa para producir todo el ATP que necesita.

Resumen

La Tormenta Nutricional Perfecta ha sido la causa subyacente del cambio radical en nuestro equilibrio corporal de las hormonas generadas por la dieta en los últimos veinticinco años. El resultado ha sido el aumento de la sensación de hambre y de la probabilidad de almacenar más calorías en las personas con predisposición genética a la trampa para la grasa. Si quieres controlar tu peso de manera permanente has de mantener las hormonas que controlan la acumulación de grasa y el equilibrio entre el hambre y la saciedad en el cerebro, en una zona que no sea demasiado alta ni demasiado baja. Puedes hacerlo comiendo la dosis equilibrada de proteínas, hidratos de carbono y grasas adecuada para tu genética. Pero has de hacerlo toda la vida.

La grasa buena puede ser una protección

Aunque uno de los primeros indicadores de la propagación de la inflamación silenciosa sea el aumento de la grasa corporal, en un principio el exceso de grasa puede protegernos. ¿Por qué puede beneficiarnos el exceso de grasa? Porque es un poderoso mecanismo de regulación para controlar la difusión de la grasa tóxica, evitando de este modo el desarrollo del Síndrome de la Grasa Tóxica. Lo cierto es que un poco de grasa extra puede ser el secreto de la longevidad en las circunstancias adecuadas.

La grasa buena

La grasa buena comprende una amplia colección de grasas saludables. A diferencia de cualquier otra célula corporal, una célula adiposa sana se puede expandir para encapsular el exceso de calorías entrantes que se han convertido en grasa, tal como he explicado en el capítulo anterior. Esto es una gran ventaja para la supervivencia en tiempos de escasez, pues garantiza que haya suficiente materia prima para fabricar el trifosfato de adenosina (ATP) necesario hasta que termine la hambruna. Por desgracia, en Estados Unidos, cuando transcurren más de dos horas entre tentempiés, ya consideramos que estamos pasando hambre.

Rara vez pensamos que la grasa pueda ser un órgano, como el corazón o el hígado, pero así es. El órgano que almacena la grasa es el tejido adiposo. Durante años se ha pensado que el tejido adiposo era simplemente un almacén para la grasa. Ahora sabemos que es un órgano muy complejo que está siempre en comunicación con todos y cada uno de los órganos mediante las hormonas, incluido el cerebro.

El tejido adiposo también tiene una característica muy especial: puede crear nuevas células adiposas con relativa facilidad. Otros órganos, como el cerebro y los músculos, sólo lo consiguen con un gran esfuerzo, cuando lo consiguen. Ante las señales hormonales adecuadas, el tejido adiposo —rico en células madre— pronto creará nuevas células adiposas a partir de estas células madre, que puedan alojar niveles más altos de grasa almacenada.

Esta capacidad para crear células adiposas sanas es una forma muy ingeniosa de abordar dos problemas potenciales que de otro modo reducirían la longevidad:

- Evitar que la grasa se almacene en los lugares incorrectos (lipotoxicidad).
- Proporcionar un vertedero de desechos tóxicos a fin de secuestrar las toxinas liposolubles (incluida la grasa tóxica) y evitar que ataquen a otros órganos.

Evitar la lipotoxicidad

Hay un solo órgano en el cuerpo que está diseñado para contener mucha grasa: el tejido adiposo. Su capacidad para almacenar el exceso de grasa evita que ésta vaya donde no debe. La grasa compromete el buen funcionamiento de los órganos donde se deposita, lo que conduce a una enfermedad crónica precoz.

El ejemplo más extremo de esta condición se conoce como *lipodistrofia*, en el que la persona no tiene células adiposas. Aunque te parezca que las personas con esta condición estén estupendas en bañador, en realidad están más cerca de parecerse al cerdito Porky. Esto se debe a que, al no haber tejido adiposo que almacene sin riesgo la grasa, ésta se va donde no debe: el exceso de grasa queda almacenada en otros órganos en forma de gotitas de lípidos. Con ese tipo de grasa llega un montón de problemas. Tanto si se produce en el hígado, los músculos, el corazón como en el páncreas, el exceso de grasa en estas células pone en peligro sus funciones básicas. Esto se denomina lipotoxicidad y conduce al rápido desarrollo de la diabetes tipo 2 y a enfermedades cardiovasculares, así como a un hígado graso. Afortunadamente, la mayoría tenemos células adiposas sanas, y el tejido adiposo viene a rescatarnos para absorber el exceso de grasa que comemos o que produce el cuerpo, para almacenarlo en un órgano donde no nos perjudique. Básicamente, el tejido adiposo actúa como un sistema de amortiguación de la grasa, que se puede expandir rápidamente para protegerte de tus hábitos dietéticos y evitar la lipotoxicidad que acortaría tu vida.

El exceso de grasa como vertedero de residuos tóxicos

El segundo gran beneficio del exceso de grasa es que es un gran vertedero de residuos tóxicos para las toxinas liposolubles. Diariamente, estamos expuestos a una aterradora gama de sustancias químicas sintéticas (como herbicidas, pesticidas, bifenilos policlorados, dioxinas, productos ignífugos, plasticidas, etcétera) que han aparecido en los últimos 70 años, muchas de las cuales son liposolubles. Buena cosa, porque nuestro tejido adiposo puede secuestrar estas sustancias químicas tóxicas y aislarlas del resto del cuerpo. Cuanto más obeso, mayor capacidad tienes para almacenar sustancias tóxicas y evitar que te perjudiquen.

Una de las sustancias químicas liposolubles más tóxicas es el ácido graso natural que existe desde hace millones de años: el ácido araquidónico (AA), que en concentraciones altas puede matar. Ésta es la razón por la que se puede considerar grasa tóxica. Mata lentamente aumentando la inflamación silenciosa, que es la causa del desarrollo de casi cualquier enfermedad crónica.

Recuerda que el cuerpo necesita algo de AA para generar suficientes eicosanoides proinflamatorios a fin de que lancen un ataque inmunitario apropiado para rechazar a invasores, como bacterias, hongos, parásitos y virus. Sin embargo, un exceso de AA puede volverse en nuestra contra, haciendo que el sistema inmunitario esté siempre en guardia. Cuando sucede eso, empieza a atacar lentamente a todos los órganos.

El cuerpo hace grandes esfuerzos para mantener la cantidad justa de AA en cada una de sus 100 billones de células. Todo el AA que se genera o se consume de más, es enviado al tejido adiposo para ser almacenado; es como enterrar residuos nucleares. De este modo, el exceso de grasa actúa como un sistema de choque para el exceso de AA, manteniendo un nivel bajo de inflamación silenciosa en los órganos. Por eso, paradójicamente, acumular grasa (aunque sea uno de los primeros signos del aumento de la inflamación silenciosa) puede suponer en un principio una barrera de protección.

Sin embargo, el exceso de AA en una célula (incluso en las adiposas) también puede ser tóxico. Una forma ingeniosa de superar este problema es hacer que el tejido adiposo cree más células adiposas para ayudar a diluir los niveles de AA en otras células antes de que perjudique a células adiposas sanas y acabe exterminándolas. Resulta que existe cierto eicosanoide derivado del AA que hace justamente eso.

Estos eicosanoides derivados del AA estimulan el crecimiento de células madre en el tejido adiposo para crear nuevas células adiposas. Puede que éste sea un antiguo mecanismo de defensa interno que no había sido muy necesario hasta que hace veinticinco años empezó a aumentar la inflamación silenciosa provocada por la alimentación. Ese incremento de la inflamación silenciosa fue acompañado por un espectacular aumento de la obesidad, que no se puede explicar por las suposiciones habituales de la glotonería y la pereza. Aunque el aumento del AA provoque la proliferación de nuevas células en el tejido adiposo, estas células recién formadas expanden la capacidad de almacenamiento de residuos tóxicos que permitirá absorber cualquier exceso de AA que circule por la sangre. Esto evita que los ataques inflamatorios sistemáticos ataquen a otros órganos.

En resumen, cuanta menos grasa tóxica circule por el torrente sanguíneo, más vivirás, independientemente de tu peso. En lo que al cuerpo respecta, es mucho mejor estar gordo y no tener inflamación que estar en el peso normal y tener inflamación. Es la inflamación silenciosa la que mata, no el exceso de peso.

«Una desconexión muy sorprendente»

Nos gusta creer que las personas que tienen un peso normal viven más que las que tienen sobrepeso o están obesas. Por desgracia, los datos de los Centros de Control y Prevención de Enfermedades (CDC) demuestran lo contrario. Los autores de este estudio, publicado en 2005, observaron la relación de la mortalidad con el índice de la masa corporal o IMC. El IMC es simplemente una fórmula basada en la estatura y el peso que te sitúa en dos categorías diferentes:

Clasificación según el IMC

Menos de 18,5	Peso insuficiente
De 18,5 a 25	Peso normal
De 25 a 30	Sobrepeso
De 30 a 35	Obesidad
De 35 a 40	Obesidad grave
Más de 40	Obesidad mórbida

Cuando los CDC analizaron las estadísticas de mortalidad en las grandes poblaciones, descubrieron que las personas con sobrepeso vivían más que las que tenían un peso normal, y que la mortalidad de las personas obesas (IMC 30 a 35) no era mucho mayor que la de las personas con peso normal. Sí, es cierto que en ambos extremos, el de obesidad grave y mórbida y el de las personas de peso insuficiente, aumenta la mortalidad. Pero en el medio, entre el peso normal, el sobrepeso y la obesidad no grave, los índices de mortalidad son casi iguales (y de hecho, los más bajos están en la categoría de sobrepeso). Un estudio todavía más amplio realizado por la Clínica Mayo en 2006, demostró que las personas con sobrepeso tienen menor riesgo no sólo de mortalidad, sino de morir por un accidente cardiovascular. Ni siquiera las personas obesas tenían mayor riesgo de morir por accidente cardiovascular que las personas de peso normal. En 2007, los CDC publicaron un informe más completo que demostraba que para algunas enfermedades, como la neumonía, las infecciones o heridas, había casi un 40 por ciento menos de mortalidad en las personas con sobrepeso que en las de peso normal.

Hablando de volver locos al *establishment* médico, aquí tenemos dos informes que hacen temblar los pilares sobre los que se asientan los programas de salud pública estadounidenses para conseguir que todas las personas tengan un peso normal. Tal como dijo JoAnn Mason, directora del departamento de medicina preventiva del Harvard's Brigham and Women's Hospital: «Es algo absolutamente desconcertante».

Sin embargo, la explicación de esta paradoja es bastante sencilla: las personas con sobrepeso tenían más grasa favorable para encapsular cualquier exceso de grasa tóxica que las personas con peso normal.

No cabe duda de que existe una correlación entre el exceso de grasa corporal y muchas enfermedades crónicas. Por este motivo, muchos han supuesto automáticamente que el exceso de grasa es la causa actual de las enfermedades cardiovasculares, la diabetes, el cáncer, el Alzheimer, etcétera. Sin embargo, el exceso de peso no lo es, sino *la propagación de la inflamación silenciosa a la sangre*. Por lo tanto, si tienes sobrepeso, o incluso si eres obeso, pero no padeces el Síndrome de la Grasa Tóxica, puede que ahora estés sano, aunque eso puede cambiar en cualquier momento. No obstante, si eres obeso y tienes el Síndrome de la Grasa Tóxica, tu futuro no es muy alentador.

La existencia de grasa favorable (es decir, células adiposas saludables) que pueda encapsular cualquier exceso de AA empieza a explicar los sorprendentes datos de que las personas con sobrepeso viven más que las personas de peso normal.

¿Grasa buena en los niños?

De hecho, el crecimiento continuo del tejido adiposo puede ser la mejor defensa para evitar la difusión sistemática del exceso de AA a otros tejidos incluso a una edad temprana. Esto queda ilustrado en un estudio realizado en el año 2000 con 475 niños de Creta, que tenían niveles de lípidos perfectamente normales. Sin embargo, observando los niveles de AA en su tejido adiposo, la visión era totalmente distinta. Cuanto más sobrepeso tenía el niño, más AA había en su tejido adiposo. Esto indica que, a medida que aumentan los niveles de AA en el cuerpo, se produce una adaptación para que aumente la cantidad de tejido adiposo a fin de seguir aislando el exceso de AA del resto del cuerpo.

Para estos niños cretenses, el exceso de grasa actuaba como mecanismo de defensa para aislar la superproducción de AA que generaba su dieta.

Por desgracia, en Estados Unidos no existe la misma situación. Casi todos los niños obesos que he examinado padecían el Síndrome de la Grasa Tóxica. Esto significa que su vertedero de residuos tóxicos se ha desbordado y la grasa tóxica está llegando a la sangre. Su futuro no es nada prometedor.

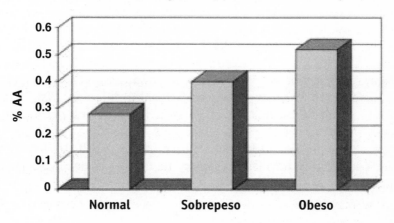

El AA en el tejido adiposo aumenta con el peso

Por qué la grasa extra puede proteger... al principio

Aclaremos una cosa: no estoy defendiendo que las personas engorden con la esperanza de vivir más tiempo. Si ese AA almacenado en las células adiposas se filtra a la sangre, todas las enfermedades crónicas asociadas al Síndrome de la Grasa Tóxica (diabetes tipo 2, enfermedades cardiovasculares, cáncer, trastornos neurológicos, etcétera) empiezan a aparecer a una edad mucho más temprana. Pero no todas las personas con sobrepeso u obesas se vuelven diabéticas, padecen enfermedades cardiovasculares o desarrollan un cáncer. Siempre que el AA esté aislado en el tejido adiposo, el resto de los órganos estará a salvo de un ataque inflamatorio constante perpetrado por los eicosanoides derivados del mismo. Por otra parte, si el AA se escapa de su vertedero de residuos tóxicos (tejido adiposo), puede transmitir la inflamación a todos los órganos, y entonces podrá verse una clara relación entre la obesidad y la mortalidad.

Resumen

En nuestros genes tenemos mecanismos muy arraigados que puede que hayan sido activados recientemente por la creciente epidemia de la grasa tóxica. Quizá con los recientes cambios en los procesos inflamatorios que se han producido debido a nuestra dieta, estemos más protegidos teniendo algo de sobrepeso o incluso estando obesos, porque eso nos *puede* proteger del Síndrome de la Grasa Tóxica. Sin embargo, también sabemos que la obesidad se asocia con el aumento de la diabetes y de las enfermedades cardiovasculares. Estas observaciones contradictorias pueden reconciliarse cuando entendemos cómo nos protege en un principio la grasa favorable (células adiposas sanas) del Síndrome de la Grasa Tóxica. Por desgracia, a medida que aumentan los niveles de grasa tóxica en las células adiposas, el riesgo de filtración a la sangre y de padecer el Síndrome de la Grasa Tóxica también aumenta considerablemente. Cuando sucede esto, es que tienes grasa tóxica perniciosa.

6

Grasa tóxica maligna

Tras leer el último capítulo podrías estar contento de tener algo de grasa extra. No lo estés. Aunque en un principio pueda ser beneficioso, también puede volverse contra ti en cualquier momento.

Aquí tienes algunas paradojas adicionales sobre el exceso de grasa. Si la grasa puede ser una protección por el hecho de encapsular el exceso de ácido araquidónico (AA), ¿cómo puede entonces relacionarse con tantas enfermedades crónicas? ¿Y por qué hay algunas personas con sobrepeso, o incluso obesas, que están muy sanas? Para entender la relación entre el exceso de grasa, la pérdida del bienestar y el ulterior desarrollo de una enfermedad crónica, has de contemplar la obesidad desde una perspectiva totalmente nueva: empieza a pensar en ese exceso de grasa como si fuera un tumor adiposo, como si fuera un cáncer en cualquier otro órgano. El verdadero problema empieza cuando la grasa tóxica (AA) almacenada en el tejido adiposo se vuelve perniciosa.

Es una ironía que después de pasar gran parte de mis comienzos como investigador desarrollando sistemas para la administración de los medicamentos para tratar el cáncer, haya cerrado el círculo entendiendo la obesidad como si fuera un tumor, especialmente un tumor del tejido adiposo. Basta con salir de los típicos encasillamientos de los paradigmas nutricionales para explicar las múltiples incoherencias de la epidemia de obesidad global. Lo más importante es que esta forma de pensar sobre la epidemia de obesidad proporciona un nuevo enfoque revolucionario para invertir esta epidemia provocada por la inflamación silenciosa, así como las condiciones de las enfermedades crónicas relacionadas con el Síndrome de la Grasa Tóxica.

Cuando empiezas a ver la obesidad como un tumor, vas viendo las similitudes entre la obesidad y los cánceres clásicos:

- Crecimiento incontrolado del tumor localizado
- Inflamación importante en el foco principal del tumor
- Los tumores pueden ser malignos o benignos
- El paciente no se «cura» nunca

Una de las grandes falacias es que la obesidad y el cáncer se pueden curar. La razón por la que tienes cáncer o has engordado es porque tienes una predisposición genética, y bajo las condiciones ambientales idóneas (es decir, aumento de la inflamación silenciosa) pueden producirse ambas cosas. No puedes cambiar tus genes; no obstante, a través de la dieta puedes cambiar la forma en que se expresan. Pero no te engañes, esto es un compromiso para toda la vida.

Para protegerte de la inflamación silenciosa sistémica grave (Síndrome de la Grasa Tóxica), el cuerpo preferirá almacenar cualquier exceso de grasa tóxica (ácido araquidónico) en las células adiposas (tejido adiposo). Intentará que no ande suelta y ponga en peligro a algún órgano. Eso si tienes suerte. Si no, el exceso de grasa tóxica seguirá circulando por todo el cuerpo, propagando la inflamación silenciosa a todas las células del cuerpo. Tal como he dicho en el capítulo anterior, cuando los niveles de AA empiezan a aumentar en el tejido adiposo, se generan eicosanoides para empezar a producir más células adiposas que diluyan la concentración celular de AA. Engordas, pero al diluir los niveles de AA en una célula adiposa en particular, estás disminuyendo su posible toxicidad. Cuando sucede esto, tienes un tumor adiposo en desarrollo, pero al menos es benigno y no provoca ningún problema de salud, porque la grasa tóxica queda aislada dentro del tejido adiposo.

La vida de una célula adiposa

Si las células adiposas están sanas, hacen bien su trabajo. Absorben el exceso de calorías y lo almacenan en lugar seguro en forma de grasa, luego la van liberando según las necesidades para proporcionar combustible de alto rendimiento para la fabricación del trifosfato de adenosina (ATP) que el cuerpo necesita, dejando una reserva por si acaso. Siempre que tengas células adiposas sanas, probablemente no padecerás el Síndrome de la Grasa Tóxica. Según tus genes, puede que tengas más dificultades para conseguir el combustible de alto rendimiento que almacenan dichas células (la trampa para la grasa), pero no tendrás demasiados problemas para eliminar el exceso de AA del torrente sanguíneo para evitar las lesiones inflamatorias que se pueden producir en otros tejidos.

La definición molecular de una célula adiposa sana es una célula que puede expandirse para absorber el exceso de grasa de la sangre y así evitar la lipotoxicidad. Pero es la genética la que determina la liberación de la grasa almacenada. La insulina inhibe la enzima lipasa sensible a las hormonas que libera la grasa almacenada. Algunas personas genéticamente delgadas tendrán problemas para acumular el exceso de grasa corporal, porque la grasa abandona su tejido adiposo casi a la misma velocidad como entra. Estas personas tienen un centro de distribución del combustible muy operativo. Son las afortunadas genéticamente (o quizá no tan afortunadas, como explicaré más adelante).

Otras personas tienen un mayor grado de sensibilidad genética a la inhibición de la insulina de la misma enzima. Son las personas con una «trampa para la grasa»: la grasa entra en su tejido adiposo a un ritmo mucho más rápido que cuando sale. Es como un almacén donde entran más productos de los que salen y al final se van amontonando. Estas personas engordarán aunque coman el mismo número de calorías que otras que no tengan esa trampa. También significa que están almacenando más combustible de alto rendimiento (grasa) en el tejido adiposo y que no pueden generar la misma cantidad de ATP para las otras células del cuerpo. Aunque tienen una trampa para la grasa, también tienen un depósito más grande para los residuos tóxicos que puede ayudarles a prolongar la vida.

Las células adiposas enfermas

Las células adiposas empiezan a enfermar cuando no se pueden expandir con facilidad para absorber la grasa extra, y especialmente la tóxica. La causa principal es el nivel creciente de AA en las células adiposas y la inflamación silenciosa asociada al mismo. Al final, si una célula adiposa almacena demasiado AA, puede llegar a morir.

Aunque existe una correlación entre el exceso de peso y la diabetes, no es lo mismo decir que sea un exceso de peso lo que provoque la diabetes. Si no tienes prediabetes (síndrome metabólico) o diabetes tipo 2, la probabilidad de muerte prematura por exceso de peso es muy baja. Pero si eres obeso y padeces el Síndrome de la Grasa Tóxica, la correlación entre el exceso de peso y la mortalidad se vuelve muy fuerte.

Cuando se está por debajo del umbral de AA en la célula adiposa, la respuesta del tejido adiposo al ser expuesto a un aumento de AA es crear más células grasas para encapsularlo. Cuando el AA sobrepasa el umbral crítico de cualquier célula adiposa, ésta va enfermando paulatinamente hasta que muere. Ese es el punto clave que convierte un tumor adiposo benigno en uno maligno. Cuando muere una célula adiposa, tus problemas se multiplican vertiginosamente.

El primer signo que indica que las células adiposas están enfermando es el aumento de los niveles de insulina (hiperinsulinemia), provocado por la resistencia a la insulina (explicado con detalle en el Apéndice F), que empieza primero en el tejido adiposo y se extiende luego al tejido muscular liso. Cuando sube el nivel de insulina, aparece un grupo de síntomas (como engordar por la zona de la cintura, tener el colesterol HDL bajo y los triglicéridos altos) denominados síndrome metabólico, que se podría considerar una prediabetes. En un estudio realizado por la Facultad de Medicina de Harvard en 2007, se observa la fuerte correlación existente entre los niveles de grasa tóxica en el tejido adiposo y el desarrollo del síndrome metabólico. Cuando las células adiposas se inflaman, desarrollan una resistencia a la insulina, y la grasa tóxica almacenada empieza a filtrarse a la sangre. Entonces el tejido muscular liso empieza a asimilar la grasa tóxica en forma de gotitas de grasa inflamatoria, y empieza a desarrollar una resistencia a la insulina. La consecuencia es que el páncreas empieza a producir más insulina (hiperinsulinemia) para intentar superar esa resistencia. La hiperinsulinemia es la causa del desarrollo del síndrome metabólico. Por desgracia, la hiperinsulinemia también aumenta la eficiencia de la trampa para la grasa en las personas con predisposición genética.

El síndrome metabólico precede al desarrollo de la diabetes tipo 2 en unos 8 a 10 años si no se hace nada por evitarlo. No se puede diagnosticar a simple vista, sólo los análisis de sangre pueden confirmarlo. Si padeces el síndrome metabólico o diabetes, tienes más probabilidades de una muerte prematura. Por otra parte, si tienes niveles de insulina, azúcar en la sangre y lípidos normales, el exceso de peso influirá poco en tu esperanza de vida, pues el exceso de grasa tóxica (AA) permanece aislado en el tejido adiposo.

Cuantas más células mueren en el tejido adiposo, se acelera el desarrollo de la resistencia a la insulina en ese tejido. El AA almacenado, así como otros mediadores inflamatorios, se desbordan rápidamente de las células adiposas muertas, provocando la resistencia a la insulina en las células cercanas al tejido adiposo. Diminuye el efecto inhibidor que tiene la insulina sobre la lipasa sensible a las hormonas, y la grasa almacenada rica en AA empieza a correr por el torrente sanguíneo.

Esto es lo que denomino *grasa tóxica maligna,* porque cuando pasa a la sangre, se vuelve maligna como un cáncer y se distribuye rápidamente por todo el cuerpo. En el cáncer, esto se conoce como metástasis. El tejido adiposo es el punto cero para la difusión metastásica de la grasa tóxica. El resultado son ataques inflamatorios constantes a todos los órganos, provocando el desarrollo de la enfermedad crónica a una edad mucho más temprana que la que podría esperarse.

Sí, si tienes un nivel alto de inflamación silenciosa en la sangre, tu vida va a ser un desastre. Si estás obeso y tienes exceso de AA en el tejido adiposo, puede que todavía no estés enfermo, pero estarás en la cuerda floja; el AA puede malignizarse si supera la capacidad de almacenaje en las células adiposas y llega a provocar su muerte celular.

Tu meta en esta situación es primero reducir el nivel de AA en el tejido adiposo, para evitar, en la medida de lo posible, que llegue a convertirse en grasa tóxica. Esto es especialmente importante si estás pensando en iniciar una dieta de adelgazamiento baja en calorías. Una de las primeras cosas que suceden cuando se pierde peso rápidamente es que las células adiposas liberan el AA almacenado (y toxinas como los bifenilos policlorados, dioxinas, herbicidas, pesticidas y otras sustancias químicas liposolubles) a la sangre. La consecuencia es que, cuando empiezas a perder peso, aumenta rápidamente el nivel de inflamación silenciosa sistémica.

Si no reduces la inflamación en el tejido adiposo antes de empezar a reducir tu dosis de calorías, te va a costar mucho perder el exceso de grasa, incluso aunque «comas menos y hagas más ejercicio», debido al aumento de AA en tu sangre.

Yo defino las diferentes fases de la inflamación silenciosa inducida por el tumor adiposo de un modo muy parecido a cómo se describe el cáncer:

Normal: Sin tumor (estás delgado y no hay inflamación en la sangre)

Fase 1:   Tumor benigno (estás obeso, pero no hay inflamación en la sangre)

Fase 2:   Tumor que se expande lentamente (estás delgado y hay inflamación en la sangre)

Fase 3:   Tumor maligno (estás obeso y hay inflamación en la sangre).

La expansión de la grasa tóxica por todo el cuerpo se asemeja al crecimiento tumoral. Puede quedarse encapsulada en el tumor principal (fase 1 del tumor), o se puede expandir lentamente (fase 2 del tumor) o rápidamente (fase 3 del tumor). Las fases 2 y 3 representan diferentes niveles de intensidad del Síndrome de la Grasa Tóxica.

Todos los cánceres empiezan con un tumor primario. Siempre que éste se encuentre confinado a un área específica y no afecte a ninguna función orgánica, se considera benigno. De ahí que tener sobrepeso, o incluso estar obeso pero con una analítica normal (especialmente en lo que a marcadores del síndrome metabólico se refiere), indica que tienes un tumor adiposo benigno que crece, pero que puede actuar como mecanismo de defensa para absorber todo el AA posible, a fin de evitar que éste llegue a otros órganos.

Obesos metabólicamente sanos

La definición de enfermedad es cualquier condición que interrumpe el funcionamiento normal del cuerpo. Según esta definición, la obesidad per se no es una enfermedad, como no lo es ser alto. Por eso, hay un número sorprendente de personas obesas que parecen estar relativamente sanas. Estas personas son normales en todos los aspectos salvo por la cantidad de grasa extra que acumulan en su cuerpo.

Se las denomina obesos metabólicamente sanos. Esto no quiere decir que la acumulación de exceso de grasa no sea un problema importante, pero la verdadera pregunta que deberíamos plantearnos es si esos niveles de grasa conducen o no a una inflamación silenciosa en otros órganos. Por ejemplo, en un estudio realizado en Italia en el año 2005, podemos observar que casi el 30 por ciento de los italianos con obesidad mórbida (una media de IMC de 40) son considerados extraordinariamente sanos a pesar de encontrarse en esa categoría de obesidad. Asimismo, en un estudio realizado en 2004, con pacientes

chinos con obesidad mórbida (IMC superior a 40) que iban a someterse a una intervención de derivación gástrica, se revelaba que casi el
50 por ciento tenía niveles de lípidos totalmente normales. Es decir,
muchos de estos italianos y chinos obesos estaban gordos, pero aparentemente sanos, porque retenían el exceso de grasa tóxica en su
tejido adiposo.

Si el exceso de grasa tóxica se confina al tejido adiposo, poco
deterioro orgánico se produce fuera del mismo porque la grasa está
encapsulada. De hecho, la expansión continuada de tu tejido adiposo
puede ser tu mejor defensa para evitar la propagación sistemática de
la grasa tóxica a otros tejidos.

Mientras el cuerpo siga reteniendo el exceso de AA producido por
la dieta en sus células adiposas, la grasa corporal desarrollará la función
de un tumor adiposo benigno protector, al menos por el momento. No
obstante, si las células del tejido adiposo enferman y acaban muriendo
debido a un exceso de AA, comienza una cascada de acontecimientos
moleculares que termina con la rápida filtración del AA almacenado
al torrente sanguíneo. Una vez allí, puede empezar a transferir grasa
tóxica a otros órganos, provocando lesiones inflamatorias generalizadas
y potenciando la muerte celular prematura en otros órganos como el
corazón y el cerebro. Por desgracia, estos órganos no tienen la capacidad regeneradora de las células adiposas. De modo que, cuantas más
células mueren en otros órganos, más disminuye la función orgánica
general. Eso es lo que denominamos enfermedad crónica.

Análisis de agrupaciones

Los expertos en salud pública buscan los brotes de las enfermedades
que pueden estar vinculadas a una causa común mediante análisis de
agrupaciones. Tanto si se trata de un brote de una enfermedad infecciosa (como el VIH) como del aumento de la incidencia del cáncer, se
aplican universalmente los análisis de agrupaciones. En casi todas las
conferencias públicas sobre la obesidad en Estados Unidos, se muestran una serie de diapositivas que revelan el aumento de su porcentaje
en los distintos estados. Cuando se ve reflejado en la pantalla, parece
la propagación de una enfermedad infecciosa. Pero si lo miramos con
más detenimiento, podremos apreciar que los estados más afectados
son los más pobres.

Según una ley de la economía conocida como la Ley de Engle, a menos ingresos, mayor proporción de ellos se destina a comprar alimentos. Las fuentes de calorías más baratas son los alimentos procesados ricos en hidratos de carbono (que suben el nivel de la insulina) y en aceites vegetales (ricos en ácidos grasos omega-6). Cuando se consumen juntos estos dos componentes, aumenta la inflamación silenciosa debido a la mayor formación de AA. La primera reacción del cuerpo para protegerse de la inflamación silenciosa es aumentar el depósito de residuos tóxicos (el tejido adiposo), en un intento de diluir la carga potencial de la inflamación silenciosa. En otras palabras, engordas.

Se puede comparar el aumento de la obesidad en Estados Unidos con la expansión de Wal-Mart, que empezó en las zonas rurales más pobres y se extendió por todo el país. Tanto si se trata de los precios bajos de los alimentos ricos en hidratos de carbono y aceites vegetales como de juguetes procedentes de China, las personas con menos recursos son inducidas a sacar el máximo provecho de su dinero. Cuando se aplica al consumo de alimentos, eso supone el aumento de la inflamación silenciosa.

El peligro de los cambios de peso «yo-yo»

Cuando empiezas a perder peso, tus células adiposas se empiezan a encoger. Esa es la buena noticia. La mala es que estas células que se encogen empiezan a desprender AA (así como otras toxinas liposolubles, como los bifenilos policlorados y las dioxinas) al torrente sanguíneo, obligando al hígado a que haga horas extras para intentar limpiar esas toxinas de la sangre. Por lo tanto, no te vas a sentir tan bien durante las fases iniciales de tu dieta. (No es de extrañar que la mayor parte de las personas abandonen las dietas a las pocas semanas.)

Vale la pena perder peso y la inevitable liberación inmediata del AA almacenado, por los beneficios que supone deshacerse del exceso de AA y de otras toxinas del cuerpo. Pero la mayoría de las personas recuperan el 95 por ciento de la pérdida inicial de peso a un ritmo mucho más rápido del que lo han perdido. La velocidad de esta recuperación del peso se rige por los crecientes niveles de insulina que se deben a la ingesta de un exceso de hidratos de carbono o de calorías (generalmente, a la combinación de ambos). Por desgracia, este aumento de la insulina también hace que el cuerpo produzca más AA. Entonces, cuando se ha recuperado el peso, los niveles de AA almacenados son mayores que antes de la pérdida inicial, lo que conduce al tejido adiposo a un aumento de la inflamación, y por lo tanto, a un mayor riesgo de generar grasa tóxica maligna.

Si sigues haciendo dietas yo-yo (perdiendo peso y recobrándolo), vas cargando el cuerpo con niveles más altos de AA, lo que al final degenera en un ataque inflamatorio constante a los órganos más importantes, como el corazón, el cerebro y el sistema inmunitario. Eso significa más enfermedades cardiovasculares, Alzheimer y cáncer. En 2007, un estudio europeo demostró que los hombres que habían sufrido cambios de peso yo-yo tenían mayor riesgo de muerte en comparación con los que permanecieron con un peso estable aunque estuvieran obesos.

Piensa en esto: el tejido adiposo también almacena grandes dosis de otras toxinas medioambientales, como los bifenilos policlorados, las dioxinas, los herbicidas y pesticidas liposolubles. Cuando empiezas a perder grasa, estas toxinas pasan a la sangre. Si la pérdida de peso es paulatina (alrededor de medio kilo a la semana), el hígado puede convertirlas en componentes hidrosolubles que se pueden eliminar fácilmente del cuerpo. Si no es así, se dirigen al siguiente órgano rico en grasa. Estamos hablando del cerebro: el último lugar donde desearías que se almacenaran tus toxinas.

¿Pueden las personas con un peso normal padecer el Síndrome de la Grasa Tóxica?

La aterradora respuesta es sí. Tener un peso normal podría ser bueno, y lo es a menos que estés produciendo mucho AA. En general, la capacidad de protección del tejido adiposo en la absorción de ácidos grasos es limitada, porque tiene un sistema de distribución muy bueno que saca la grasa en forma de combustible de primera con la misma rapidez con la que entra. Esa eficiencia se convierte en un problema si el cuerpo produce demasiado AA. Cuando la capacidad de absorción del tejido adiposo es limitada (debido a que no existe una trampa para la grasa), esto se convierte en una situación potencialmente peligrosa. Cuando no hay sitio para almacenar el AA extra, se va a otros órganos aumentando lentamente los niveles de inflamación silenciosa. Este es el proceso subyacente al desarrollo de las enfermedades crónicas. Esto explica que algunas personas que están de fábula en bañador, a veces tengan un alto grado de inflamación silenciosa.

El mejor ejemplo de este tipo de paradoja es que muchos de los atletas olímpicos con los que he trabajado durante años poseían niveles relativamente altos de inflamación silenciosa debido a sus agotadores entrenamientos que incrementaban las lesiones producidas por la inflamación por todo su cuerpo. Tenían muy buen aspecto, pero distaban mucho de estar sanos. Cuando consiguieron bajar sus niveles de inflamación silenciosa en la sangre, mejoró su rendimiento y se alargó su esperanza de vida.

Cuando entiendes que el exceso de grasa es un tumor del tejido adiposo, te das cuenta de que la epidemia de obesidad es más compleja de lo que parece y potencialmente mucho más peligrosa. Lo ideal es tener un peso normal y no tener inflamación. Esto indica que posees un buen sistema de distribución de la grasa y que no estás produciendo exceso de grasa tóxica (AA) debido a la dieta. Por desgracia, pocos estadounidenses reúnen este criterio. La mayoría se encuentran dentro de una de las tres categorías siguientes:

Obesos sin inflamación. Esta condición se puede considerar como un estado temporalmente seguro. Pero tener un tumor benigno que alberga una cantidad creciente de AA es peligroso. Esta consideración se puede equiparar a la fase 1 del cáncer. El primer objetivo debería ser reducir el exceso de AA en ese tumor benigno para que las células adiposas se mantengan sanas y puedan seguir evitando que el AA almacenado se transmita a la sangre. La mejor forma de conseguirlo es mediante la Dieta de la Zona y el aceite de pescado concentrado para reducir la inflamación silenciosa existente en el tejido adiposo.

Peso normal e inflamación. También hay personas que están en su peso y que tienen inflamación y, sin duda, eso no es bueno. Eso podría equipararse a la fase 2 de un tumor, cuando la grasa tóxica se está filtrando lentamente a otros tejidos porque el ritmo de producción es superior al que el tejido adiposo puede encapsular, debido a un sistema de distribución demasiado eficiente. Lo peor de todo es que no hay ningún indicio visual del Síndrome de la Grasa Tóxica. Esto da una falsa sensación de seguridad; sin embargo, así es como se producen la mayoría de los cánceres. Normalmente no hay ningún indicativo de su presencia hasta que se diagnostica la enfermedad en una fase muy avanzada.

Obeso e inflamación. Esto es casi como tener un pie en la tumba y el otro sobre una piel de plátano. La grasa tóxica se está esparciendo por todo el cuerpo. Esta es la fase 3 del tumor adiposo, y es tan peligrosa como cualquier otro tumor maligno. Esta situación requiere atención inmediata, al igual que cualquier cáncer, pues el tiempo corre muy rápido. En la fase 3, el dique está prácticamente roto y el AA almacenado se escapa muy deprisa del tejido adiposo, aumentando peligrosamente la intensidad de los ataques inflamatorios en todos los órganos corporales.

El primer signo clínico de un tumor en la fase 3 es la aparición de la diabetes tipo 2. El aumento del 250 por ciento de la diabetes tipo 2 en los últimos veinticinco años, demuestra que en Estados Unidos aumentan los tumores adiposos de la fase 3. Si cualquier otro tipo de cáncer aumentase a ese ritmo, se produciría un escándalo nacional, pero, aparentemente, no sucede así con los tumores adiposos.

Resumen

Reconocer que la actual crisis de obesidad es en realidad una epidemia de cáncer es aterrador. El exceso de AA en un principio se acumula en el tejido adiposo, que actúa como depósito de residuos tóxicos para evitar que la inflamación silenciosa se propague a través de la sangre. El aislamiento de esta grasa tóxica se puede romper debido a la resistencia a la insulina en el tejido adiposo. Esto se debe a un envejecimiento progresivo de lo que podrían ser células adiposas sanas si no hubiera esa acumulación de AA. Cuando la grasa buena se convierte en mala, la grasa tóxica almacenada (AA) pasa al torrente sanguíneo, que prepara el terreno molecular para que se produzca un ataque inflamatorio al resto de los órganos. Al igual que un cáncer, no sientes dolor hasta que se ha producido un deterioro bastante importante que empieza a provocar insuficiencias orgánicas.

Sin embargo, a diferencia del cáncer, los análisis de sangre de los que hablo en el siguiente capítulo pueden revelarte, años antes de desarrollar una enfermedad crónica, si tienes el Síndrome de la Grasa Tóxica. Cuanto antes lo sepas, más fácil será invertir el potencial deterioro.

¿Tienes el Síndrome de la Grasa Tóxica?

Es muy difícil tratar el Síndrome de la Grasa Tóxica si no puedes medirlo. Y hasta hace unos pocos años, no se podía. Como la inflamación silenciosa no produce dolor, pocos médicos saben que existe. De hecho, la única forma de diagnosticarla es mediante un análisis de sangre. Los atletas olímpicos pueden tener mucha inflamación silenciosa, mientras que algunas personas obesas tienen muy poca. Es evidente que el aspecto puede ser engañoso. Se parece al colesterol: la única forma de saberlo es haciéndote un análisis. Pero si eres como yo, probablemente te resulte muy desagradable que te pinchen para sacarte sangre.

Así que ¿hay marcadores subjetivos para saber si padeces el Síndrome de la Grasa Tóxica?

Marcadores subjetivos

Cuando la inflamación silenciosa corre por tus venas, tienes el Síndrome de la Grasa Tóxica. Todos los órganos sufren un ataque inflamatorio constante. Con el paso de los años, he desarrollado una serie de marcadores subjetivos que indican la posible presencia del síndrome. Tal como he dicho antes, ninguno de ellos basta por sí solo, pero si tu respuesta a más de tres preguntas es afirmativa, probablemente padezcas algún grado del Síndrome de la Grasa Tóxica. A continuación tienes una lista de los indicadores:

1. ¿Tienes sobrepeso?
2. ¿Tomas algún medicamento para el colesterol?
3. ¿Estás muy aturdido cuando te despiertas por la mañana?
4. ¿Tienes tendencia a estresarte?

5. ¿Te apetece siempre comer hidratos de carbono?
6. ¿Estás cansado a lo largo del día?
7. ¿Te entra hambre a las dos horas de haber comido?
8. ¿Tienes las uñas quebradizas?

Estos marcadores, que aparentemente no tienen relación alguna
entre sí, nos proporcionan una perspectiva única de nuestro potencial
para tener el Síndrome de la Grasa Tóxica. Veámoslos cada uno por
separado.

Sobrepeso

La primera pregunta es cómo defines tu peso ideal. Los sistemas de
medición como el IMC suelen ser engañosos, porque muchos atletas
de élite (especialmente los que practican deportes que requieren fuerza) tienen un IMC que los clasificaría entre las personas obesas. Esto
se debe a que medio kilo de músculo ocupa menos espacio que medio
kilo de grasa. Asimismo, muchas personas con un IMC normal tienen
niveles muy altos del Síndrome de la Grasa Tóxica.
    Una buena forma de saber cuál debería ser tu peso ideal sería
pesar lo que pesabas a los 20 años. A esa edad ya has dejado de crecer
y tienes los niveles más altos de testosterona, que es la hormona que
forma la masa muscular. La composición de tu cuerpo cambia con la
edad (por eso la ropa que llevabas a los 20 años ya no te sienta tan bien
a medida que pasan los años), aunque peses lo mismo.
    Sin embargo, la medida más objetiva de tu peso ideal es tu
porcentaje de grasa corporal. El método más eficaz para hacer esto
en casa es utilizar una cinta métrica, una báscula y unas cuantas
tablas. Puedes conocer tu porcentaje de grasa en la calculadora de
bloques de la página web en www.enerzona.net, pero en general,
el porcentaje ideal de grasa corporal para un hombre debería ser
del 15 por ciento. En ese nivel no tendrás ningún michelín en la
cintura. Para una mujer, el porcentaje ideal sería del 22 por ciento.
Con ese porcentaje de grasa corporal no debería tener celulitis. Los
modelos con una musculatura abdominal prominente tienen menos
del 10 por ciento de grasa corporal, y las modelos, menos del 15
por ciento. Esta meta es poco realista para la mayor parte de las
personas normales y no necesariamente significa tener buena salud.
Cuando los niveles de grasa corporal bajan del 6 por ciento en los

hombres y del 13 por ciento en las mujeres, es un claro indicativo de falta de salud.

Si tienes sobrepeso según alguna de estas definiciones, no cabe duda de que tienes inflamación silenciosa. No obstante, puede que todavía no haya traspasado el tejido adiposo y llegado a la corriente sanguínea. Si no lo ha hecho, tienes un tumor adiposo benigno y no tienes signos del Síndrome de la Grasa Tóxica... por ahora.

Tomar medicamentos para bajar el colesterol

Las estatinas son los únicos medicamentos que se sabe que aumentan la formación de ácido araquidónico (AA), y por lo tanto, el Síndrome de la Grasa Tóxica. Esto puede explicar por qué uno de los principales efectos secundarios de estos medicamentos es la pérdida de la memoria a corto plazo, debido a la inflamación en el cerebro, y a que reducen los niveles de colesterol en los nervios que se necesitan para mantener la transmisión neural.

Aturdimiento al levantarse

Una de las razones por las que necesitas dormir es para restablecer el equilibrio correcto de los neurotransmisores. Los niveles altos de eicosanoides derivados del AA en el cerebro pueden interferir en ese proceso.

Tendencia al estrés

El estrés es simplemente cualquier cambio que se produce en tu entorno fisiológico o emocional. Tu grado de respuesta al estrés depende de los niveles de AA derivados de los eicosanoides. Cuanto más altos, más sensible eres a los factores de estrés.

Apetencia constante por los hidratos de carbono

Esto es un indicativo de la resistencia a la insulina y de niveles de insulina en la sangre anormalmente altos. Un nivel de insulina alto baja rápidamente los niveles de glucosa en la sangre, que conduce al cerebro a una situación de pánico que te dice que has de ingerir más hidratos de carbono lo antes posible. El exceso de insulina también conduce a la formación de AA, especialmente si sigues una dieta rica en hidratos de carbono y aceites vegetales, pero baja en aceite de pescado (es decir, la Tormenta Nutricional Perfecta).

Fatiga constante

Esto puede ser la combinación de fatiga física y mental. La fatiga mental viene provocada por un exceso de AA en el cerebro. La fatiga física por no tener una producción suficiente de trifosfato de adenosina (ATP) para cubrir las necesidades metabólicas y musculares, porque la insulina está evitando que se libere el combustible de alto rendimiento (grasa) de las células adiposas para ser utilizado como materia prima para la fabricación de ATP.

Tener mucho apetito a las dos horas de haber comido

Tener hambre al cabo de unas dos horas de haber comido es un indicador de que han aumentado los niveles de endocannabinoides en el cerebro, lo que activa sus receptores y crea la sensación de hambre devoradora.

Uñas y pelo quebradizos

Los eicosanoides proinflamatorios inhiben la producción de la proteína estructural queratina de las uñas y el cabello. Si no hay bastante queratina, las uñas y el pelo se tornan quebradizos.

Si has respondido afirmativamente a más de tres preguntas, vale la pena que te plantees verificar si tienes inflamación silenciosa mediante los verdaderos marcadores que sólo se encuentran en la sangre.

Marcadores sanguíneos para el Síndrome de la Grasa Tóxica

La mayoría de las personas no soportan que les saquen sangre. Esa es la razón por la que se hacen su revisión médica anual cada cinco años, cuando no dejan pasar más tiempo. Sea como sea, cuando te haces la revisión, el médico suele pedir un perfil de lípidos en ayunas. Esto puede darte el primer indicativo de que padeces el Síndrome de la Grasa Tóxica. Utiliza dos de las cifras de ese análisis: el nivel de triglicéridos (TG) y el del colesterol HDL (el bueno).

Ahora divide los triglicéridos por el HDL para conseguir la ratio. Si la ratio de TG/HDL es superior a 4, probablemente tienes el Síndrome de la Grasa Tóxica. La ratio de TG/HDL es un marcador para la resistencia a la insulina y el grupo de síntomas conocidos como síndrome metabólico. Cuanto más alta es la ratio de TG/HDL, mayor resistencia a la insulina. Si tienes resistencia a la insulina, el AA encapsulado en tu tejido adiposo ya se estará filtrando a tu torrente sanguíneo y habrá comenzado su ataque inflamatorio constante a tus otros órganos.

Si tienes una ratio alta de TG/HDL, vale la pena que te plantees hacerte otro análisis de sangre para ver tu nivel de insulina en ayunas. Si tu nivel es alto (más de 10 uU/ml), estarás aumentando la actividad de la enzima (delta-5-desaturasa), que es esencial para la producción de AA. Una buena cifra para el nivel de insulina en ayunas es estar por debajo de 10 uU/ml; menos de 5uU/ml es lo ideal. Cuanto más bajos tus niveles de insulina en ayunas, más y mejor vivirás. Bajar la insulina es uno de los principales beneficios de la Dieta de la Zona.

Sin embargo, tu ratio de TG/HDL y tu nivel de insulina pueden estar bajos y tener el Síndrome de la Grasa Tóxica. Este es el caso de los atletas de élite o de cualquier persona que hace mucho ejercicio.

El análisis definitivo para saber si tienes el Síndrome de la Grasa Tóxica es comprobar la composición de ácidos grasos en la sangre, y concretamente los niveles de los ácidos grasos esenciales precursores de los eicosanoides.

Tal como he mencionado antes, sólo hay tres ácidos grasos que se pueden transformar en eicosanoides, las hormonas que controlan la inflamación: el ácido araquidónico (AA), el ácido dihomogammalinolénico (DGLA) y el ácido eicosapentaenóico (EPA). Del AA proceden todos los eicosanoides proinflamatorios, que en exceso aceleran la enfermedad crónica. Del DGLA proceden los potentes eicosanoides antiinflamatorios que aceleran el rejuvenecimiento celular. Por último, el EPA produce eicosanoides neutrales, pero la presencia de EPA puede inhibir parcialmente la síntesis de AA, así como diluir su concentración en la membrana celular, haciendo que sea más difícil que se generen eicosanoides proinflamatorios. El equilibrio entre estos tres ácidos grasos en la sangre predecirá tu futuro con total precisión. Si te haces sólo un análisis de sangre en tu vida, que sea éste, pues es el que te proporciona los signos clínicos más prematuros que te indican que ya no estás bien. En un principio, lo que estás buscando son los siguientes niveles de ácidos grasos:

- AA: menos de un 9 por ciento del total de ácidos grasos
- DGLA: más de un 3 por ciento del total de ácidos grasos
- EPA: más de un 4 por ciento del total de ácidos grasos

Estas cifras absolutas de cada uno de los ácidos grasos no son más que tu primer indicativo de que tienes el Síndrome de la Grasa Tóxica. Sin embargo, es la ratio de estos ácidos grasos entre ellos lo que completa la historia. El verdadero marcador del Síndrome de la Grasa Tóxica es la ratio entre el AA/EPA. Si es superior a 10, tienes el síndrome, por muy bien que estés en bañador. Una buena ratio es 3, y la ideal es en torno a 1,5.

¿De dónde he sacado estos baremos? El pueblo más longevo de la actualidad es el japonés. También tienen la mayor esperanza de salud (longevidad menos los años de incapacitación), así como el índice más bajo de enfermedades cardiovasculares de los países industrializados. Por último, saber que tienen los índices más bajos de depresión del mundo tampoco debería sorprenderte demasiado. Cuando observas los análisis de sangre de los japoneses, las ratios de AA/EPA oscilan entre 1,5 y 3. (Me estoy refiriendo a los japoneses que viven en Japón, no a los descendientes de japoneses que viven en otros países.) El estadounidense «sano» tiene una ratio de AA/EPA superior a 12, mientras que los europeos de la región mediterránea tienen ratios entre 6 y 9. Esto significa que los estadounidenses no sólo son la población más obesa del mundo en la actualidad, sino también la que padece más inflamación. Si tienes una enfermedad crónica, es probable que tu ratio sea superior a 20.

No obstante, este análisis de ácidos grasos no es una prueba estándar. Aunque se suele usar en aplicaciones de investigación, actualmente la mayor parte de los médicos todavía no conocen su existencia. En el Apéndice B cito un laboratorio que hace este análisis.

¿Puede ser demasiado baja tu ratio de ácido araquidónico (AA)/ácido eicosapentaenóico (EPA)? Sí. Si la ratio es demasiado

baja, puede que no seas capaz de generar la respuesta antiinflamatoria adecuada cuando la necesites. Si la ratio es de 0,7
(como sucede entre los esquimales), tendrás mayor propensión
a las infecciones. Si es inferior a 0,5, el riesgo de padecer un
accidente cerebrovascular es mayor. Ésta es la razón por la que
prefiero mantener el límite más bajo de esta ratio en 1,5 como
la de los japoneses.

La ratio de AA/EPA es una medida para conocer el potencial proinflamatorio de tus células. Cuanto más alta es la ratio,
mayor es el grado de inflamación silenciosa de tus órganos, lo
que indica que te diriges rápidamente hacia una enfermedad
crónica relacionada con el Síndrome de la Grasa Tóxica. El resultado es que envejeces antes y pierdes pronto la salud.

¿Y qué hay de la proteína C-reactiva?

Últimamente estamos oyendo hablar mucho de la Proteína C-Reactiva
(PCR) como marcador de la inflamación. Por desgracia, es un marcador muy poco específico de la inflamación silenciosa, que puede subir
mucho cuando existe una infección aguda. De hecho, un estudio publicado en el *New England Journal of Medicine* de 2004, indicaba que
los niveles de PCR no proporcionan ningún dato más específico para
el tratamiento de las enfermedades cardiacas que los factores de riesgo tradicionales. Una ratio elevada de AA/EPA (el marcador para el
Síndrome de la Grasa Tóxica) puede aparecer años antes de que se
observen niveles altos de PCR de manera crónica. Cuando la PCR está
siempre alta, es que hace mucho que tienes el Síndrome de la Grasa
Tóxica. Considera la ratio de AA/EPA como una señal de alarma precoz
de que sufres el Síndrome de la Grasa Tóxica y que ya no estás bien.

Marcadores de la Grasa Tóxica Perniciosa

Prueba	
Ratio de AA/EPA	Superior a 15
Insulina en ayunas (uU/ml)	Superior a 15
Ratio de TG/HDL	Superior a 4

Como verás, el peso corporal no es uno de los marcadores. Esto es porque puedes tener un peso normal y seguir teniendo una ratio de AA/EPA alta, lo que indica que se está produciendo una filtración lenta de la grasa tóxica. No te puedes considerar obeso, pero tampoco estás sano, aunque la grasa tóxica todavía no sea perjudicial (tumor en la fase 3). Pero si tienes los marcadores de la grasa tóxica, has de hacer algo inmediatamente (combinar la Dieta de la Zona [véase capítulo 8] y el aceite de pescado concentrado [véase capítulo 9]) para invertirlo, puesto que no hay ningún medicamento para tratarla.

Si tienes sobrepeso y todos tus marcadores clínicos están en la escala de riesgo bajo, tampoco significa que te hayas librado, porque el AA encapsulado en tus células adiposas puede volverse pernicioso en cualquier momento. Este es el momento ideal para empezar a hacer algo para reducir el tamaño de tu tumor adiposo benigno utilizando el programa dietético antiinflamatorio de la Zona.

Mide tu potencial de antienvejecimiento

Mantener la inflamación silenciosa bajo control sólo es la mitad de tu estrategia permanente para conservar la salud. También tienes una reserva de potencial antiinflamatorio para fomentar tu rejuvenecimiento celular. Considera este potencial antiinflamatorio como tu reserva antienvejecimiento.

Nada asusta más a los médicos que oír el término «medicina antienvejecimiento». Puesto que envejecer es natural, es una contradicción. No obstante, si sustituimos la palabra «antienvejecimiento» por «antiinflamatorio», incluso la Facultad de Medicina de Harvard te recibe con los brazos abiertos. En realidad, la meta de ambas disciplinas es la misma: aumentar la capacidad corporal para rejuvenecer con mayor rapidez.

Estos mecanismos de rejuvenecimiento celular están profundamente arraigados en nuestros genes, y si reducimos la ratio de AA/DGLA en todas las células, podemos activarlos. Esto garantiza la probabilidad de generar más eicosanoides buenos (derivados del DGLA) y menos malos (derivados del AA). Cuanto más lo consigas, más se rejuvenecerán las células.

Cuanto más baja es la ratio de AA/DGLA, mayor es el potencial para generar eicosanoides buenos que favorezcan la salud y que inviertan el envejecimiento. (Puedes encontrar los fundamentos científicos de este rejuvenecimiento celular en uno de mis libros anteriores, *Rejuvenecer en la Zona*.)

Los marcadores del bienestar

La buena noticia es que los marcadores clínicos que indican el grado del Síndrome de la Grasa Tóxica también pueden ser marcadores de la salud. Los análisis de sangre estándar muestran el grado de tu enfermedad, pero lo que en realidad deseas son pruebas que te informen sobre cuál es tu estado de salud. A continuación tienes la cifra más importante que has de saber:

La ratio AA/EPA inferior a 3 (pero no menos de 1,5).

La ratio AA/EPA es el mejor marcador para el Síndrome de la Grasa Tóxica y se puede resumir en la siguiente tabla:

Peligrosamente alto	Alto	Bueno	Ideal	Demasiado bajo
Superior a 15	10	3	1,5	Inferior a 0,75

Si la ratio AA/EPA es superior a 15, estás acelerando el desarrollo de una enfermedad crónica. Con 1,5 tienes el equilibrio perfecto. Por debajo de 0,75 puede que no tengas una reserva inflamatoria suficiente para luchar contra las infecciones. Resumiendo, te interesa mantener una zona de inflamación.

Asimismo, la ratio AA/EPA es la mejor forma de determinar tu potencial de rejuvenecimiento celular. Idealmente, debería ser inferior a 3. Una ratio superior indica que tienes menos capacidad para invertir los efectos del envejecimiento.

El bienestar se puede definir como encontrar el perfecto equilibrio entre tu capacidad corporal para controlar la inflamación provocada por causas externas (infecciones, heridas y la dieta), así como tu capacidad para generar las respuestas antiinflamatorias internas necesarias para la regeneración celular. Idealmente, esto se debería controlar midiendo los niveles de eicosanoides en la sangre. Por desgracia, los eicosanoides no circulan por la sangre porque son reguladores celula-célula. Sin embargo, sus precursores (DGLA, AA y EPA) sí circulan por la sangre y se pueden medir. Es el equilibrio de estos ácidos grasos esenciales el que te puede dar la información real sobre tu estado de salud actual.

Otros marcadores del bienestar

Mientras las ratios de estos tres ácidos grasos (DGLA, AA y EPA) determinan tu potencial de inflamación (tanto proinflamatoria como antiinflamatoria), no son los únicos marcadores del bienestar. Otro marcador importante es tu grado de resistencia a la insulina. Tal como explico en el Apéndice F, la resistencia a la insulina no sólo incrementa tu producción de AA aumentando los niveles de insulina, sino que acelera la liberación de la grasa tóxica almacenada en tu tejido adiposo para distribuirse hacia el resto de tus órganos a través de la sangre.

Por desgracia, la mayor parte de los médicos rara vez miden los niveles de insulina en ayunas. Pero puedes encontrar un último marcador de la salud en todos los análisis de sangre habituales: la ratio entre los triglicéridos en ayunas y el colesterol HDL. Considera la ratio de TG/HDL como el marcador más común para conocer tu resistencia a la insulina.

Esta es tu tabla completa de puntuaciones para el bienestar:

	Peligroso	Alto	Bueno	Ideal
Grado de inflamación silenciosa				
Ratio AA/EPA	>15	10	3	1,5
Grado de resistencia a la insulina				
Insulina en ayunas	>15 uU/ml	10 uU/ml	5 uU/ml	<5 uU/ml
Ratio de TG/HDL	> 4	3	2	<1

Esto no es un test con respuestas múltiples. O pasas todas las pruebas, o no puedes decir que estás bien. Por eso, el aspecto físico puede ser engañoso. Tal como he dicho antes, casi todos los atletas olímpicos con los que he trabajado tenían bastante inflamación silenciosa porque sus entrenamientos eran exhaustivos. El traje de baño les sentaba de maravilla, pero no estaban sanos. Cuando consiguieron bajar sus niveles de inflamación silenciosa, aumentó mucho su rendimiento. Puede que ésta sea la explicación de por qué los atletas con los que he trabajado personalmente han ganado 24 medallas de oro en los cuatro últimos Juegos Olímpicos. Tenían una gran ventaja hormonal.

Resumen

La aparición del Síndrome de la Grasa Tóxica en la sangre es el indicativo de que la inflamación silenciosa está empezando a atacar tus órganos. No puedes notarla, pero sí medirla. Cuando aumentan tus niveles del Síndrome de la Grasa Tóxica, se activan una serie de acontecimientos biológicos que provocan un ataque inflamatorio en todos los órganos de tu cuerpo. La consecuencia es el rápido desarrollo de la enfermedad crónica. No hay ningún medicamento para tratar la inflamación silenciosa, pero tus armas dietéticas pueden empezar a invertir el Síndrome de la Grasa Tóxica en menos de 30 días. En los siguientes capítulos te indico cuáles son estas armas y cómo puedes utilizarlas.

8

La Dieta de la Zona: tu principal defensa contra la grasa tóxica

El factor clave para el desencadenamiento del Síndrome de la Grasa Tóxica es un exceso de ácido araquidónico (AA). En concentraciones lo bastante altas, este ácido graso natural es extraordinariamente tóxico. Sin embargo, lo único que gobierna la cantidad de AA en nuestro cuerpo es la dieta. Desarrollé la Dieta de la Zona hace más de veinte años con un solo propósito: reducir la grasa tóxica, y con ello reducir la inflamación silenciosa en el cuerpo.

Han pasado más de 10 años desde que escribí mi primer libro, *Dieta para estar en la Zona*; sin embargo, a veces me parece que nadie lo ha leído. Hasta la fecha, la Dieta de la Zona todavía se sigue considerando como un programa para adelgazar. Es una dieta en el sentido más estricto de la palabra. La palabra *dieta* procede del griego y significa «régimen de vida». La Dieta de la Zona es simplemente un régimen de vida para mantener la grasa tóxica (AA) bajo control durante toda la vida. Si podemos conseguir esta meta, básicamente habremos eliminado el Síndrome de la Grasa Tóxica. Al mismo tiempo se pierde peso, porque es la inflamación silenciosa tanto en el tejido adiposo como en el cerebro la que está causando nuestra epidemia de obesidad.

El papel de las hormonas en la pérdida de peso

Perder peso es increíblemente fácil mientras no tengas hambre. A la falta de apetito científicamente se la denomina saciedad, y son las hormonas las que la controlan. Si puedes mantener las hormonas a las que les afecta lo que comes dentro de una zona que no sea demasiado alta, ni demasiado baja, te garantizo lo siguiente:

- No tendrás hambre entre comidas
- Estarás en plena forma física y mental durante todo el día
- Perderás el exceso de grasa corporal de la forma más rápida posible
- Reducirás la inflamación silenciosa
- Invertirás el Síndrome de la Grasa Tóxica

Los dos primeros beneficios de esta dieta son bastante inmediatos, se observan en cuestión de días. La pérdida del exceso de grasa corporal llevará algo más de tiempo, y es prácticamente imposible perder más de 500 a 750 gramos a la semana (aunque la ropa te sentará mejor). Los dos últimos beneficios forman parte del camino de regreso hacia el bienestar, y sólo se pueden determinar por los análisis de sangre de los que he hablado en el capítulo anterior.

El hambre y la saciedad

El hambre probablemente sea la más imperiosa de nuestras necesidades. Cuando de verdad tienes hambre, todo lo demás (incluido el sexo) se vuelve secundario porque el cerebro está desesperado por conseguir la energía que necesita. Por otra parte, la saciedad puede ser igualmente fuerte. La necesidad de energía del cerebro está satisfecha y tienes cosas más importantes que hacer que estar pensando en la comida.

Nuestra actual epidemia de obesidad es el resultado del desequilibrio de dos fuerzas opuestas (hambre y saciedad). Las hormonas controlan el equilibrio entre el hambre y la saciedad, en especial aquellas que se ven afectadas directamente por la dieta, y concretamente por la Dieta de la Zona.

La insulina, la obesidad y la inflamación

Tal como he dicho antes, es el exceso de insulina lo que engorda y no nos deja adelgazar. La forma en que sucede esto es algo más complicada.

Hay dos formas de aumentar los niveles de insulina en el cuerpo: comer demasiados hidratos de carbono y comer demasiadas calorías. Los estadounidenses han hecho ambas cosas durante los últimos veinticinco años. Sin embargo, no todas las personas que han engordado comen demasiadas calorías o hidratos de carbono.

Prácticamente, todas las células del cuerpo tienen receptores para la insulina. La resistencia a ella se produce cuando la unión de la insulina con los receptores no genera la señal correcta para transmitirla a otra célula. Si se crea una resistencia a la insulina en el tejido muscular liso, los músculos no pueden absorber la glucosa de la sangre. Puesto que el exceso de glucosa es tóxico, el cuerpo responde secretando todavía más insulina, y al final parte de ella puede llegar a la sangre para bajar los niveles de glucosa por la fuerza bruta. Por desgracia, esos mismos niveles altos de insulina son los que hacen que el hígado genere más AA, especialmente si tu dieta es rica en ácidos grasos omega-6. Entonces, tendrás todavía más grasa tóxica (AA) flotando por la sangre que será necesario eliminar. Si no la eliminas rápidamente, empezarás a padecer el Síndrome de la Grasa Tóxica.

Para ilustrar lo tóxico que puede ser el AA: puedes inyectarle a un conejo dosis altas de prácticamente cualquier ácido graso y no le pasará nada. Puedes incluso inyectarle dosis altas de colesterol y no sufrirá ningún daño. Pero si le inyectas dosis altas de AA, morirá a los pocos minutos.

El exceso de insulina hace que sea más fácil generar AA debido al exceso de ácidos grasos omega-6 en la dieta. Salvo que puedas eliminar este exceso de AA de la sangre y depositarlo en tu tejido adiposo, ese AA seguirá circulando hasta que sea absorbido por algún otro órgano, provocando lesiones inflamatorias a nivel molecular.

Índice glucémico y carga glucémica

Para comprender cómo actúan las proteínas y los hidratos de carbono para controlar el hambre y la saciedad, y de paso controlar la inflamación silenciosa, has de empezar por entender la relación entre el índice glucémico y la carga glucémica respecto a la formación excesiva de insulina.

Antiguamente, era mucho más fácil dar consejos nutricionales respecto a los hidratos de carbono. Los hidratos de carbono complejos (como las patatas y el pan) eran buenos porque se creía que entraban lentamente en el torrente sanguíneo, mientras que los hidratos de carbono simples (como el azúcar de mesa) eran «malos» porque se creía que entraban rápidamente en la sangre. Parecía tan evidente que nadie veía la necesidad de confirmar clínicamente una verdad tan obvia. Eso fue hasta que a alguien se le ocurrió hacer experimentos con seres humanos. Esa persona fue David Jenkins, a principios de la década de 1980, y entonces el mundo de la nutrición dio un giro de 180 grados. Algunos hidratos de carbono complejos (como las patatas) entraban en el torrente sanguíneo como glucosa con mucha mayor rapidez que los hidratos de carbono simples (como el azúcar). Durante los últimos veinticinco años, este concepto ha sido muy debatido principalmente por los que han basado su reputación en la premisa de que los hidratos de carbono complejos son buenos y que los simples son malos, sin importarles los hechos.

La verdadera clave para comprender cómo afectan los hidratos de carbono a la insulina no es por el índice glucémico de un hidrato de carbono (es decir, la rapidez con la que una dosis concreta [50 g] de hidratos de carbono entra en el torrente sanguíneo en forma de glucosa), sino por la carga glucémica de una comida. Para averiguar la carga glucémica has de multiplicar la cantidad de hidratos de carbono que has consumido en la comida por el índice glucémico (que puedes encontrarlo en internet). Entonces, tienes un indicador mucho más fiable de la cantidad de insulina que secretarás como respuesta a esa comida. Tal como demostraron los investigadores de la Facultad de Medicina de Harvard a finales de la década de 1990, cuanto más elevada es la carga glucémica, más probable es que engordes, te vuelvas diabético, desarrolles una enfermedad cardiovascular y padezcas inflamación.

¿Cuál es la mejor forma de reducir la carga glucémica de la dieta? Comer una gran cantidad de verduras de atractivos colores que no tengan almidón, como judías verdes, brécoles y espinacas; consumir una cantidad limitada de frutas, como frutos del bosque o manzanas; y reducir notablemente el consumo de cereales y almidón. Estas son las recomendaciones básicas de la Dieta de la Zona que hice en 1995. Hacer esos cambios aparentemente sencillos reducirá la carga glucémica de la dieta, y el efecto será un descenso de la secreción de insulina y de la subsiguiente producción de grasa tóxica.

Las proteínas y la saciedad

La Dieta de la Zona es más compleja que el mero hecho de reducir la carga glucémica de las comidas. También has de equilibrar esa carga glucémica reducida con la cantidad apropiada de proteínas en cada comida. Las proteínas son necesarias para provocar la saciedad. El papel principal de la proteína es estimular la hormona glucagón que estabiliza los niveles de glucosa en la sangre, reduciendo el apetito. El segundo papel de la proteína es estimular la liberación de una hormona conocida como PYY (péptido YY) del intestino, que va directamente al cerebro para decirte que dejes de comer. Si no tienes hambre, comer menos calorías es fácil.

Entonces, ¿cuántas proteínas necesitas exactamente en cada comida para crear saciedad? La que te quepa en la palma de tu mano. Eso equivale a 90 g de proteína baja en grasa para la mujer tipo, y 120 g para el hombre tipo. Como es natural, también tendrás que controlar la carga glucémica de la comida.

La grasa y la inflamación

El otro factor esencial para el éxito de la Dieta de la Zona como dieta antiinflamatoria es la gran restricción de los ácidos grasos omega-6, ubicuos en nuestra dieta. Sin una sobrecarga dietética de ácidos grasos omega-6, es muy difícil generar un exceso de AA, ni aunque se tengan niveles altos de insulina. En resumen, reduciendo la ingesta de ácidos grasos omega-6 estás limitando la producción de AA, independientemente de la insulina que tengas en la sangre. Por ese motivo en la Dieta de la Zona se recomiendan principalmente las grasas monoinsaturadas. Productos como el aceite de oliva, las almendras laminadas y el guacamole son opciones ricas en este tipo de grasas. Francamente, saben mucho mejor que los aceites de maíz, soja, cártamo y girasol (todos ellos ricos en ácidos grasos omega-6), y su utilización reduce radicalmente el aporte dietético de los componentes básicos de los ácidos grasos omega-6 que se requieren para fabricar AA. Cuando reduces el nivel de AA en todo el cuerpo, el Síndrome de la Grasa Tóxica empieza a retroceder.

A diferencia de las proteínas, la grasa de la dieta no tiene el mismo efecto sobre las hormonas de la saciedad que el glucagón y el PYY. Pero si usas las grasas monoinsaturadas como principal fuente de grasas en la dieta, indirectamente afectará a un grupo de hormonas del cerebro que promueven el apetito. Me estoy refiriendo a los endocannabinoides, que se derivan del AA. Cuando se reducen los niveles de

AA en todo el cuerpo (incluido el cerebro), los endocannabinoides del cerebro también disminuyen. Al reducir el nivel de endocannabinoides también reduces el apetito.

Por lo tanto, estas aparentemente sencillas recomendaciones dietéticas de la Dieta de la Zona contienen algunas de las respuestas hormonales muy sutiles que cito a continuación:

- Bajar la carga glucémica en cada comida reduce la secreción de insulina, lo que ayuda a mantener niveles estables de glucosa en la sangre, así como reducir la activación de la enzima (delta-5-desaturasa) que produce la grasa tóxica.
- Las proteínas estimulan la hormona glucagón del páncreas. El glucagón, a su vez, hace que el hígado libere los hidratos de carbono almacenados para ayudar a mantener los niveles de azúcar en la sangre. El resultado es que los niveles de azúcar en la sangre se estabilizan más y el cerebro está tranquilo. El glucagón también inhibe la actividad de la enzima que genera AA. Las proteínas estimulan también otra hormona del intestino (PYY), que va directamente al cerebro y genera señales de saciedad en el hipotálamo.
- La sustitución de ácidos grasos omega-6 por grasas monoinsaturadas reduce los niveles de los componentes básicos necesarios para la formación de AA.

En resumidas cuentas, las comidas en la Zona hacen que no sientas apetito en las siguientes cuatro a seis horas, porque has equilibrado la carga glucémica de tu comida con la cantidad adecuada de proteína baja en grasa.

La Dieta de la Zona simplificada

Preparar comidas en la Zona es mucho más fácil de lo que imaginas. Con los años, he desarrollado una serie de sistemas que varían según el tiempo y las ganas que tengas para cocinar.

A continuación tienes mis sistemas para hacer los cálculos:

- El método de prestar atención
- El método de la mano y el ojo

- El método del 1-2-3
- El método de los bloques

El método de prestar atención

El mero hecho de pensar en equilibrar las proteínas con los hidratos de carbono ya es un gran paso. En otras palabras, no consumir nunca un hidrato de carbono sin una proteína. Puede que no tomes la dosis correcta, pero al menos ya lo estás teniendo en cuenta. Pongamos el ejemplo de que sientes una necesidad imperiosa de comerte una barrita de caramelo. Si te la comes, hazlo acompañada de algo de proteína, como un trozo de queso, para equilibrar. (De hecho, necesitarías unos 120 g de queso para compensar la barrita de caramelo, pero hablaremos de ello más adelante.) Si tomas una bebida alcohólica, hazlo siempre acompañado de proteína. Un vaso de vino y un trozo de queso, o una cerveza y cuatro alitas de pollo, por ejemplo.

¿Cómo sabes si lo has hecho bien? Simplemente mira el reloj. Si en cuatro horas no tienes hambre, es que ha dado resultado. La falta de apetito (saciedad) es el mejor indicador de que lo que has comido está de acuerdo con tu genética.

El método de la mano y el ojo

Este método sólo requiere la mano y el ojo para conseguir mucha precisión hormonal. Basta con dividir el plato en tres secciones iguales en cada comida. Un tercio ha de contener suficiente proteína baja en grasas (pollo, pescado, vacuno magro, productos lácteos bajos en grasa, tofu o carne vegetal de soja) que sean de la medida de la palma de tu mano. Es evidente que cuanto más grande sea tu mano, más proteína deberás incluir. En realidad, son 90 g para la mujer tipo y 120 g para el hombre tipo. Luego has de llenar los otros dos tercios del plato con hidratos de carbono de carga glucémica baja, como verduras de hoja verde sin almidón y frutas (en el Apéndice H encontrarás una extensa lista). ¿Qué pasa con los cereales y los almidones? Los puedes usar como condimento (esto significa en pequeñas cantidades). En general, cuanto más color veas en el plato, más baja será la carga glucémica de la comida. Por último, añade una pizca de grasa monoinsaturada saludable, como aceite de oliva, almendras laminadas o guacamole.

La Dieta de la Zona se puede contemplar como la evolución de la Dieta Mediterránea. Ambas dietas son ricas en verduras y frutas. Ambas dietas incluyen un consumo no excesivo de proteína baja en grasa, como el pollo o el pescado. En las dos se hace hincapié en que las grasas que se ingieran sean principalmente monoinsaturadas (como el aceite de oliva). Hasta aquí, la Dieta de la Zona y la Mediterránea parecen idénticas. Sólo hay una pequeña excepción, pero importante. En la Dieta de la Zona reduces significativamente (pero no evitas por completo) los cereales y almidones, y lo compensas comiendo más verduras y frutas mediterráneas. Este pequeño cambio dietético, aparentemente sin importancia, tiene grandes consecuencias hormonales. Estás reduciendo la carga glucémica de la dieta y, en ese proceso, también reduces los niveles de insulina. Esta es la razón por la que la Dieta de la Zona se puede considerar la evolución de una buena dieta (p. ej., de la dieta mediterránea) hacia otra dieta hormonalmente superior (p. ej. la Dieta de la Zona).

Verduras mediterráneas típicas

Sin almidón (las más recomendadas)	Con almidón (usar con poca frecuencia)
Alcachofas	Guisantes
Berenjenas	Maíz
Brécoles	Patatas
Calabacines	
Cebollas	
Champiñones	
Col rizada	
Espinacas	
Judías verdes	
Pimiento morrón	

Como puedes ver, tienes muchas buenas opciones utilizando verduras mediterráneas sin almidón.

El método del 1-2-3

Este método es especialmente adecuado para los alimentos procesados que tienen las etiquetas del valor nutricional en la parte posterior. Por *cada* gramo (1) de grasa que ingieres, necesitas 2 gramos de proteína y 3 gramos de hidratos de carbono. En una comida, para una mujer tipo equivaldría a unos 10 g de grasa, 20 g de proteína y 30 de hidratos de carbono. Para el hombre tipo, unos 15 g de grasa, 30 g de proteína y 45 g de hidratos de carbono por comida (de nuevo incluida la fibra, que supone un 10 por ciento del total de hidratos de carbono). En ambos casos se sigue la regla del 1-2-3.

Cuando empieces a mirar las etiquetas de tus alimentos procesados favoritos (prueba empezando por la pasta o el pan), pronto verás que prácticamente no hay nada en el supermercado que se acerque, aunque sólo sea por casualidad, a este equilibrio de la Zona. Sin el equilibrio del 1-2-3, es prácticamente imposible que tus hormonas se mantengan en la Zona para sentirte saciado, lo que significa que siempre tendrás hambre. Bueno para la industria de los alimentos procesados, no tanto para tu bienestar personal.

El método del 1-2-3 no es tan exacto como el de los bloques de alimentos, que describo a continuación, pero es más fácil de recordar cuando estás en el supermercado.

El método de los bloques

El método de bloques es el más exacto para conseguir el control hormonal y la pérdida de peso.

Una mujer tipo necesitará 11 bloques diarios y el hombre tipo 14, distribuidos a lo largo del día al menos en 3 comidas y 2 tentempiés.

Lo primero que tienes que aprender es que un bloque se compone de 3 g netos de grasa, 7 g netos de proteínas y 9 g netos de hidratos de carbono (aproximadamente la proporción 1-2-3 que mencionaba anteriormente). De esta forma los hidratos de carbono proporcionarán un 40% de las calorías, las proteínas un 30% y las grasas otro 30% (40-30-30).

Los gramos netos mencionados se encuentran en las cantidades de cada alimento del Apéndice H. Por ejemplo, 30 g de pollo contienen 7 g netos de proteína.

En cada comida deberás incluir proteínas, hidratos de carbono y grasas. Simplemente consulta las tablas del Apéndice H y diseña tus propias comidas eligiendo alimentos de la lista de proteínas, hidratos de carbono y grasas según el número de bloques de esa comida. Por ejemplo una comida de 3 bloques contendrá 90 g de pechuga de pollo, 2 tazas de judías verdes, 1 taza de uvas y 3 cucharaditas de aceite de oliva virgen extra.

Cuanto más baja sea la carga glucémica de los hidratos de carbono, como las verduras sin almidón, más cantidad podrás comer. Pero si eliges hidratos de carbono con una carga alta, como los cereales, el pan y la pasta, tendrás mucho espacio vacío en tu plato si quieres mantener el equilibrio correcto de carga glucémica-proteína que necesitas para controlar la insulina.

Pista: los hidratos de carbono de carga glucémica baja también suelen ser los que tienen más color, mientras que los de carga glucémica alta son más bien pálidos y a menudo blancos. Si no te gustan mucho las verduras, piensa en las que se utilizan en la cocina italiana. Nadie se queja nunca de comer verduras después de haber visitado la Toscana.

Hidratos de carbono de carga glucémica baja	Hidratos de carbono de carga glucémica alta
Verduras sin almidón (brécoles, judías verdes, pimientos, etc.)	Cereales y almidones (pan, arroz, pasta, etc.)
Frutas (manzanas, peras, fresas, etc.)	Frutas (mango, plátano, etc.)

A diferencia de lo que sucede con las proteínas y la grasa, donde la mayoría de las personas sólo toman un alimento en cada comida, con la Dieta de la Zona puedes añadir una gran variedad de bloques de hidratos de carbono en cada comida. Intenta siempre elegir una amplia variedad de hidratos de carbono de color fuerte.

El Apéndice H incluye una lista detallada de bloques de hidratos de carbono de la Zona, favorables y desfavorables, así como de proteínas y de grasa. Esto ilustra la flexibilidad de la Dieta de la Zona, pues nunca eliminas nada de tu plato. Lo único que has de hacer es tratar los hidratos de carbono con una carga glucémica alta como condimentos.

También puedes dirigirte a la Guía de los bloques de alimentos cuando uses las recetas del Plan de 28 días que presento más adelante. Puesto que puedes sustituir un bloque por otro, puedes ver la amplia variedad de comidas de las que puedes disfrutar en la Dieta de la Zona. ¿No te apetece una manzana? Sustitúyela por un melocotón, o una naranja pequeña, o media taza de uvas, y así sucesivamente. En lugar de dos tazas de judías verdes, toma dos tazas de calabacines, o un cuarto de taza de judías blancas o pintas, o dos tazas de tomates, etcétera. Espero que hayas captado la idea.

Reglas horarias de la Zona

Independientemente del sistema que utilices, todavía es más fácil si sigues unas cuantas reglas sencillas respecto a los horarios de las comidas:

1. *Come al levantarte.* Hazlo siempre dentro de la primera hora. Acabas de salir de un ayuno de ocho horas y media y tu cuerpo está vacío.
2. *Come al menos cada cinco horas.* No dejes pasar más de cinco horas sin tomar una comida o un tentempié en la Zona.
3. *Come tres veces al día y toma dos tentempiés.* Haz tres comidas y dos tentempiés en la Zona. Toma un tentempié en la Zona entre la comida y la cena (eso supone más de cinco horas para la mayoría de las personas), y toma tu último tentempié antes de acostarte, porque estarás ocho horas sin comer.

¿Funciona?

En el año 2000, en la Facultad de Medicina de Harvard los investigadores compararon la salud de hombres y mujeres que seguían la actual Pirámide alimentaria del USDA [Ministerio de Agricultura de Estados Unidos] con la de otros que seguían dietas en las que comían más frutas, verduras, pollo y pescado (una dieta como la de la Zona). Descubrieron que entre los que seguían la Pirámide alimentaria del USDA había una mayor incidencia de enfermedades cardiovasculares y crónicas. Es como si la antigua Pirámide alimentaria hubiera sido diseñada para que Estados Unidos perdiera el bienestar por medio del aumento del Síndrome de la Grasa Tóxica. La nueva Pirámide de 2005 es tan complicada y está tan mal diseñada que nadie (ni siquiera la Facultad de Medicina de Harvard) acaba de entender qué es lo que recomienda.

Confirmación clínica de la Dieta de la Zona

En la vida hay tres cosas esenciales porque se basan en sistemas de creencias: la religión, la política y la nutrición. Los verdaderos creyentes de cada una de ellas nunca quieren afrontar ningún hecho que pueda contradecirlos, porque están plenamente convencidos de que tienen razón. A diferencia de la religión y de la política, la nutrición tiene el potencial de ser examinada científicamente. Pero has de usar las preguntas y las herramientas correctas. La pregunta correcta sería:

¿Cuál es la mejor dieta para reducir la inflamación silenciosa?

Una buena forma de estudiar esta pregunta sería dar a las personas comidas preparadas con el mismo número de calorías, pero con proporciones distintas de proteínas, hidratos de carbono y grasas. Básicamente, estaríamos tratando a esas personas como ratones de laboratorio, sin que pensaran en lo que están comiendo. Por desgracia, esas pruebas clínicas son muy caras y por eso se han publicado muy pocas. Pero las que se han publicado han dejado bien clara una cosa: en todos los estudios en los que se ha controlado bien la dieta, se ha demostrado que la Dieta de la Zona es la mejor para controlar la insulina, el azúcar y los lípidos en la sangre, reducir el apetito, perder peso y, por último, el parámetro más importante: la reducción de la inflamación silenciosa.

La reducción de la inflamación silenciosa es el más importante. En 2004, la Facultad de Medicina de Harvard descubrió que la Dieta de la Zona era *nueve veces más* eficaz para reducir la inflamación silenciosa que la universalmente recomendada Pirámide alimentaria del USDA. Además, en 2006 publiqué un estudio que demostraba que la dieta del doctor Atkins duplicaba el nivel del Síndrome de la Grasa Tóxica en tan sólo seis semanas, mientras que la Dieta de la Zona lo bajaba. Si hay una razón de peso para no seguir la dieta de Atkins, el aumento del Síndrome de la Grasa Tóxica es la principal.

A continuación menciono algunos de los estudios dietéticos que han sido estrictamente supervisados y que confirman los otros beneficios de la Dieta de la Zona.

Parámetro	Estudio
Control de la insulina	Dumesnil y cols. (2001), Layman y cols. (2003), Pereira y cols. (2004)
Control de lípidos en la sangre	Wolfe y cols. (1999), Dumesnil y cols. (2001), Layman y cols. (2003), Fontani y cols. (2005), Johnston y cols. (2006)
Control de azúcar en la sangre	Layman y cols. (2003), Nuttall y cols. (2003), Gannon y cols. (2003)
Pérdida de grasa	Skov y cols. (1999), Layman y cols. (2003), Fontani y cols. (2005), Ebbeling y cols. (2007)
Control del apetito	Ludwig y cols. (1999), Agus y cols. (2000)
Control de la inflamación	Pereira y cols. (2004), Johnson y cols. (2006)

Pero la confirmación real de la Dieta de la Zona se produjo en 2005, cuando el Joslin Diabetes Research Center de la Facultad de Medicina de Harvard anunció sus nuevas directrices dietéticas para tratar la obesidad, la prediabetes y la diabetes tipo 2. ¿Cuáles eran las nuevas recomendaciones dietéticas? Básicamente, las de la Dieta de la Zona.

¿Quién está especialmente indicado para seguir la Dieta de la Zona?

Es evidente que no somos idénticos genéticamente, por lo tanto muchas personas creen que la Dieta de la Zona no puede ser el programa dietético óptimo para todos. ¿Es cierto? Según las investigaciones públicas, es fácil deducir quiénes se beneficiarían más siguiéndola.

Las personas con enfermedades inflamatorias. La Facultad de Medicina de Harvard ha demostrado que la Dieta de la Zona es antiinflamatoria, por lo tanto sería la primera opción para cualquiera que ya padezca una enfermedad crónica que tenga algún componente inflamatorio. Eso incluye a los pacientes con enfermedades cardiovasculares, cáncer, Alzheimer y una larga lista.

Las personas que deseen reducir su inflamación silenciosa. Tal como he dicho anteriormente, en los estudios que han sido estrictamente supervisados, la Dieta de la Zona ha demostrado ser *nueve veces más eficaz* que la Pirámide alimentaria del USDA para reducir la inflamación. Asimismo, se ha demostrado que la dieta de Atkins duplica la inflamación silenciosa en tan sólo seis semanas, en comparación con la Dieta de la Zona. De modo que si te interesa reducir tu nivel de inflamación silenciosa, la Dieta de la Zona es la mejor opción.

Las personas con diabetes o intolerancia a la glucosa. Puesto que se ha demostrado que la Dieta de la Zona es eficaz a largo plazo para controlar la glucosa en la sangre, cualquiera que tenga diabetes o intolerancia a la glucosa también debería beneficiarse de ella.

Los atletas y las personas activas con peso normal. Puesto que las personas activas con peso normal rinden más con la Dieta de la Zona que con la dieta estándar recomendada a los atletas, todas las personas que hagan mucho ejercicio y no pretendan adelgazar deberían seguir la Dieta de la Zona.

Las personas con sobrepeso y las personas obesas, con una respuesta inicial muy alta a la insulina. La Facultad de Medicina de Harvard ha demostrado que las personas con sobrepeso y las personas obesas, ambas con una respuesta inicial de secreción elevada de insulina con los alimentos (las que liberan mucha insulina justo después de comer), perderán mucho más peso con la Dieta de la Zona que con cualquier otra dieta baja en grasas y rica en hidratos de carbono, aunque tenga el mismo número de calorías. Esto es importante, puesto que la mayor parte de las personas con sobrepeso y las personas obesas tienen resistencia a la insulina y, por lo tanto, han de secretar más insulina después de comer para reducir los niveles de glucosa en la sangre.

Viendo los datos publicados, te diría que si no tienes una enfermedad crónica, no te interesa reducir la inflamación silenciosa, no tienes problemas de glucosa en la sangre, no haces mucho ejercicio y no tienes una respuesta inicial de secreción elevada de insulina después de comer, cualquier otra dieta te funcionará tan bien como la de la Zona para perder peso. Pero, ¿por qué no probarlo?

Resumen

La principal herramienta para invertir el Síndrome de la Grasa Tóxica es la Dieta de la Zona porque *reduces el nivel de AA en todas las células de tu cuerpo* al reducir los niveles de insulina y restringir la ingesta de ácidos grasos omega-6. En ese proceso, perderás peso porque te sentirás más saciado y tendrás menos apetito. Si no tienes hambre, tomar menos calorías no te supondrá ningún problema. Pero si usar tu mano y tu ojo para equilibrar tu plato en cada comida te resulta difícil, a pesar de los grandes beneficios para la salud, todavía tienes una última oportunidad para invertir el Síndrome de la Grasa Tóxica, que indico en el capítulo siguiente.

El aceite de pescado: tu gran defensa en la lucha contra la grasa tóxica

Si existiera un remedio mágico para invertir el Síndrome de la Grasa Tóxica, tendría las cualidades siguientes:

- Reducir las consecuencias del Síndrome de la Grasa Tóxica en treinta días
- Que se pueda tomar toda la vida
- Que no tenga otros efectos secundarios que el de agilizar tu mente
- Que aumente el rejuvenecimiento celular a cualquier edad

¡Esto es algo que les encantaría vender a las compañías farmacéuticas! El único problema es que el remedio mágico no es un medicamento, no necesita receta, y he tardado veinticinco años en desarrollarlo. Este fármaco milagroso ya existe y es el aceite de pescado. A diferencia de la Dieta de la Zona, que has de pensar un poco cada vez que tienes que comer, completar tu alimentación con la dosis adecuada de aceite de pescado que te ayudará a reducir el Síndrome de la Grasa Tóxica te supondrá tan sólo 15 segundos al día.

Todos los aceites de pescado contienen el ácido graso omega-3 llamado ácido eicosapentaenóico (EPA). Si tienes problemas para reducir el ácido araquidónico (AA) y no estás siguiendo estrictamente la Dieta de la Zona, al menos podrás diluir el exceso de AA inducido por la Tormenta Nutricional Perfecta aumentando los niveles de EPA en todas las células de tu cuerpo. Eso, básicamente disminuye la probabilidad de que el AA se convierta en un eicosanoide proinflamatorio. El nivel de esa disolución se medirá con la ratio de AA/EPA.

El papel de la Dieta de la Zona

Después de muchas investigaciones y pruebas para aumentar la producción de eicosanoides buenos y disminuir la producción de AA, usando el GLA (ácido gammalinolénico, predecesor del DGLA) y el EPA (ácido eicosapentaenóico), me di cuenta de la importancia de controlar la insulina, de modo que tuve que volver a comenzar de nuevo para crear un programa dietético que también sirviera para ese fin. Ese programa es el que ahora se conoce como la Dieta de la Zona. Su creación se debió a un intento por mi parte de controlar lo que llamé el 'efecto desbordamiento' del DGLA en la producción de AA. Al controlar los niveles de insulina a través de la Dieta de la Zona, era más fácil inhibir la actividad de la enzima delta-5-desaturasa que utilizando sólo EPA, porque así se reducía la conversión de DGLA en AA.

Los concentrados de EPA y DHA: una solución potencialmente mejor

Quizás el problema simplemente era que no estaba usando suficiente EPA para bloquear la formación de AA. Por desgracia, hasta el mejor aceite de pescado que había usado en aquellos tiempos todavía era de muy mala calidad. No era muy rico en EPA y contenía muchas toxinas, como mercurio, bifenilos policlorados y dioxinas. Por lo que añadir más cantidad de ese tipo de aceite no tenía mucho sentido.

Me entusiasmé mucho con la primera generación de concentrados que desarrollé en el año 2000, que contenían altos niveles de EPA. Tal como explico en el Apéndice E, estos nuevos aceites de pescado eran básicamente «concentrados puros» de aceite de pescado: mucho más potente y purificado. Quizás ahora podía añadir suficiente cantidad de estos concentrados de EPA y DHA para bloquear la formación excesiva de AA y así reducir la inflamación silenciosa, a la vez que aumentaba los niveles de DGLA. Esto eliminaría por completo la necesidad de añadir GLA y erradicar cualquier problema por el efecto desbordamiento.

En aquellos tiempos hacía muchos análisis de sangre para determinar con precisión los niveles de estos ácidos grasos en la sangre. Sabía que si podía reducir la ratio de AA/EPA en la sangre y dar con la dosis correcta de estos concentrados, sería lo que invertiría el Síndrome de la Grasa Tóxica. Esto me condujo al mundo de los concentrados altamente purificados EPA y DHA.

Todos los investigadores del aceite de pescado con los que consulté respecto a utilizar dosis altas de estos nuevos concentrados EPA y DHA me dijeron que las personas empezarían a desangrarse hasta morir, que sus sistemas inmunitarios quedarían bajo cero, o que tendrían otras reacciones adversas si les administraba las dosis que les estaba proponiendo, aunque ahora tenía un análisis de sangre para controlar la dosificación. (Por otra parte, también estaban interesados en ver si funcionaba, ¡siempre y cuando me responsabilizara de los daños y perjuicios!) Supuse que lo que necesitaba eran unas directrices clínicas para saber qué dosis de estos concentrados podía usar sin arriesgarme a que sucediera ninguno de los eventos apocalípticos que me habían pronosticado.

Incluso a finales de la década de 1990, había muy pocos estudios publicados sobre cuál podía ser la dosis óptima. En realidad, el investigador simplemente tendría que adivinar. Pensé que en lugar de adivinar, empezaría por el lado opuesto: determinaría la ratio de AA/EPA en las personas más sanas del planeta, y añadiría suficiente dosis de los nuevos concentrados EPA y DHA para conseguir esa misma ratio. Los japoneses eran el pueblo más longevo del planeta y los que vivían sanos más tiempo, además de tener los índices más bajos de enfermedades cardiovasculares y depresión, por lo tanto, supuse que serían buenos candidatos para determinar cuál podía ser la ratio ideal de AA/EPA en la sangre. Resultó que la ratio media de AA/EPA de la población japonesa se situaba entre 1,5 y 3.

Puesto que los japoneses no se desangraban hasta morir (aunque tomaran aspirina) ni morían rápidamente de una enfermedad infecciosa, llegué a la conclusión de que mantener la ratio de AA/EPA por encima de 1,5 podía ser una buena medida de protección. Como ahora podía medir la ratio de AA/EPA, sería fácil determinar la dosis óptima.

Para lo que no estaba preparado era para las dosis masivas que iba a necesitar de estos nuevos concentrados de EPA y DHA para conseguir que los niveles sanguíneos de cualquier estadounidense medio llegaran tan sólo a acercarse a los de los japoneses. En 2002, ya había realizado suficientes investigaciones con estos concentrados purificados para publicar mis primeros resultados en mi libro, *En la Zona con omega 3 RX*.

El comodín era la Dieta de la Zona por su capacidad para controlar los niveles de AA. La dosis de concentrados altamente purificados de EPA y DHA para reducir la ratio de AA/EPA y acercarse a la de los japoneses dependería del rigor con el que se siguiera la dieta. Por supuesto, cuanto menos estricta, más concentrados se necesitarían para reducir los niveles de inflamación silenciosa. En aquellos tiempos me parecía un trato bastante justo porque no tenía que preocuparme del «efecto desbordamiento» por añadir GLA extra.

El mejor ejemplo de los beneficios de los concentrados altamente purificados de EPA y DHA se produjo a raíz del desastre de las minas de Sago en West Virginia, a principios de 2006. Treinta mineros quedaron atrapados en la mina durante 40 horas en una atmósfera con monóxido de carbono. Cuando los equipos de rescate llegaron hasta ellos, sólo uno estaba con vida, si es que puede decirse así. Randall McCloy salió de la mina con insuficiencia cerebral, cardiaca, hepática y renal. Sus posibilidades de sobrevivir eran mínimas, y si sobrevivía, posiblemente quedaría en estado vegetativo.

A la semana de su rescate me llamó su neurocirujano, Julian Bailes. Quería usar un suplemento de ácido graso omega-3 con Randall, pero no sabía qué cantidad. Le dije que yo probablemente usaría unos 15 g de ácido eicosapentaenóico (EPA) y de ácido docosahexaenóico (DHA) al día, provenientes de estos nuevos concentrados. Su primera reacción fue decirme si estaba de broma. Le aseguré que nunca había tenido ningún problema con estas dosis y le mandé inmediatamente las botellitas al hospital. Durante los dos meses siguientes, Randall tomó unos 15 g de EPA y DHA al día a través de su tubo para alimentarse. Además, comprobábamos semanalmente su ratio de AA/EPA porque nos encontrábamos ante un caso extremo. Su ratio nunca bajó de 3.

Al cabo de esos dos meses, Randall salió de su estado de coma. Transcurridos dos meses más en los que siguió ingiriendo la misma dosis oral de EPA y DHA, regresó a su casa restablecido de sus insuficiencias cardiaca, hepática y renal. Al llegar a su hogar concedió una breve entrevista a la prensa digna de un político. Los editores médicos calificaron su recuperación de «milagrosa». El único milagro fue que Julian confió en mi recomendación sobre las dosis de EPA y DHA necesarias para reducir el alto grado de inflamación que le había producido en todo el cuerpo el envenenamiento por monóxido de carbono.

En la primavera de 2007, Randall y su esposa tuvieron un bebé sano. Esto fue un gran indicativo de que sigue estando muy bien.

¿Cuánto necesitas?

Ésta ha sido siempre la gran pregunta. Ahora, utilizando la ratio de AA/ EPA en la sangre como marcador clínico, se puede dar una respuesta mucho más exacta respecto a la cantidad de EPA y DHA altamente purificado que necesitas para reducir la inflamación silenciosa hasta los niveles que tiene la población japonesa. Pronto descubrí que no había relación entre la edad, el peso o el sexo y la cantidad de concentrado de EPA y DHA necesario para reducir los niveles de inflamación silenciosa. La cantidad necesaria depende de los niveles de inflamación silenciosa existente y de la zona en la que está localizada. Tras hacer miles de análisis de sangre, puedo dar unas cantidades aproximadas sobre la dosis que necesitas cada día para controlar tu inflamación silenciosa y empezar a invertir las consecuencias del Síndrome de la Grasa Tóxica.

Si estás en tu peso y no tienes inflamación (un porcentaje muy bajo de estadounidenses, según los datos de mis análisis de sangre), probablemente sólo necesitarás unos 2,5 g de EPA y DHA al día para reducir tus niveles de inflamación hasta equipararlos con los de la población japonesa. Esta es la cantidad que ingerirían tus padres cuando

Condición	Cantidad necesaria
Sin enfermedad crónica	2,5 g de EPA y DHA al día
Sobrepeso, obesidad, diabetes tipo 2, enfermedad cardiovascular, y antes de empezar cualquier programa para perder peso	5 g de EPA y DHA al día
Dolor crónico	7,5 g de EPA y DHA al día
Trastornos neurológicos	10 g de EPA y DHA al día

los suyos les hacían tomar 1 cucharada de aceite de hígado de bacalao (probablemente, el sabor más desagradable del mundo) cada mañana antes de salir de casa.

Si tienes sobrepeso o estás obeso, tienes niveles altos de AA almacenado en tu tejido adiposo, y por lo tanto necesitarás dosis más altas de ácidos grasos omega-3 para reducir la inflamación de todos tus órganos. Recuerda que cada vez que inicias una dieta, empiezas a liberar el AA almacenado en las células adiposas y a verterlas directamente al torrente sanguíneo. Aportar los niveles suficientes de aceite de pescado te ayudará a reducir las consecuencias negativas del aumento transitorio de la grasa tóxica en la sangre.

Si tienes consecuencias clínicas importantes (diabetes tipo 2 o algún indicativo de enfermedad cardiovascular) debidas a una larga exposición al Síndrome de la Grasa Tóxica, también necesitarás más EPA y DHA.

Si padeces dolor crónico (inflamación «dolorosa»), la dosis será incluso mayor (unos 7,5 g al día).

Por último, si padeces una condición neurológica (depresión, trastorno por déficit de atención, esclerosis múltiple, Alzheimer, etcétera), debes estar dispuesto a tomar más de 10 g al día.

Probablemente, lo primero que pienses sea: *¡Vaya, eso es mucho!* Pero eso indica la gravedad del Síndrome de la Grasa Tóxica debido a la Tormenta Nutricional Perfecta. Esa es también la razón por la que has de tomar concentrados muy puros de EPA y DHA, porque para mantener la inflamación silenciosa bajo control, es posible que tengas que tomar esas dosis durante toda la vida.

¿Cómo puedes saber si el aceite de pescado que tomas no tiene contaminantes?

La gran mayoría de aceites de pescado que se comercializan en la actualidad proceden de peces pequeños, como las sardinas y las anchoas. Incluso así, el aceite de pescado crudo sigue estando muy contaminado por las toxinas de fabricación humana. La forma más sencilla de saber si tu aceite de pescado está relativamente limpio de contaminantes es por el olor y el sabor. Un sabor u olor muy fuerte a pescado es un gran indicativo de que no ha sido muy refinado. Gran parte de ese sabor y olor procede de la presencia de los productos de descomposición de los ácidos grasos conocidos como aldehídos, sustancias químicas que se sabe que deterioran el ADN.

Si quieres tener más información, visita www.ifosprogram. com, una web gratuita de la Universidad de Guelph en Ontario. El programa IFOS (International Fish Oil Standards) utiliza los instrumentos más sofisticados para determinar la pureza de los aceites de pescado. Busca los aceites que tengan una calificación de cinco estrellas, que indicará que son puros, potentes, y que están listos para actuar.

Voy a darte un ejemplo de por qué necesitas tomar aceite de pescado concentrado y altamente purificado durante toda tu vida. En 2007, publiqué un estudio sobre el tratamiento de niños con trastorno por déficit de atención e hiperactividad (TDAH) con concentrados altamente purificados de EPA y DHA. Se sabe desde hace mucho tiempo que estos niños tienen ratios muy altas de AA/EPA. En nuestro estudio de 8 semanas empezamos suministrándoles 15 g diarios de aceite de pescado concentrado y altamente purificado, y luego revisamos sus niveles en la sangre a las 4 y a las 8 semanas. Incluso con estas dosis tan altas, la ratio media de AA/EPA al final del estudio seguía siendo de 2,5. (Era la misma dosis que se le dio a Randall McCloy, el minero superviviente de Sago, y su ratio de AA/EPA nunca bajó de 3.) Con la reducción de la ratio de AA/EPA se produjo una sorprendente mejoría en la conducta de esos niños, a juzgar por lo que dijeron sus psiquiatras. ¿Cuánto tiempo duró esa mejoría en su conducta? Unas cuatro semanas. ¿Cuánto tiempo pasó hasta que desaparecieron los efectos del aceite de pescado? Cuatro semanas. De modo que si quieres tratar eficazmente el TDAH, has de tomar concentrados de EPA y DHA durante mucho tiempo.

Cómo tomar el aceite de pescado líquido

Cuando tomas la decisión de comprar el suficiente aceite de pescado para que tenga un efecto terapéutico, la siguiente cuestión es cómo tomarlo. Si sólo necesitas pequeñas dosis (2,5 g al día), 4 cápsulas de concentrado altamente purificado de EPA y DHA es la dosis ideal. No obstante, si necesitas más, deberías considerar tomar el aceite de pescado líquido. He observado que la dosis máxima de consumo de cápsulas suele ser de 4 al día de cualquier producto. Si estás pensando en tomar aceite líquido, guárdalo siempre en el congelador para evitar la oxidación y mejorar el sabor. Si realmente es de buena calidad, no se congelará. Si se hiela en el congelador, es un buen indicativo de que tiene muchas impurezas.

Si usas aceite de pescado líquido, te voy a contar un truco que he descubierto con los años.

El truco del limón

Uno de los trucos más antiguos es chupar una rodaja de algún cítrico (lima, limón o incluso naranja) durante cinco segundos antes de tomar el aceite. La acidez del cítrico (especialmente la lima) insensibilizará tus receptores del gusto y no notarás el sabor a pescado. (Recuerda que cuanto más impuro es el aceite de pescado, peor sabe.) También puedes mezclar un poco de zumo de limón (28 g) con el aceite y tragar rápidamente la mezcla.

Resumen

Dada la gran oferta de productos que hay en el mercado, es posible que estemos confusos y desorientados a la hora de elegir el aceite de pescado. Además, la cantidad que necesita una persona no depende de la edad, el peso o el sexo, sino de los niveles de inflamación silenciosa y de los órganos donde ésta se encuentre.

Es importante elegir un aceite de pescado concentrado y purificado, con un contenido de EPA y DHA del 60 por ciento, en una proporción de 2 a 1. Además, es importante que el aceite obtenga la máxima puntuación de IFOS, un organismo independiente que evalúa la calidad y pureza de los aceites de pescado.

Como premio final a nuestro esfuerzo para controlar la inflamación silenciosa para toda la vida, obtendremos un aumento de la respuesta antiinflamatoria de nuestro cuerpo, necesaria para vivir más y mejor.

10

Todo a la vez

En los dos últimos capítulos he expuesto todas las herramientas dietéticas para invertir el Síndrome de la Grasa Tóxica y combatir la inflamación silenciosa de por vida. Ahora se trata de combinarlo todo.

Básicamente, estás intentando orquestar tres tareas bastante complejas a la vez:

- Reducir la ingesta de calorías cambiando el equilibrio de las hormonas que controlan la saciedad y el hambre en el cerebro.
- Reducir los niveles de insulina controlando el equilibrio entre las proteínas y la carga glucémica de una comida.
- Frenar la producción de ácido araquidónico (AA) reduciendo la ingesta de ácidos grasos omega-6 a la vez que aumentando el consumo de ácidos grasos de cadena larga omega-3, como el ácido eicosapentaenóico (EPA) y docosahexaenóico (DHA).

Suena bastante complicado. De hecho, todo lo que sucede dentro del cuerpo es complejo, pero basta con seguir la Dieta de la Zona y tomar regularmente las dosis adecuadas de aceite de pescado. Si haces estas dos cosas, invertirás el Síndrome de la Grasa Tóxica y vivirás más y mejor.

Échale la culpa a los genes

Nadie quiere tener sobrepeso o estar obeso, mucho menos desarrollar una enfermedad cardiovascular, cáncer o Alzheimer. Los problemas de salud a los que nos enfrentamos en la actualidad tienen múltiples factores: hay muchos genes diferentes que interactúan de forma negativa con nuestro entorno dietético y que hacen que siempre mantengamos niveles altos de inflamación silenciosa. No puedes cambiar tus genes, pero sí la forma en que se expresan y mejorar tu salud comiendo de manera inteligente. Piensa en los alimentos como si fueran medicamentos de los que has de tomar las dosis adecuadas en el momento adecuado, pero, por cierto, con mucho mejor sabor.

La convergencia de la genómica y la nutrición

La principal causa de la crisis crónica del sistema sanitario estadounidense es la creciente desconexión entre nuestros genes y nuestras dietas. Los nuevos estudios indican que los estadounidenses que se acercan a los 65 años, y por lo tanto están a punto de jubilarse, están bastante menos sanos que sus predecesores de la misma edad hace unos 40 o 50 años. La autora principal de esos estudios, Beth Soldo, de la Universidad de Pensilvania, señaló: «No es lo que esperaba». La perspectiva de que se declare una epidemia imparable de mala salud entre los de la generación del *baby boom*, con los servicios sanitarios gratuitos (al menos para ellos) cuando cumplan los 65 años, es aterradora.

¿Por qué nos han defraudado los medicamentos (por no hablar de la industria de los complementos alimenticios)? La respuesta es sencilla y compleja a un mismo tiempo: la genética. Los fármacos se han diseñado bajo el enfoque de un medicamento para cada enfermedad. Eso es fantástico para las infecciones bacterianas, pero no para la obesidad, diabetes, cardiopatías, cáncer y Alzheimer. Estas enfermedades se deben a la difusión de la inflamación silenciosa a otros órganos del cuerpo. Es el resultado de la interacción entre la dieta proinflamatoria y una amplia variedad de genes, especialmente los que afectan a la inflamación.

Los últimos adelantos en biología molecular han puesto de manifiesto cómo los alimentos que tomamos están provocando la expresión genética de los genes inflamatorios. Esto se denomina *nutrigenómica* (véase Apéndice G). La nutrigenómica se basa en que el uso correcto de la dieta puede ser el fármaco «milagroso» que estamos buscando para reducir la inflamación silenciosa durante toda la vida.

Dicho de un modo más simple, la Dieta de la Zona puede desactivar los genes que promueven la inflamación silenciosa, así como activar los que promueven el rejuvenecimiento celular. Esa es una afirmación de peso. Cuando entiendes sus implicaciones, te das cuenta de que está colocando la nutrición en un nivel muy superior en la jerarquía de las intervenciones sanitarias.

Los problemas de salud actuales de Estados Unidos (la obesidad y las enfermedades crónicas) se pueden contemplar como una desarmonía entre nuestros genes y nuestra dieta cada vez más proinflamatoria a las que están expuestos. El resultado final ha sido el aumento de la inflamación silenciosa, que conduce al Síndrome de la Grasa Tóxica, y como consecuencia a obesidad, rápido desarrollo de enfermedades crónicas y envejecimiento prematuro. No puedes cambiar tus genes, pero mediante la Dieta de la Zona puedes cambiar su forma de expresarse. Esta dieta se puede contemplar como una forma de vida para alterar la expresión de tus genes, especialmente de los que están relacionados con la inflamación silenciosa. Tienes que seguirla durante un tiempo para sacar el máximo provecho de tus genes.

Las respuestas inducidas por la dieta pueden activar la parte más elemental de nuestro sistema inmunitario, que es el puntal de nuestro sistema de defensa inmunitaria: nuestro sistema inmunitario innato. Muchos de los componentes del sistema inmunitario innato de las plantas son prácticamente idénticos a los de las personas. Recientemente, con la aparición de las nuevas herramientas de la biología molecular, hemos podido comprender lo complejo que es el sistema inmunitario innato. Si se activa esta parte del sistema mediante algo de lo que comes, la respuesta inflamatoria estará siempre activada, lo que acelera el desarrollo de las enfermedades crónicas y del envejecimiento. En último término, nuestros niveles de inflamación silenciosa dependen de lo que comemos y de la interacción de los distintos componentes de nuestra dieta con el sistema inmunitario. (Véase el Apéndice G para más detalles.) Sin embargo, esto también significa que tienes el potencial para modular el sistema inmunitario innato siguiendo la Pirámide del Bienestar de la Zona.

La Pirámide del Bienestar de la Zona

La nutrición siempre se ha considerado el pariente pobre de los medicamentos (al menos durante los últimos 70 años). Los que podían recetar medicinas eran considerados los amos del universo. No importaba lo que comieras siempre que tomaras tu medicación. El resultado de esta mentalidad ha sido un sistema sanitario que se está viniendo abajo. En Estados Unidos se gasta más en salud que en ningún otro país del mundo, y no hace falta mucho para demostrarlo. Creo que se debe a que hemos descuidado los fundamentos de nuestra salud: lo que comemos.

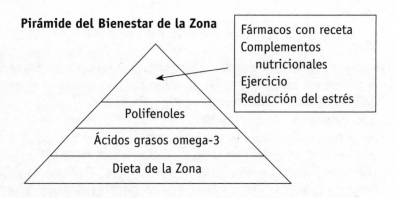

Pirámide del Bienestar de la Zona

Fármacos con receta
Complementos
    nutricionales
Ejercicio
Reducción del estrés

Polifenoles

Ácidos grasos omega-3

Dieta de la Zona

Considera tu dieta como el pilar para controlar la inflamación silenciosa, lo que se traduce en bienestar. Es como construir una casa. Puedes construirla sobre una base de cemento o una de arena. ¿Cuál de las dos resistirá más? Lo mismo sucede con tu cuerpo. Siempre que intentas mantener tu bienestar (construir la casa) —tanto si es mediante el ejercicio, medicamentos con receta (incluida la terapia de sustitución hormonal), complementos alimenticios e incluso la meditación—, no funcionará a menos que lo hagas sobre una base dietética sólida.

Pero si tus fundamentos dietéticos no son firmes, por más dinero que te gastes en medicamentos o la diligencia con la que sigas un estilo de vida, los resultados finales nunca serán los que esperabas. ¿Cuántas veces has oído decir a un médico: «Ese medicamento debería haber funcionado. Probaremos otro», o has visto a una persona que hace ejercicio todos los días durante horas pero que no adelgaza ni medio kilo? Todos los posibles beneficios de los medicamentos o de hacer ejercicio quedan mermados si sigues una dieta que fomente la inflamación silenciosa, por lo que para mantener el bienestar siempre irás a contracorriente.

¿Y si tuvieras unos pilares dietéticos que redujeran la inflamación silenciosa y *desactivaran* los genes proinflamatorios y activaran los antiinflamatorios? El resultado es muy diferente. Consigues grandes resultados con el mínimo esfuerzo. Esa es la promesa de construir sobre una dieta antiinflamatoria basada en la Pirámide del Bienestar de la Zona.

La Dieta de la Zona: el pilar del bienestar

El nivel más importante de la Pirámide del Bienestar de la Zona es la Dieta de la Zona. El poder de la Dieta de la Zona consiste en su capacidad para reducir los niveles de AA. Si reduces los niveles de AA, el Síndrome de la Grasa Tóxica empieza a remitir. El propósito de la Dieta de la Zona es equilibrar las hormonas (insulina, glucagón y eicosanoides) que influyen en la respuesta inflamatoria. Una respuesta inflamatoria demasiado baja no puede combatir a los invasores microbianos o cerrar heridas. Por otra parte, una respuesta inflamatoria demasiado fuerte empieza a atacar al resto de las células corporales. Es necesario mantener ambas respuestas dentro de una zona terapéutica.

La Dieta de la Zona es una forma de vida para reducir, cuando no invertir, las consecuencias del Síndrome de la Grasa Tóxica. Aunque pueda ser una «solución» rápida con resultados positivos visibles en tan sólo tres días, en realidad es una forma —demostrada clínicamente— de combatir la inflamación silenciosa durante toda la vida.

Esto también implica que has de pensar un poco, porque el equilibrio de tus hormonas dependerá de la calidad de lo que hayas comido y de la próxima comida. Controlar el Síndrome de la Grasa Tóxica significa mantener tus hormonas en la Zona durante todo el día. Para conseguir esto, tendrás que conseguir que cada comida se acerque al máximo a los parámetros de la Zona: un tercio de proteína baja en grasa, dos tercios de hidratos de carbono (principalmente verduras, cantidades reducidas de fruta, y cereales y féculas como condimentos), una pizca de grasa monoinsaturada saludable para el corazón (aceite de oliva, almendras laminadas o incluso guacamole).

Los ácidos grasos omega-3: tu red de seguridad contra la inflamación silenciosa

El segundo nivel de la Pirámide del Bienestar de la Zona es consumir las dosis adecuadas de ácidos grasos omega-3 ricos en EPA y DHA, que también son poderosos inhibidores de varias de las fases de activación de nuestras respuestas inflamatorias más primitivas. Los ácidos grasos omega-3 no reducirán los niveles de AA tanto como la Dieta de la Zona, pero aumentarán los niveles de EPA, y con ello reducirás la probabilidad de que el AA salga de la membrana celular para transformarse en un eicosanoide proinflamatorio. Puedes considerarlos como un refuerzo para protegerte contra la inflamación silenciosa. Pero los ácidos grasos omega-3 tienen muchos más beneficios que simplemente diluir el exceso de AA. También pueden alterar la fluidez de la membrana, modular los canales de iones en las células, e influir en su expresión genética.

Vuelvo a enfatizar la palabra *suficiente*. Tal como he señalado en el capítulo anterior, esto supone dosis muy altas para la mayoría de los estadounidenses. Lo cual indica el alto grado de inflamación existente en Estados Unidos. La buena noticia es que sólo se necesitan 15 segundos al día para tomar suficiente EPA y DHA y corregir la situación. Para potenciar más los beneficios del complemento de EPA y DHA, toma aceite de pescado de calidad extra para asegurarte de que no estás reduciendo el potencial de rejuvenecimiento celular interno.

Los polifenoles: dale color a tu dieta

El tercer nivel de la Pirámide es consumir las dosis adecuadas de polifenoles. Son las sustancias químicas de las frutas y verduras que les dan su color. En concentraciones altas, estas sustancias tienen efectos antiinflamatorios, a la vez que activan otras enzimas importantes para aumentar la producción de ATP [trifosfato de adenosina] en el cuerpo. Por eso, la Dieta de la Zona también es rica en frutas y verduras: los hidratos de carbono ricos en polifenoles. También es la razón por la que los cereales y almidones se han de tomar con moderación. (Recuerda: sin color, no hay polifenol.)

Antes de 1995, se había escrito muy poco sobre los polifenoles. Gracias al desarrollo de la biología molecular, ahora sabemos que son unos de los pocos mecanismos de defensa antiinflamatorios que tienen las plantas contra los invasores microbianos. Se conocen más de 8.000 clases diferentes, y quizás haya tres veces más que todavía no han sido químicamente identificados. Con tantos polifenoles, es evidente que no hay ninguno de ellos por separado que tenga un poder mágico, como muchos vendedores de productos biológicos pretenderán hacerte creer.

Si sigues la Dieta de la Zona con exactitud, estarás tomando entre 10 y 15 raciones de frutas y verduras al día. Eso significa que también estás tomando muchos polifenoles antiinflamatorios. Si comes un amplio espectro de frutas y verduras de colores, también estarás ingiriendo una gran gama de polifenoles que inhibirán de forma eficaz la inflamación silenciosa. Por eso tu abuela te decía que no podías levantarte de la mesa sin haberte comido todas las verduras. ¿Quién se podía imaginar que estaba aplicando la punta de lanza de la biología molecular?

Todas las otras cosas que compramos y hacemos

El último nivel de la Pirámide abarca todas las cosas que nos han hecho creer que son los «pilares» de nuestro bienestar. Esto incluye los medicamentos, los complementos, hacer ejercicio y reducir el estrés. Todo ello puede aportarnos beneficios, pero si no están respaldados por una buena dieta, tendrán mucho menos efecto en tu futuro bienestar de lo que imaginabas.

Sea lo que sea lo que quieras de la vida —perder peso, longevidad, mejorar la salud, mayor rendimiento mental y físico, control emocional—, se puede regular mediante las hormonas, que podemos controlar durante toda la vida siguiendo la Pirámide del Bienestar de la Zona.

Menos de 30 días para empezar a invertir el Síndrome de la Grasa Tóxica

A decir verdad, prácticamente todos los estadounidenses tienen algún grado de Síndrome de la Grasa Tóxica. No hay que desesperarse. En menos de 30 días se puede invertir el proceso. Sigue la Pirámide del

Bienestar de la Zona, y tendrás un camino probado clínicamente para empezar a invertir el Síndrome de la Grasa Tóxica en menos de 30 días. Eso es una buena noticia. Pero recuerda que has de seguir esta dieta antiinflamatoria durante el resto de tu vida si no quieres que reaparezca el síndrome.

El tiempo: tu peor enemigo

Invertir el Síndrome de la Grasa Tóxica es fácil si estás dispuesto a encontrar el tiempo para ello. Ese es el problema: el tiempo. En lugar de darte consejos dietéticos que no vas a seguir en tu vida real, me ha parecido más productivo proporcionar recetas según la cantidad de tiempo del que disponga cada persona, para mantener la inflamación silenciosa bajo control durante toda su vida.

La receta de los quince segundos

Esta es la receta de la Zona en la que hay más personas interesadas, porque sólo se necesitan 15 segundos al día para mantener el bienestar. Si es el tiempo máximo del que dispones, entonces, simplemente consume todo el EPA y DHA concentrado y altamente purificado que necesites en menos de 15 segundos y ya habrás cumplido. Con esa sencilla acción, habrás hecho mucho para reducir la inflamación silenciosa, diluirás la grasa tóxica y pasarás a un nivel superior de bienestar en 30 días. Esto es lo que le sucedió a Randall McCloy (el único superviviente de la mina de Sago), y también te puede pasar a ti. Si el aceite de pescado es de calidad extra, tendrás el beneficio añadido del rejuvenecimiento celular (es decir, el antienvejecimiento) en tus 100 billones de células.

La cantidad de aceite de pescado que necesitas para esta receta de los 15 segundos no dependerá de tu edad, peso o sexo, sino del grado de inflamación silenciosa que tengas y de la zona donde esté localizada, tal como he dicho en el capítulo anterior.

Mis recomendaciones para el EPA y DHA son de dosis bastante altas. Y este es el problema con los productos naturales: pueden ser muy eficaces, pero has de tomar dosis muy altas para notar sus efectos terapéuticos. Si tomas una dosis pequeña, obtienes muy pocos efectos positivos, si es que consigues alguno. Lo segundo que has de observar es que mis recomendaciones se basan en los gramos de EPA y DHA, no en la cantidad de aceite de pescado. Con frecuencia, la gente no se da cuenta de que la mayoría de los ácidos grasos de los complementos típicos de aceite de pescado no son EPA y DHA. De hecho, en la mayor parte de los productos de aceite de pescado, los niveles de EPA y DHA constituyen sólo una pequeña proporción del contenido total de grasas. Las cantidades de EPA y DHA en el aceite de pescado pueden variar desde un porcentaje tan bajo como un 15 por ciento (como en el aceite de hígado de bacalao) hasta más de un 60 por ciento (como en los EPA y DHA concentrados y altamente purificados). La mayor parte de los aceites de pescado que se venden en las tiendas de productos naturales tienen un 30 por ciento. Cuanto más baja la cantidad de EPA y DHA, más cantidad de aceite tendrás que consumir para conseguir algún efecto terapéutico.

Curiosamente, si calculas el precio del EPA y DHA por gramo de aceite de pescado, algunos aceites altamente purificados son más baratos que los productos que podrías encontrar en una tienda de Wal-Mart. ¿Cómo es posible? El aceite de pescado menos purificado es más barato, pero la gelatina blanda que se utiliza para hacer las cápsulas no lo es. Muchas veces el coste de éstas es diez veces superior al del aceite de pescado que contienen. Este es otro caso de advertencia al comprador. Para acabar de arreglar las cosas, los aceites menos refinados son los que producen los eructos y la regurgitación del sabor a pescado, así como otros trastornos gástricos que desaniman a seguir con el tratamiento a largo plazo.

La receta de los cinco minutos

Las personas que pueden seguir la receta de los 15 segundos podrán intentar seguir la de los 5 minutos. En este caso, simplemente se trata de sustituir una comida al día por un sustituto de la Zona, que tiene las dosis adecuadas de proteínas, hidratos de carbono de carga glucémica baja y grasas (recuerda la regla del 40, 30, 30). No obstante, los sustitutos de las comidas no sólo han de ser convenientes sino apetitosos, asequibles y fáciles de llevar (para que puedas comer en el coche o caminando por la calle). Pero lo más importante es que han de quitar el hambre durante al menos las 4 horas siguientes, idealmente 6.

Para probar la viabilidad de este enfoque experimenté con pacientes obesos que estaban pensando en hacerse una derivación [*bypass*] gástrica. Antes de programarles la operación, se les ofrecía la oportunidad de intentar sustituir todas sus comidas durante 30 días por sustitutos de comidas de la Zona, a la vez que complementaban sus dietas con EPA y DHA concentrado y altamente purificado (5 g de EPA y DHA al día). Los resultados promedios:

Parámetro	Inicio	30 días	% de cambio
Peso	104 kg	99 kg	−4
IMC	37,7	36,1	−4
Colesterol total	203	177	−13
Triglicéridos (TG)	232	177	−24
TG/HDL	4,2	2,6	−38
AA/EPA	22	7	−68

Aunque perdieron sólo un promedio de unos 4,5 kilos de peso durante este periodo de 4 semanas y todavía seguían padeciendo obesidad grave (IMC > 35), quedaron impresionados por los cambios en su analítica de sangre y, lo más importante, por cómo se sentían. De hecho, se encontraban tan bien que todos cancelaron sus operaciones. Básicamente, habían pasado de tener un tumor adiposo maligno a uno benigno en tan sólo 30 días. Su compromiso de tiempo total fue de unos 15 minutos (3 sustituciones de comidas en la Zona de 5 minutos cada una), y otros 15 segundos para consumir una dosis terapéutica de EPA y DHA al día. Los pacientes que siguieron este programa de la Zona conseguían los mismos beneficios clínicos con este plan dietético de 30 días que con la operación de derivación gástrica y sin los efectos secundarios (la muerte es uno de ellos), además de no necesitar otras operaciones de cirugía estética que suelen ser necesarias tras la primera operación.

La receta de los treinta minutos

Las sustituciones de las comidas nunca son para toda la vida. Ésta es la razón por la que has de aprender a hacerte tus comidas en la Zona. Por desgracia, el tiempo sigue siendo nuestro enemigo. Ir a comprar los ingredientes, prepararlos y cocinar requiere tiempo. La mayor parte de las comidas del plan de 28 días de este libro requieren menos de 30 minutos de preparación. En lugar de repetir lo que ya he dicho en otros libros, recomiendo leer *Zone Meals in Seconds* para conseguir toda la información que necesitas para preparar tus comidas en la Zona en cualquier momento y lugar. Muchos de mis libros están llenos de recetas de la Zona, entre los se encuentran *Mastering the Zone* [*Dieta para estar en la Zona*], *Zone Meals in Minutes*, y *The Top 100 Zone Foods*.

La receta de las tres horas

Ésta es la expresión última del estilo de vida antiinflamatorio porque incluye el ejercicio y la reducción del estrés. Pero se necesita más tiempo. Has de tomar las dosis adecuadas de aceite de pescado todos los días (15 segundos), preparar tres comidas en la Zona, dedicar de 30 a 60 minutos a hacer ejercicio moderado, y por último, sentarte cómodamente en una silla y no pensar en nada durante 20 minutos (reducción del estrés); todo esto son «medicamentos» que has de tomar toda la vida. La receta de las 3 horas es el pilar para vivir en la Zona. Cada elemento actúa sinérgicamente con el resto para controlar la inflamación silenciosa, así como para ayudarte a mantener el peso durante toda tu vida. No hay ningún medicamento, ni combinación de ellos, que pueda hacerlo, sólo la dieta y tu estilo de vida.

Resumen

Aunque los mecanismos de control hormonal que tienen lugar en tu cuerpo al seguir la Dieta de la Zona son complejos, son fáciles de incorporar en tu vida. Simplemente elige tu nivel de compromiso con el tiempo. Si sólo tienes 15 segundos al día, toma todo el aceite de pescado que puedas en esos 15 segundos. Si tienes 5 minutos, toma el aceite de pescado y sustituye una comida por un producto alimenticio funcional que cumpla la regla del equilibrio 40, 30, 30 para mantenerte en la Zona durante 4 a 6 horas. Si puedes dedicar una hora y media al día, toma tu aceite de pescado y prepárate tres comidas en la Zona. Y para completar los beneficios sinérgicos de vivir en la Zona, toma tu aceite de pescado, prepárate tus comidas en la Zona, haz ejercicio con moderación y practica la reducción del estrés, lo cual suma unas

3 horas. Todo es cuestión de tu grado de compromiso para controlar tu inflamación silenciosa durante toda la vida.

No parece muy sofisticado, pero lo que sucede en tu cuerpo es alta tecnología, pues con esto habrás iniciado el proceso de desactivar los genes inflamatorios y activar los antiinflamatorios al mismo tiempo. No hay ningún medicamento que pueda conseguirlo, sólo la dieta.

11

Superar los obstáculos para lograr el éxito

Nadie quiere engordar. Aunque existen muchas ideas erróneas respecto a la epidemia de obesidad, ésta sigue siendo la mayor amenaza para el sistema sanitario estadounidense porque es uno de los primeros signos de que ya hay inflamación silenciosa en el tejido adiposo. Si se extiende y llega a la sangre, tienes el Síndrome de la Grasa Tóxica. Aunque la solución dietética para invertir este síndrome es evidente, tienes muchos grandes obstáculos por el camino. Algunos son tecnológicos, otros biológicos y otros políticos. Cuanto más sepas acerca de cada uno de ellos, más probabilidades tendrás de evitarlos y conseguir que el bienestar te acompañe el resto de tu vida.

En los momentos de crisis, los dedos siempre empiezan a señalar a los posibles culpables de ese aumento de la obesidad. La comida rápida, la televisión, los juegos de ordenador, etcétera, suelen ser los blancos habituales. Puede que estas explicaciones sean válidas en Estados Unidos, pero no sucede lo mismo en otras partes del mundo, como en Italia, donde hace una generación los niños eran los más delgados de Europa, y ahora son los más obesos. Tampoco explica la explosión mundial de obesidad, que hace que actualmente haya más personas con sobrepeso que desnutridas.

Las causas subyacentes de este fenómeno tienen mucho mayor alcance de lo que podemos imaginar.

La tecnología

La causa primordial de cualquier cambio espectacular en la conducta humana no es una persona, grupo o consorcio internacional, sino la tecnología. La epidemia de obesidad y el Síndrome de la Grasa Tóxica no son una excepción. Durante gran parte de la historia de la humanidad, producir, transportar y preparar los alimentos ha sido muy lento y costoso. Todo esto ha cambiado radicalmente. Podemos contemplar la reducción del precio de la comida como un mero porcentaje de los ingresos netos de los estadounidenses. En Estados Unidos los alimentos son más baratos que en ninguna otra parte del mundo: tan sólo destinamos un 10 por ciento de nuestros ingresos netos a alimentación. Compárese con Japón, país en el que se destina un 20 por ciento de los ingresos netos. Tampoco hace falta recordar que en Japón las raciones son considerablemente más pequeñas que en Estados Unidos.

Hay tres factores tecnológicos que han reducido los costes de la comida en Estados Unidos. En primer lugar, los grandes adelantos en la industria agrícola que permiten que muy pocas personas generen cantidades ingentes de materia prima, concretamente de hidratos de carbono refinados y aceites vegetales. En segundo lugar, un sistema de distribución único que permite trasladar rápidamente dicha materia prima desde su lugar de producción hasta la cocina del consumidor. Pero el tercero es el más importante: la avanzada tecnología de la industria de los alimentos procesados que permite hacer prácticamente cualquier producto con cereales y aceites vegetales baratos, que además tendrá un tiempo de almacenamiento casi ilimitado. Todo esto ha contribuido de forma espectacular a la reducción del coste de la comida y, lo más importante, del tiempo de preparación.

Hace 60 años, tras la Segunda Guerra Mundial, en la mayor parte del mundo se luchaba para evitar la inanición. El único país industrializado que apenas se vio afectado fue Estados Unidos. Se tenía la materia prima y los medios industriales para empezar a desarrollar lo que ahora se denomina el sector de la agroindustria. Con la avanzada tecnología y la conversión de las granjas familiares en grandes empresas, la capacidad de Estados Unidos para producir materia prima para los alimentos procesados no tenía rival.

Todo esto se aceleró con los cambios en las ayudas a los agricultores, como ya he explicado anteriormente. Los ingredientes básicos derivados de esta generosidad estatal fueron los hidratos de carbono refinados y los aceites vegetales baratos. De estos dos componentes alimentarios se empezó a producir una serie casi infinita de alimentos procesados, y el impacto que tuvieron estos ingredientes empezó a alterar el equilibrio natural de las hormonas que controlan nuestro apetito y saciedad. Pero también había un coste añadido en el que nadie había pensado: el rápido aumento del Síndrome de la Grasa Tóxica. La combinación de hidratos de carbono refinados y baratos, que aumentan los niveles de insulina, y de aceites vegetales baratos, que aportan grandes cantidades de ácidos grasos omega-6, es una receta segura para la inflamación silenciosa. Es como echar leña al fuego.

La globalización de los ingredientes alimentarios

La existencia de niveles altos de inflamación silenciosa es un fenómeno muy reciente en la historia de la humanidad. Sabemos que su origen se remonta a la introducción de los alimentos procesados. Esto no sólo incluye la comida basura, sino también los aceites vegetales y los alimentos hechos con hidratos de carbono refinados, como el pan, la pasta y los cereales para el desayuno. Recordemos que sin ingredientes baratos, la industria de los alimentos procesados no podría ganar dinero.

Estados Unidos se convirtió en el productor más barato de ingredientes para la fabricación de comida procesada. Es mucho más barato para los italianos comprar aceite de soja o de maíz (ambos ricos en ácidos grasos omega-6) producido en Estados Unidos que comprar aceite de oliva producido en Italia. Incluso con los gastos de envío, ambos aceites son casi cinco veces más baratos que el de oliva (prácticamente sin ácidos grasos omega-6).

En la actualidad, Estados Unidos sigue siendo líder mundial de la industria de los alimentos procesados. Por eso es el primer lugar donde apareció el Síndrome de la Grasa Tóxica, que ahora se está expandiendo por todo el planeta gracias a que la globalización de dichos alimentos supone un porcentaje cada vez más elevado del consumo alimentario mundial. El coste de los alimentos procesados se ha abaratado muchísimo debido a los adelantos tecnológicos, las ayudas estatales, al mayor tiempo de conservación y, por lo tanto, a la mayor facilidad para su distribución. Además, el coste de los hidratos de carbono refinados y aceites vegetales es aproximadamente 400 veces más barato por caloría que el de la fruta y las verduras frescas. No hace falta ser un genio de las finanzas para comprender que si al consumidor le dan a elegir entre productos procesados que son prácticos, baratos (así como sabrosos), y que se conservan mucho tiempo, y los alimentos naturales que son más caros, difíciles de preparar y muy perecederos, prefiera los primeros.

Comer entre horas: la libertad para comer lo que quieras, cuando quieras y con quien quieras

La libertad es muy difícil recortarla cuando ya se ha hecho uso de ella. En la era de la televisión por cable e internet, ¿quién volvería a la opción de tener sólo tres canales de televisión, o ir a trabajar en autobús, teniendo coche propio? La lista podría ser muy larga. Cuando puedes elegir, cuesta mucho volver a meter al genio en la botella.

Lo mismo sucede con la comida. Aunque comer sigue siendo un acto social, su dinámica ha cambiado mucho. Antiguamente, los alimentos eran caros, y prepararlos era un proceso laborioso. Reunirse para comer todos juntos la misma comida tres veces al día era lo más razonable en cuanto a presupuesto. Recuerdo que cuando era joven y quería comer algo diferente, mi madre siempre me decía: «No soy tu cocinera particular». Por supuesto, tenía mi baza para evitar pasar hambre cuando no me gustaba lo que había para comer. Me comía un bol de cereales para el desayuno. Era muy práctico, estaba dentro del alcance de mis limitadas habilidades culinarias, y eran riquísimos. Cereales para desayunar, cereales cuando regresaba de jugar al baloncesto, cereales para cenar y antes de acostarme. Pensándolo bien, creo que no podía haber elegido peor.

No hacía falta ningún conocimiento culinario para comer esta nueva generación de alimentos procesados. Son fáciles de llevar a todas partes, incluido el coche, que se está convirtiendo en el nuevo comedor de muchas personas. Los alimentos procesados son muy sabrosos y se pueden comer con los amigos (en las zonas de descanso de los centros comerciales) en lugar de hacerlo en familia.

Otra cuestión es la variedad. Como humanos, siempre estamos buscando variaciones sobre una misma cosa para no aburrirnos de ella. La industria de los alimentos procesados tiene la solución para ello: hacer muchas versiones de una misma cosa, como los 24 tipos de las tradicionales galletas Oreo. Las mismas Oreo, pero cada una de un tamaño, color, forma o sabor diferente para que nos parezca que estamos comiendo algo nuevo en lugar de la típica Oreo con otro envoltorio.

Estas nuevas libertades para expandir la experiencia social de comer lo que se quiera, cuando se quiera y con quien se nos antoje, implica que las comidas en familia no volverán jamás. Como los alimentos procesados se pueden encontrar en todas partes, si siempre tienes hambre, esa necesidad la puedes satisfacer muy rápidamente.

Factores inesperados

La mayor parte de los expertos en obesidad se centran sólo en dos factores para explicar la epidemia: consumo excesivo de calorías y no hacer suficiente ejercicio. No tienen en cuenta otros factores que también podrían explicar el rápido aumento de la obesidad. Esto ha sido un gran error, porque estos otros factores dan a entender que la solución sencilla de «come menos y haz más ejercicio», probablemente no sea la respuesta.

Adicción al azúcar

Uno de los efectos secundarios más molestos de nuestra creciente dependencia de los hidratos de carbono baratos de carga glucémica alta es que puede que nos volvamos adictos. Esto se demostró en un estudio realizado en Francia en 2007, con ratas adictas a la cocaína a las que se les ponía agua muy endulzada con una combinación de un edulcorante artificial y sacarosa. A los tres días, las ratas cambiaron su adicción a la cocaína por una adicción al agua muy edulcorada. Según parece la glucosa activa los receptores de dopamina tanto como la cocaína. Pero a diferencia de esta última, no tiene efectos perjudiciales sobre el sistema nervioso simpático. Si las ratas tenían un pico de glucosa, conseguían los efectos de la cocaína sin el efecto secundario de que aumentara su nerviosismo. Puesto que la cocaína es una de las sustancias más adictivas que se conocen, ¿adivinas qué le pasa a las personas cuando sus receptores de dopamina experimentan el mismo pico por la ingesta continuada de azúcar? Crean una adicción y sufren el síndrome de abstinencia si no pueden conseguirlo rápidamente. La industria de los alimentos procesados se encarga de que eso no suceda nunca.

Falta de horas de sueño

Una de las consecuencias imprevistas de la utilización de ordenadores ha sido una creciente falta de horas de sueño. La gente duerme menos.

Cada vez tenemos más cosas (como navegar por internet y chatear) que nos mantienen despiertos. Al permanecer despiertos, estamos creando una deuda de sueño que tendremos que pagar en algún momento. La forma más habitual es haciendo la siesta. (Quizás esta sea la razón por la que hacer la siesta tres veces a la semana reduce el riesgo de padecer cardiopatías.) Pero si la deuda continúa, se producirá la correspondiente respuesta hormonal a este estrés: el aumento de secreción de la hormona cortisol. Una de las consecuencias del exceso de cortisol es que aumenta la resistencia a la insulina, lo que conduce a que suba la insulina y bajen los niveles de azúcar en la sangre (véase Apéndice F). La forma más fácil (pero la más peligrosa) de remediar los niveles bajos de azúcar en la sangre es comiendo más hidratos de carbono refinados.

Sólo unas pocas horas de falta de sueño a la semana pueden suponer un significativo aumento del cortisol y de la insulina. ¿Puede la Dieta de la Zona contrarrestar estas consecuencias hormonales negativas? Para probar esta hipótesis, llevé a cabo un pequeño estudio clínico con médicos internos residentes que se brindaron a participar en un experimento que consistía en soportar la falta de sueño en el hospital durante dos semanas ininterrumpidas. Durante este tiempo de estrés, sólo podrían dormir 4 horas al día. Los dividí en dos grupos. Uno comía en la cafetería del hospital, y el otro tomaba tentempiés de la Zona y 2,5 g diarios de EPA y DHA. A las dos semanas, los residentes que comían en la cafetería empezaron a engordar de la cintura, y les subió el colesterol y los triglicéridos. Los que tomaban los preparados de la Zona y el aceite de pescado perdieron peso y mejoró su nivel de lípidos en la sangre.

No obstante, el resultado más interesante fue el estado de claridad mental de los residentes. Tras dos semanas durmiendo poco, les hicimos un test estándar de recordar palabras, y los que comieron en la cafetería tenían un nivel cognitivo típico de una persona de 85 años. Los que comieron con los tentempiés de la Zona y tomaron aceite de pescado tenían el mismo nivel cognitivo que antes de someterse a este estudio.

Aunque la falta de sueño sea cada vez más habitual, la dieta puede reducir notablemente sus consecuencias hormonales negativas.

Mejor control térmico

Otro beneficio inesperado de nuestra avanzada tecnología es la creciente demanda de una temperatura de confort más alta. Hay una zona de confort térmico (ZCT) donde se reduce al mínimo el gasto de energía para mantener la temperatura interna. Si la temperatura ambiente está por debajo de la ZCT, gastas la energía temblando para intentar mantener tu temperatura interna. Si la temperatura ambiente está por encima de tu ZCT, comes menos. Con los avances en climatización, disfrutando de la calefacción en invierno y del aire acondicionado en verano, podemos mantener nuestra ZCT todo el año. El resultado es que comemos más y gastamos menos energía para seguir en esa zona de confort. Esta técnica la utilizan habitualmente los ganaderos para conseguir que su ganado aumente de peso, y según parece tiene un efecto similar en las personas. Es muy poco probable que los estadounidenses no enciendan su aire acondicionado en verano o apaguen la calefacción en invierno. Pero lo que sí podemos hacer es aumentar la sensación de saciedad, para no tener tantas ganas de comer cuando estemos en la zona de confort térmico.

Toxinas químicas

Muchas toxinas liposolubles también alteran las hormonas. Puesto que las toxinas se acumulan en el tejido adiposo, su potencial para interferir en las señales hormonales es mayor en las células adiposas que en ninguna otra célula del cuerpo. Concretamente, el bisfenol A (que se encuentra en las botellas de plástico), el tributiltin (que se emplea en las pinturas *antifouling* [antiincrustantes] de los barcos) y los bifenilos policlorados (que, según parece, son los peores). Estas toxinas liposolubles que se concentran en las células adiposas aumentan la eficacia de la trampa para la grasa en las personas con una tendencia genética a engordar.

La fuerza de la voluntad frente a la biología

El debate sobre la obesidad ha ido cambiando de cariz y ha terminado enfrentando a la psicología contra la biología. Según esta visión, la obesidad se debe simplemente a la falta de fuerza de voluntad para reprimir el deseo de comer en exceso o para hacer ejercicio.

Por otra parte, yo me he centrado en los factores biológicos que han cambiado en los últimos veinticinco años, y ahora prácticamente puedo asegurar que las personas con una predisposición genética a engordar, tendrán más hambre y engordarán más. Las personas que más están engordando ahora son las que ya tenían sobrepeso. La capacidad para acumular exceso de grasa está determinada genéticamente, igual que lo está tu estatura. Si tienes una predisposición genética a acumular grasa (tienes una trampa para la grasa) y si haces una dieta proinflamatoria, empezarás a romper el equilibrio entre tu apetito y tu sensación de saciedad, se activará tu trampa para la grasa y engordarás.

El impacto de la Tormenta Nutricional Perfecta sobre los crecientes niveles de grasa tóxica también ha provocado un doble efecto adverso: 1) niveles más altos de endocannabinoides en el cerebro, que nos dicen que hemos de seguir comiendo, y 2) niveles más altos de insulina, que hacen que la trampa para la grasa de las personas con una predisposición genética sea más eficaz. La epidemia de obesidad no se debe a la falta de fuerza de voluntad sino a los cambios hormonales de las personas predispuestas genéticamente. Ahora, sus genes y su dieta son incompatibles. Esto no tiene nada que ver con la fuerza de voluntad. Por desgracia, esta situación también puede acortar sus vidas.

Los factores biológicos que pueden hacer que recuperes el peso que has perdido

Adelgazar es relativamente fácil, lo difícil es mantener el nuevo peso. Ahora empezamos a conocer los factores biológicos que hacen que cueste tanto mantener el peso. Se debe a una hormona llamada leptina. Es una hormona secretada por el tejido adiposo para indicarle al cerebro que los almacenes de grasa ya están llenos y que puede dejar de comer.

Al poco tiempo de descubrir la leptina, también se descubrió que si se inyectaba esta hormona a ratones criados para ser genéticamente obesos, invertía su obesidad. Quizá las personas obesas tenían simplemente una deficiencia de esta hormona, e inyectársela a diario resolvería su problema. Pero, por desgracia, las personas obesas tienen resistencia a la leptina, no deficiencia de ella. Si la leptina no llega al cerebro, se acumula en el torrente sanguíneo, y éste nunca recibe la señal de que ya no necesita seguir comiendo.

Del mismo modo que la exposición constante a la insulina conduce a la insensibilización de los receptores de insulina, lo que a su vez aumenta la resistencia a ella, la exposición constante a la leptina puede provocar el mismo efecto. Cuanto más obeso, a más leptina estará expuesto tu cerebro durante toda tu vida, y los receptores se irán insensibilizando a sus señales. Otra causa de esta resistencia a la leptina es el aumento de la proteína C-reactiva (PCR), debido al aumento de la inflamación silenciosa. La PCR se une a la leptina y evita que entre en el cerebro. Otro factor es el aumento de los triglicéridos, que también obstaculizan la entrada de la leptina en el cerebro. Reduce la inflamación silenciosa, y también reducirás los niveles de PCR y de triglicéridos. El resultado es que, a medida que la leptina va llegando al cerebro, te sientes más lleno.

Desgraciadamente, los estudios han demostrado que cuando las personas obesas adelgazan, suelen seguir teniendo problemas con la sensibilidad a la leptina. Con la pérdida de la grasa corporal, bajan los niveles de leptina, pero el cerebro lo interpreta como un déficit de leptina y envía señales hormonales para consumir más comida a fin de reponer las reservas de grasa. Resulta que, cuando se pierde peso, las células se vuelven más eficientes en la producción del trifosfato de adenosina (ATP) y necesitan menos calorías para mantener la función celular. Esto provoca una doble maldición: el cerebro te está diciendo que comas más al percibir la falta de leptina, pero no se necesitan tantas calorías para conseguir la energía química (ATP) que necesita el cuerpo. El exceso de calorías que no se utilizan para fabricar ATP se convierte en grasa, que queda atrapada en la trampa para la grasa. Ésta es otra de las razones por las que cuesta tanto mantener el peso tras adelgazar, a menos que se puedan activar otros factores hormonales que provoquen saciedad.

Creo que la verdadera causa del aumento de nuestro apetito es el exceso de grasa tóxica (AA), especialmente en el cerebro. El ácido araquidónico (AA) es el componente básico de un grupo de eicosanoides conocido como endocannabinoides. Éstas son las hormonas que se unen a los receptores del cerebro que abren el apetito (es decir, la necesidad imperiosa de comer). Hay un medicamento que está en fase de experimentación (Rimonabant), que inhibe la unión de los endocannabinoides con sus receptores, y el resultado es que ayuda a adelgazar. Desgraciadamente, también tiene efectos secundarios, como pensamientos autodestructivos, ansiedad y depresión, razón por la cual todavía no ha sido aprobado en Estados Unidos.

Por este motivo, el aceite de pescado concentrado rico en EPA puede desempeñar un papel importante en la función de generar la sensación de saciedad. Cuando el EPA entra en el cerebro, puede inhibir la unión de estos cannabinoides con sus receptores por su similitud estructural con el AA. No obstante, el EPA sólo permanece en el cerebro durante un breve período de tiempo (entre 4 y 6 horas) antes de transformarse en DHA (por eso no se encuentra mucho EPA en el cerebro). Pero durante ese tiempo es un gran supresor del apetito. Tomar dosis altas de aceite de pescado después de cada comida es una forma eficaz de calmar el hambre durante las 4 a 6 horas siguientes. Éste fue uno de los grandes secretos de la pérdida de peso de Manuel Uribe: tomaba aceite de pescado concentrado (unos 5 gramos de EPA) después de cada comida. Gracias a ello, nunca tenía hambre. La mayor parte de las personas vuelven a notar la sensación de hambre a las dos horas de haber cenado; si tomas unos 5 gramos de EPA justo después de cenar, ese apetito compulsivo que te entra cuando estás mirando la televisión desaparecerá casi por completo.

Perder peso frente a mantenerlo

Hay una gran diferencia entre perder peso y mantenerlo. Algunas personas han perdido muchos kilos y luego los han vuelto a recuperar. En 1994 se creó el *National Weight Control Register* (NWCR) [Registro Nacional para el Control del Peso] para intentar averiguar qué factores son los que permiten mantener el peso a largo plazo. El NWCR está abierto para las personas que han perdido al menos 15 kilos y que han podido mantener su nuevo peso durante más de un año. Aunque sólo tenga 6.000 afiliados, proporciona una información muy útil sobre las estrategias que les han dado resultado para mantener su nuevo peso. Hay que tener presente que el perfil del afiliado al NWCR sigue siendo el de una persona con sobrepeso (IMC de aproximadamente 25), pero al menos ya no obesa (IMC de aproximadamente 35). Las que tienen más éxito (pierden más de 27 kilos y se mantienen así durante más de cinco años) dicen que comen menos de 1.400 calorías diarias, además de hacer 1 hora de ejercicio al día para quemar 400 calorías. Esto significa que han de arreglárselas con menos de 1.000 calorías al día para mantenerse en su peso. Estas personas tienen una predisposición genética para engordar contra la que tendrán que luchar toda la vida. Mantienen su peso reduciendo sus niveles de ATP a costa de comer menos calorías y hacer más ejercicio. Eso es una práctica peligrosa, porque cualquier ATP extra que necesiten procederá de devorar sus propios músculos y órganos. Una vez más, no es justo, pero está en sus genes.

Para adelgazar, simplemente has de hacer más ejercicio

Es muy fácil echar la culpa de la epidemia de obesidad al sedentarismo, puesto que no has de decirle a la gente que deje de hacer alguna cosa, sino simplemente que añada algo a su estilo de vida. En teoría, esta visión te permite comer lo que quieras mientras hagas el suficiente ejercicio. Básicamente, es el pilar de la Pirámide alimentaria del USDA, que podría resumirse en «come menos y haz más ejercicio». Por desgracia, te enfrentas a la regla del 80/20: el 80 por ciento de lo que adelgazas se deberá a la dieta y el 20 por ciento al ejercicio. A continuación tienes algunos hechos sobre el gasto de calorías. Casi el 70 por ciento de tu consumo de calorías diarias se utiliza para mantener tu tasa metabólica basal (TMB), que proporciona la energía química necesaria (ATP) para que tu cuerpo pueda seguir funcionando. Otro 10 por ciento de tu consumo diario se emplea en digerir la comida y convertir las calorías en ATP. Esto nos deja con un 20 por ciento para que el cuerpo pueda seguir con sus funciones. De ahí saco la regla del 80/20.

Si haces más ejercicio, necesitas más ATP. Si no puedes acceder bien a ese ATP extra que se encuentra en tus depósitos de grasa, o bien has de ingerir más calorías, o bien empezar a devorar tus músculos y órganos para conseguir esa energía de más que necesita el cuerpo debido al ejercicio. Si decides al mismo tiempo comer menos, tu única opción es el canibalismo.

Por esta razón siempre es más eficaz para adelgazar tomar menos calorías que hacer más ejercicio. No obstante, eso sólo funciona si no tienes hambre entre comidas. Lo que significa que la dieta que elijas ha de 1) reducir los endocannabinoides; 2) reducir los niveles de insulina; 3) aumentar la sensación de saciedad. Una meta bastante alta. Por eso, las personas que han participado en los estudios clínicos a largo plazo que han sido publicados, al principio adelgazan comiendo menos y haciendo más ejercicio. Recordemos que las personas que participan en estos estudios están muy motivadas, es decir que tienen fuerza de voluntad. No obstante, hacer más ejercicio requiere más ATP. Entonces, ¿de dónde sale ese ATP si no has controlado tu trampa para la grasa? La respuesta es que te comes tus propios músculos y órganos. Al final, llegas a una situación imposible en la que se producen lesiones orgánicas importantes, donde cuya única solución es comer más (y hacer menos ejercicio) para mantener los niveles necesarios de ATP y detener el canibalismo. El resultado es que las personas que participan en estos estudios generalmente vuelven a engordar. Esto las devuelve al equilibrio energético, en el que las calorías que come y que se pueden convertir fácilmente en ATP son las mismas que se necesitan para sobrevivir y funcionar.

Lo mismo sucedió en dos estudios a gran escala con niños (del que he hablado en el capítulo 4), en el que el grupo de intervención hizo más ejercicio que el de control. Transcurridos varios años, los niños que hicieron más ejercicio pesaban exactamente lo mismo que los que no habían hecho tanto.

No me malinterpretes. Existen muchas buenas razones para hacer ejercicio: mejora la resistencia cardiovascular; reduce la lipotoxicidad asociada a la diabetes y a las cardiopatías, lo cual nos hace más longevos; es una forma de relacionarse socialmente, y mejora el estado de ánimo. Pero adelgazar no está entre esas buenas razones para hacerlo. Francamente, es mucho más fácil perder peso tomando 500 calorías diarias menos, siguiendo la Dieta de la Zona, que quemando 500 calorías en una cinta para caminar, que te despertará el apetito.

Adelgazar es relativamente fácil, pero mantener el peso es un reto para toda la vida, especialmente si estás predispuesto genéticamente a almacenar calorías en forma de grasa. No obstante, la meta real no es perder peso, sino controlar la inflamación silenciosa para vivir más y mejor. Esto sólo se consigue siguiendo una dieta antiinflamatoria que mantenga la producción de grasa tóxica bajo mínimos.

Cuando contemplas globalmente todos estos factores biológicos, te das cuenta de por qué la mayor parte de las personas fracasan en mantener su pérdida de peso inicial. Todos estos factores biológicos se pueden modificar favorablemente si reduces la inflamación silenciosa combinando la Dieta de la Zona con el aceite de pescado concentrado, para mantener el equilibrio entre el hambre y la saciedad. Sólo entonces podrás mantener el peso a largo plazo.

Resumen

Incluso con las herramientas dietéticas adecuadas, será difícil ganar la batalla contra la grasa tóxica que deberás mantener toda tu vida. Si quieres volver a vivir como se hacía en la década de 1920 (sin aceites vegetales, hidratos de carbono refinados, televisión, internet, toxinas liposolubles, aire acondicionado, calefacción y durmiendo mucho), la inflamación silenciosa y sus compañeros de viaje más fieles como la obesidad, diabetes tipo 2 y cardiopatías prácticamente desaparecerán. Por supuesto, pocos vamos a vivir de ese modo. Pero entender la naturaleza de los obstáculos que nos presenta la vida moderna y los hábitos dietéticos nos sirve para sortearlos y ayudarnos en nuestra lucha contra la inflamación silenciosa.

12

La hora de la verdad

En menos de 10 años es posible que Estados Unidos esté al borde de la bancarrota debido a la inflación y al estancamiento económico provocado por el descalabro de su sistema sanitario.

La hora de la verdad empezará en 2011, y las consecuencias económicas para todo el país se notarán hasta 2016. ¿Qué tiene de especial el año 2011? Es el año en que los de la generación posterior a la Segunda Guerra Mundial empezarán a jubilarse y a gozar gratuitamente de los servicios sanitarios de Medicare, incluidos los medicamentos nuevos y más caros.

En el siglo xx, a los políticos les fue fácil prometer todas esas maravillosas prestaciones médicas a los jóvenes votantes porque sabían que ya no estarían en sus cargos cuando llegara el momento. Pero a partir del 2011, el Estado tendrá que empezar a pagar. Actualmente el déficit de Medicare supera los 30.000 billones de dólares. Esa cifra es tan exorbitante que nadie quiere hablar de ella. Para hacernos una idea de lo que significa esa suma, equivale a reconstruir Nueva Orleans 150 veces, o mantener 30 guerras contra Irak.

Cuando en 2011 llegue la primera ola de pensionistas a Medicare, las facturas por gastos sanitarios empezarán a amontonarse rápidamente porque están mucho más enfermos de lo que imaginábamos. Los políticos tendrán varias opciones cuando suceda esto. Una es que a los nuevos candidatos a recibir las prestaciones de Medicare se les pida esperar unos años más para que consigan sus servicios sanitarios gratuitos. La otra es pedir a la nueva generación de trabajadores que acepte la subida masiva de sus cotizaciones a Medicare para hacer frente al gasto que se avecina con unas arcas prácticamente vacías. Ninguna de las dos es muy factible porque todas estas personas votan. La última, que es por la que se inclinan la mayor parte de los políticos en los tiempos de dificultades económicas, es imprimir más dinero.

Todavía hay más problemas tras el rápido aumento del gasto de Medicare. Se trata de la salud actual de los niños. Se ha calculado que 1 de cada 3 niños nacidos después del 2000 desarrollará diabetes tipo 2. Ésta es la enfermedad crónica más cara de tratar, y cuando ya la has desarrollado, reduce la esperanza de vida entre 10 y 15 años. Puede que estemos viviendo en la única época de nuestra historia en que los padres sobrevivan a los hijos.

Prácticamente todos los niños obesos a los que he hecho análisis de sangre tenían ratios altas de AA/EPA; recordemos que ésta es la definición del Síndrome de la Grasa Tóxica. Lo que sólo significa una cosa: las enfermedades crónicas (como la diabetes tipo 2) se desarrollarán a edades cada vez más tempranas. Ya estamos viendo un rápido aumento de los trastornos neurológicos en la infancia, como la depresión y el trastorno por déficit de atención, así como el asma y las alergias. Los niños son como canarios en una mina de carbón. El empeoramiento de su salud es un indicativo de que la epidemia del Síndrome de la Grasa Tóxica robará el bienestar a los estadounidenses a una edad muy temprana.

Estos problemas médicos no están confinados a Estados Unidos, sino que se están convirtiendo en un fenómeno mundial. En el Congreso Mundial para la Diabetes, celebrado en Sudáfrica en diciembre de 2006, se pronosticó que en 2025 habría 380 millones de diabéticos tipo 2 en el mundo. Actualmente, el número es de 246 millones, y hace treinta años había sólo 30 millones. Más del 80 por ciento de los diabéticos pronosticados para el 2025 residirán en países pobres y con ingresos medios, por lo que no tendrán fondos para cubrir los gastos masivos que produce dicha enfermedad.

En Estados Unidos el tratamiento de cada paciente diabético cuesta más de 10.000 dólares anuales. Ésta es la razón por la que casi el 50 por ciento del gasto mundial para el tratamiento de la diabetes se produce en este país, aunque sólo haya un 8 por ciento del total mundial de diabéticos. Actualmente, hay unos 20 millones de personas con esta enfermedad en Estados Unidos, pero esta cifra se queda corta frente a los 80 millones que hay en India y China. La Organización Mundial de la Salud afirma que la diabetes, las cardiopatías y los accidentes cerebrovasculares, van a ser la mayor carga para la economía mundial.

Se calcula que en el 2025, China gastará 500.000 millones de dólares anuales de sus arcas estatales, y Rusia casi 300.000 millones anuales para tratar enfermedades relacionadas con la diabetes. Este gasto no puede afrontarlo ningún país. Parece ser que Estados Unidos tampoco podrá afrontar los costes que supone la epidemia de diabetes provocada por el Síndrome de la Grasa Tóxica. Lo más sorprendente es que en la actualidad se calcula que el índice de mortandad anual relacionado con la diabetes asciende a 3,8 millones. Es una cifra muy superior a las muertes provocadas por el sida y la malaria en conjunto. Martin Silink, presidente de la International Diabetes Federation, ha dicho: «Esta epidemia nos ha pillado por sorpresa. Su magnitud se ha hecho palpable de repente». Bueno, no se puede decir que nos haya pillado por sorpresa porque el Síndrome de la Grasa Tóxica ha precedido a la diabetes tipo 2 desde hace al menos 10 años.

Tal como he intentado exponer en este libro, la causa subyacente del aumento de todas estas enfermedades en el marco mundial es la extensión de la epidemia del Síndrome de la Grasa Tóxica. No viene de a pereza o de la glotonería (en realidad, éstas son las consecuencias de una mayor eficiencia de la trampa para la grasa), sino de los rápidos cambios que han tenido lugar en nuestra dieta proinflamatoria y que está afectando negativamente a nuestros genes. El resultado es la inflamación silenciosa, que puede extenderse a todos los órganos como un cáncer. Si no hacemos nada por detenerla, las enfermedades crónicas irán apareciendo a edades cada vez más tempranas.

Sin embargo, todo esto se puede remediar fácilmente, no gracias a un medicamento, sino a la dieta. De hecho, no hay ningún fármaco que pueda tratar la inflamación silenciosa provocada por el exceso de grasa tóxica (aunque sí hay varios que pueden acelerarla).

En este libro, al igual que en muchos de los otros que he escrito, he destacado la facilidad relativa de los cambios dietéticos necesarios para invertir la inflamación silenciosa. No son cambios temporales, sino para toda la vida. Recuerda que ese es el verdadero significado de la palabra *dieta,* de origen griego, que significa «forma de vida». Eso es lo que verdaderamente describe a la Dieta de la Zona. Es una forma de controlar la inflamación silenciosa, y eso es para siempre.

Hay muchos grandes obstáculos en la lucha para controlarla, pero una vez identificados podemos hacerles frente. Unos son más evidentes, otros más sutiles. Algunos están en tus genes, lo que significa que invertir el Síndrome de la Grasa Tóxica será un proceso de por vida.

Por difíciles que nos puedan parecer estos obstáculos, sigo teniendo la esperanza de que podremos invertir esta epidemia, porque al fin y al cabo es un esfuerzo individual que todos podemos iniciar cuando lo deseemos. Así es como han empezado todas las revoluciones. El resultado es vivir más y con mejor calidad de vida, y creo que eso bien merece el esfuerzo.

13

Comidas antiinflamatorias para revertir el Síndrome de la Grasa Tóxica en menos de 30 días

El Síndrome de la Grasa Tóxica es producto, en última instancia, de nuestra dieta, lo que significa que puede ser revertido, pero sólo a condición de que esta dieta sea antiinflamatoria como la dieta de la Zona. En este capítulo encontrarás un programa de 28 días con recetas tanto para mujeres como para hombres, que te ayudarán a revertir el Síndrome de la Grasa Tóxica. Los menús están diseñados por la nutricionista Arantxa Ezcurdia. Cada semana dispones de una lista de la compra con todos los alimentos que vas a necesitar. Al final de este capítulo tienes un apartado con tentempiés sabrosos y sencillos de elaborar. Estos menús fueron creados de acuerdo con el método de bloques de alimentos para la Zona descrito en el capítulo 10, y con mayor detalle en el Apéndice H.

Puedes encontrar más recetas en www.enerzona.net.

Unos cuantos consejos para que empieces:

1. Cada receta requiere un tipo diferente de fruta. Puedes utilizar una o dos frutas durante la semana si te resulta más económico o conveniente.
2. También puedes utilizar pollo precocinado para determinadas recetas.
3. Si te apetece cocina más de una porción. De algunas recetas se puede preparar el doble o el triple. Quizá desees cocinar el doble de pechuga de pollo de lo que necesitas. Utiliza una porción para la receta que estás preparando, y el resto para otra que también lleve pollo, como ensalada de pollo.

4. Utiliza hortalizas y legumbres congeladas precortadas, como cebollas, pimientos y brócoli. De ese modo, cuando una receta requiere pequeñas cantidades de distintos ingredientes, los tienes al alcance de la mano en la nevera.

5. Si cortar las hortalizas y legumbres te lleva mucho tiempo, puedes utilizar los carbohidratos adecuados que pueden sustituirlas. Por ejemplo, un cuarto de taza de humus, un cuarto de taza de lentejas cocinadas y un cuarto de taza de garbanzos o judías blancas o pintas equivalen a un bloque.

6. Durante la primera semana del programa recomiendo un consumo limitado de carbohidratos no favorables conforme te desacostumbras al pan y a otros carbohidratos con alta carga glucémica.

7. Siéntete libre de cambiar el orden de las recetas hasta que encuentres un plan que te convenga.

8. Por último, ingiere diariamente cantidades adecuadas de EPA (ácido eicosapentaenóico) y DHA (ácido docosahexaenóico).

LISTA DE LA COMPRA
SEMANA 1

VERDURAS

Ajo
Ajos tiernos
Alcachofas
Berenjenas
Brécoles
Calabacines
Canónigos
Cebollas
Espárragos blancos
Espinacas crudas
Lechuga de hoja de roble
Patatas
Perejil
Pimiento rojo
Pimiento verde
Puerro
Rábanos
Setas
Tomates cherry
Tomates en rama
Zanahorias

FRUTAS

Cerezas
Ciruelas
Fresas
Kiwis
Limones
Mandarinas
Manzanas
Melocotones
Melón
Naranja
Piña
Uvas

FRIGORÍFICO

Anchoas frescas
Atún fresco
Chicharro
Cigalas
Cinta de lomo
Fiambre de pavo
Huevos
Jamón ibérico o serrano
Jureles
Lenguado
Pulpo
Quesitos desnatados en
    porciones
Queso bajo en grasa
Queso de Burgos bajo en grasa
Requesón
Salmón ahumado
Ternera
Ternera picada
Yogures desnatados

DESPENSA

Aceite de oliva virgen extra
Aceitunas
Anacardos
Atún en lata al natural
Cacahuetes
Café descafeinado
Caldo de verduras
Leche desnatada
Mayonesa *light*
Pan integral
Pimientos rojos del piquillo
Pistachos
Pochas

144 GRASA TÓXICA

Sardinas en lata
Té desteinado
Vino blanco

Batido Instant Meal EnerZona
Galletas EnerZona

SEMANA 2

VERDURAS
Acelgas
Ajo
Berenjenas
Calabacines
Calabaza
Cebolla
Cebolletas
Champiñones
Corazones de alcachofa
Endibias
Espárragos trigueros
Judías verdes
Patatas
Pepino
Perejil
Pimiento rojo
Puerro
Setas
Tomate

FRUTAS
Albaricoques
Ciruelas
Fresas
Fresones
Kiwis
Mandarinas
Manzanas
Melón
Nectarinas
Peras

Piña

FRIGORÍFICO
Bacalao
Cerdo
Chirlas
Conejo
Cordero
Fiambre de pavo
Gambas
Huevos
Jamón ibérico o serrano
Jamón York
Merluza
Mozzarella desnatada
Pavo
Pollo
Queso crema *light*
Queso en lonchas bajo en grasa
Salmón
Yogures desnatados

DESPENSA
Aceite de oliva virgen extra
Almendras
Arroz
Atún al natural
Café descafeinado
Caldo de verduras
Guisantes
Leche desnatada
Leche de soja

Nueces
Pan integral
Pimienta negra
Puntas de espárragos blancos

Vino blanco
Batido Instant Meal EnerZona
Galletas EnerZona

SEMANA 3

VERDURAS
Ajo
Berza
Brécoles
Calabacines
Cebollas
Champiñones
Coles de Bruselas
Coliflor
Corazones de alcachofas
Escarola
Espárragos trigueros
Espinacas crudas
Judías verdes
Patatas
Perejil
Pimiento rojo
Pimiento verde
Puerros
Setas
Tomates
Tomates cherry
Zanahorias

FRUTAS
Cerezas
Ciruelas
Fresas

Kiwis
Mandarinas
Melocotones
Melón
Naranja
Pera
Piña

FRIGORÍFICO
Bacalao
Chipirones
Dorada
Fiambre de pavo
Huevos
Jamón serrano o ibérico
Langostinos
Merluza
Mozzarella desnatada
Pechuga de pollo
Queso bajo en grasa
Queso crema *light*
Queso de Burgos bajo en grasa
Rape
Requesón
Solomillo de cerdo
Ternera
Trucha ahumada

DESPENSA
Aceite de oliva virgen extra
Almendras
Anacardos
Atún en lata al natural
Café descafeinado
Caldo de verduras
Garbanzos
Guisantes
Leche desnatada
Mermelada *light*

Nueces
Pan integral
Pasas
Pasta
Piñones
Pistachos
Té desteinado
Vino blanco
Batido Instant Meal EnerZona
Galletas EnerZona
Proteína EnerZona Whey 90%

SEMANA 4

VERDURAS
Ajo
Berros
Berza
Brécoles
Calabacines
Cebolla
Champiñones
Coliflor
Escarola
Espárragos blancos
Espárragos trigueros
Espinacas
Judías verdes
Perejil
Pimiento morrón
Pimientos verdes
Puerros
Remolacha
Setas
Tomates
Zanahorias

FRUTAS
Cerezas
Ciruelas
Fresas
Mandarinas
Manzanas
Melocotones
Peras
Piña

FRIGORÍFICO
Anchoas en lata
Bonito
Emperador
Fiambre de pavo
Gambas
Huevos
Jamón ibérico o serrano
Jamón de York
Lenguado
Lomo de cerdo
Lubina
Morcillo
Mozzarella desnatada

Muslo de pavo
Pescado blanco
Quesitos desnatados en
    porciones
Queso bajo en grasa
Queso de cabra
Queso parmesano
Queso tipo Philadelphia *light*
Salmón ahumado
Solomillo o tapa de ternera
Yogures desnatados

DESPENSA
Aceite de oliva virgen extra
Almendras
Alubias rojas
Anacardos

Azúcar
Café descafeinado
Caldo de verduras
Espaguetis
Guindilla cayena
Leche desnatada
Nueces
Orégano
Pan
Pan de molde
Pasas
Pimienta negra
Pistachos
Tomillo
Vino blanco
Batido Instant Meal EnerZona
Galletas EnerZona

DIETA DE 28 DÍAS PARA LA MUJER Y EL HOMBRE ESPAÑOL TÍPICO

Mujeres: 10 bloques + 1 antes de acostarse
Hombres: 13 bloques + 1 antes de acostarse

SEMANA 1
DÍA 1

DESAYUNO PARA LA MUJER (3 BLOQUES)
Café descafeinado con 200 ml de leche desnatada (1 HC, 1 PROT)
30 g de pan integral (2 HC)
30 g de jamón ibérico (1 PROT)
30 g de queso bajo en grasa (1 PROT)
3 cucharaditas (15 ml) de aceite de oliva virgen extra (3 grasa)

DESAYUNO PARA EL HOMBRE (4 BLOQUES)
Café descafeinado con 200 ml de leche desnatada (1 HC, 1 PROT)
45 g de pan integral (3 HC)
45 g de jamón ibérico (1½ PROT)
45 g de queso bajo en grasa (1½ PROT)
4 cucharaditas (20 ml) de aceite de oliva virgen extra (4 grasa)

Complementar con al menos 2,5 g de EnerZona Omega 3 RX (1 cucharada de aceite de pescado Omega 3 RX líquido, ó 4 cápsulas de 1 g de aceite de pescado Omega 3 RX). Aumenta las cantidades de acuerdo con las directrices dadas en el capítulo 9 y si tienes complicaciones asociadas con el síndrome de grasa tóxica.

TENTEMPIÉ (1 BLOQUE)
Al final de este plan para 28 días encontrarás una lista con diferentes opciones.

HC = hidratos de carbono; PROT = proteína.

COMIDA

Tomates asados al horno
Pulpo a la gallega

Ingredientes para la mujer (3 bloques):
Para los tomates al horno
2 tazas (300 g) de tomates en rama (1 HC)
1 cucharadita (5 ml) de aceite de oliva virgen extra (1 grasa)
Otros: sal, ajo, perejil

Para el pulpo
195 g de pulpo (cocido) (3 PROT)
²/₃ de taza (70 g) de patatas (cocidas) (2 HC)
2 cucharaditas (10 ml) de aceite de oliva virgen (2 grasa)
Otros: sal gruesa, pimentón dulce y picante

Ingredientes para el hombre (4 bloques):
Para los tomates al horno
2 tazas (300 g) de tomates en rama (1 HC)
1 cucharadita (5 ml) de aceite de oliva virgen extra (1 grasa)
Otros: sal, ajo, perejil

Para el pulpo
195 g de pulpo (cocido) (3 PROT)
1 taza (70 g) de patatas (cocidas) (2 HC)
3 cucharaditas (15 ml) de aceite de oliva virgen extra (3 grasa)
Otros: sal gruesa, pimentón dulce y pimentón picante

Para el postre
1 yogur desnatado (1 HC, 1 PROT)

Elaboración
Para el tomate
- Se pica el ajo y el perejil.
- Se parten los tomates por la mitad y se colocan en una fuente para el horno.
- Se pincelan con un poco de aceite de oliva y se les añade por encima sal, ajo y el perejil picado.
- Se dejan en el horno 15 minutos a 200 °C.

Para el pulpo
• Cocer el pulpo en la misma agua en que se cuecen las patatas peladas y cortadas en rodajas.
• Cuando todo esté tierno, escurrir y reservar.

Presentación
• Se corta el pulpo, con tijeras, en trozos no muy gruesos.
• Colocar las patatas y el pulpo en un plato de madera.
• Se aliña el pulpo con aceite y se espolvorea con pimentón dulce y picante y sal gruesa.
• En otro plato se sirven los tomates asados.

TENTEMPIÉ (1 BLOQUE)
Al final de este plan para 28 días encontrarás una lista con diferentes opciones.

CENA
Espárragos blancos envueltos en jamón ibérico al horno

Ingredientes para la mujer (2 bloques):
Para los espárragos
270 g de espárragos blancos (cocinados) (1 HC)
60 g de jamón ibérico (2 PROT)
2 cucharaditas (10 ml) de aceite de oliva virgen extra (2 grasa)

Para el postre
1 taza (170 g) de fresas (1 HC)

Ingredientes para el hombre (3 bloques):
Para los espárragos
270 g de espárragos blancos (cocinados) (1 HC)
90 g de jamón ibérico (3 PROT)
3 cucharaditas (15 ml) de aceite de oliva virgen extra (3 grasa)

Para el postre
2 tazas (340 g) de fresas (2 HC)

Elaboración
- Envolver los espárragos en las lonchas de jamón y cerrar con un palillo.
- Calentar en el horno a 180 °C hasta que el jamón empiece a sudar.

Presentación
- Extraer los palillos y servir.

ANTES DE ACOSTARSE (1 bloque)
Al final de este plan para 28 días encontrarás una lista con diferentes opciones.

SEMANA 1
DÍA 2

DESAYUNO PARA LA MUJER (3 BLOQUES)
Café descafeinado con 200 ml de leche desnatada (1 HC, 1 PROT)
1 kiwi (100 g) (1 HC)
15 g de pan integral (1 HC)
60 g de queso de Burgos bajo en grasa (2 PROT)
1 cucharadita (5 ml) de aceite de oliva virgen extra (1 grasa)
6 almendras (6 g) (2 grasa)

DESAYUNO PARA EL HOMBRE (4 BLOQUES)
Café descafeinado con 200 ml de leche desnatada (1 HC, 1 PROT)
1 kiwi (100 g) (1 HC)
30 g de pan integral (2 HC)
90 g de queso de Burgos bajo en grasa (3 PROT)
2 cucharaditas (10 ml) de aceite de oliva virgen extra (2 grasa)
6 almendras (6 g) (2 grasa)

Complementar con al menos 2,5 g de EnerZona Omega 3 RX (1 cucharada de aceite de pescado Omega 3 RX líquido, ó 4 cápsulas de 1 g de aceite de pescado Omega 3 RX). Aumenta las cantidades de acuerdo con las directrices dadas en el capítulo 9 y si tienes complicaciones asociadas con el síndrome de grasa tóxica.

TENTEMPIÉ (1 BLOQUE)
Al final de este plan para 28 días encontrarás una lista con diferentes opciones.

COMIDA

Crema de brécoles
Anchoas en piperrada

Ingredientes para la mujer (3 bloques):
Para la crema de brécoles
2 tazas de brécoles cocidos (280 g) (1 HC)
2 quesitos *light* (30 g) (1 PROT)
1 cucharadita (5 ml) de aceite de oliva virgen extra (1 grasa)
Otros: sal, cebolla

Para las anchoas en piperrada
90 g de anchoas frescas (2 PROT)
½ taza de pimiento rojo (75 g) (½ HC)
½ taza de pimiento verde (75 g) (½ HC)
2 cucharaditas (10 ml) de aceite de oliva virgen extra (2 grasa)
Otros: sal, ajo

Para el postre
1 kiwi (100 g) (1 HC)

Ingredientes para el hombre (4 bloques):
Para la crema de brécoles
2 tazas de brécoles cocidos (280 g) (1 HC)
2 quesitos *light* (30 g) (1 PROT)
1 cucharadita (5 ml) de aceite de oliva virgen extra (1 grasa)
Otros: sal, cebolla

Para las anchoas en piperrada
135 g de anchoas frescas (3 PROT)
½ taza de pimiento rojo (75 g) (½ HC)
½ taza de pimiento verde (75 g) (½ HC)
3 cucharaditas (15 ml) de aceite de oliva virgen extra (3 grasa)
Otros: sal, ajo

Para el postre
2 kiwis (200 g) (2 HC)

Elaboración
Para la crema
- Trocear los brécoles y la cebolla y ponerlos a hervir en una olla.
- Cuando estén tiernas las verduras, batir los brécoles y la cebolla con parte del caldo de la cocción, los quesitos y el aceite de oliva hasta formar la crema. Si queda muy espeso, añadir más caldo.
- Salar.

Para las anchoas en piperrada
- Se calienta el aceite en una sartén y se doran ligeramente los ajos.
- Se añaden los pimientos troceados en tiras y se pochan a fuego suave.
- Antes de que terminen de hacerse los pimientos se añaden las anchoas, y se da vueltas con una cuchara hasta que ambos terminen de hacerse.
- Sazonar.

Presentación
- En un bol o en un plato hondo servir la crema de brécoles.
- En plato llano servir las anchoas en piperrada.

TENTEMPIÉ (1 BLOQUE)
Al final de este plan para 28 días encontrarás una lista con diferentes opciones.

CENA
Ensalada de canónigos, tomate, queso, dados de salmón y vinagreta de aceitunas

Ingredientes para la mujer (2 bloques):
Para la ensalada
Canónigos (libre)
2 tazas (300 g) de tomates (1 HC)
30 g de tacos de salmón ahumado (1 PROT)
30 g de queso bajo en grasa (1 PROT)

Para la vinagreta
1 cucharadita (5 ml) de aceite de oliva virgen extra (1 grasa)
3 aceitunas (10 g) (1 grasa)
Otros: sal, vinagre

Para el postre
1 manzana pequeña (90 g) (1 HC)

Ingredientes para el hombre (3 bloques):
Para la ensalada
Canónigos (libre)
2 tazas (300 g) de tomates (1 HC)
45 g de tacos de salmón ahumado (1½ PROT)
45 g de queso bajo en grasa (1½ PROT)

Para la vinagreta
2 cucharaditas (10 ml) de aceite de oliva virgen extra (2 grasa)
3 aceitunas (10 g) (1 grasa)
Otros: sal, vinagre

Para el postre
1 manzana grande (180 g) (2 HC)

Elaboración
Para la ensalada
• En una cazuela escaldar los tomates para pelarlos y quitar las pepitas con facilidad.
• Cortar en dados el tomate, el queso y los tacos de salmón ahumado.

Para la vinagreta
• Preparamos la vinagreta mezclando aceite, vinagre, sal y las aceitunas picadas.

Presentación
• Mezclar los ingredientes en el siguiente orden: canónigos, tomate, salmón y queso.
• Aliñar con la vinagreta.

ANTES DE ACOSTARSE (1 BLOQUE)

Al final de este plan para 28 días encontrarás una lista con diferentes opciones.

SEMANA 1
DÍA 3

DESAYUNO PARA LA MUJER (3 BLOQUES)
1 yogur desnatado (1 HC, 1 PROT)
1 mandarina (50 g) (1 HC)
1 taza (170 g) de fresas (1 HC)
80 g de requesón (1 PROT)
30 g de fiambre de pavo (1 PROT)
3 nueces (3 grasa)

DESAYUNO PARA EL HOMBRE (4 BLOQUES)
1 yogur desnatado (1 HC, 1 PROT)
2 mandarinas (100 g) (2 HC)
1 taza (170 g) de fresas (1 HC)
80 g de requesón (1 PROT)
60 g de fiambre de pavo (2 PROT)
4 nueces (4 grasa)

Complementar con al menos 2,5 g de EnerZona Omega 3 RX (1 cucharada de aceite de pescado Omega 3 RX líquido, ó 4 cápsulas de 1 g de aceite de pescado Omega 3 RX). Aumenta las cantidades de acuerdo con las directrices dadas en el capítulo 9 y si tienes complicaciones asociadas con el síndrome de grasa tóxica.

TENTEMPIÉ (1 BLOQUE)
Al final de este plan para 28 días encontrarás una lista con diferentes opciones.

COMIDA
Albóndigas de ternera en salsa con panaché de calabacín, zanahoria y alcachofas

Ingredientes para la mujer (3 bloques):
Para las albóndigas
85 g de ternera (2¾ PROT)
¼ huevo (¼ PROT)
1 cucharadita (5 ml) de aceite de oliva virgen extra (1 grasa)
Otros: cebolla, sal, caldo de verduras, perejil, ajo

Para el panaché
1 taza (300 g) del calabacín (cocinado) (½ HC)
1 taza (270 g) de corazones de alcachofas (1 HC)
½ taza (60 g) de zanahoria (½ HC)
2 cucharaditas (10 ml) de aceite de oliva virgen extra (2 grasa)
Otros: sal, vino blanco, cebolla

Para el postre
½ taza (60 g) de uvas (1 HC)

Ingredientes para el hombre (4 bloques):
Para las albóndigas
115 g de ternera (3¾ PROT)
¼ huevo (¼ PROT)
1 cucharadita (5 ml) de aceite de oliva virgen extra (1 grasa)
Otros: cebolla, sal, caldo de verduras, perejil, ajo

Para el panaché
1 taza (300 g) del calabacín (cocinado) (½ HC)
1 taza (270 g) de corazones de alcachofas (1 HC)
½ taza (60 g) de zanahorias (½ HC)
3 cucharaditas (15 ml) de aceite de oliva virgen extra (3 grasa)
Otros: sal, vino blanco, cebolla

Para el postre
1 taza (120 g) de uvas (2 HC)

Elaboración
Para las albóndigas
- En una sartén pochamos la cebolla y el ajo.
- En un bol mezclamos la carne, la cebolla pochada, el huevo, el perejil y la sal y hacemos bolitas pequeñas.
- En un recipiente de horno colocamos las bolitas, las pincelamos con aceite y las metemos al horno durante 30 minutos a 200 ºC.

Para el panaché
- En una cazuela con una parte del aceite indicado pochamos la cebolla, la zanahoria y añadimos el vino blanco a fuego vivo.
- Bajamos el fuego, añadimos el calabacín troceado en cuadritos, rehogamos durante unos minutos y por último añadimos las alcachofas.
- Lo cubrimos con el caldo de verduras y lo dejamos cocer a fuego lento durante 30 minutos.
- Una vez que las verduras estén cocidas, añadimos las bolitas de carne y les damos un hervor.

Presentación
- En un plato hondo servimos las albóndigas con las verduras.

TENTEMPIÉ (1 BLOQUE)
Al final de este plan para 28 días encontrarás una lista con diferentes opciones.

CENA
Tosta de sardinas con pimientos y tomates

Ingredientes para la mujer (2 bloques):
1½ rebanadas (25 g) de pan (1½ HC)
¼ de taza (40 g) de pimientos del piquillo (¼ HC)
½ taza (75 g) de tomates (¼ HC)
60 g de sardinas de lata (2 PROT)
2 cucharaditas (10 ml) de aceite de oliva virgen extra (2 grasa)
Otros: sal

Ingredientes para el hombre (3 bloques):
2½ rebanadas (40 g) de pan (2½ HC)
¼ de taza (40 g) de pimientos del piquillo (¼ HC)
½ taza (75 g) de tomate (¼ HC)
90 g de sardinas en lata (3 PROT)
3 cucharaditas (15 ml) de aceite de oliva virgen extra (3 grasa)
Otros: sal

Elaboración
Para el pan
• Tostar las rebanadas de pan.
• Triturar el tomate con aceite y sal.
• Una vez tostado el pan, untar con el ajo y añadir el tomate. Reservar.
Para los pimientos
• En una cazuela con aceite, doramos los ajitos y añadimos los pimientos y una pizca de sal y azúcar.
• Agitar la cazuela como si fuéramos a hacer un pilpil.

Presentación
• En el pan con tomate ponemos las sardinas y los pimientos intercalados.

ANTES DE ACOSTARSE (1 BLOQUE)
Al final de este plan para 28 días encontrarás una lista con diferentes opciones.

SEMANA 1
DÍA 4

DESAYUNO PARA LA MUJER (3 BLOQUES)
Té desteinado
1 yogur desnatado (1 HC, 1 PROT)
1½ tazas (360 g) de melón (2 HC)
60 g de jamón serrano o ibérico (2 PROT)
9 pistachos (3 grasa)

DESAYUNO PARA EL HOMBRE (4 BLOQUES)
Té desteinado
1 yogur desnatado (1 HC, 1 PROT)
2¼ tazas (540 g) de melón (3 HC)
90 g de jamón serrano o ibérico (3 PROT)
12 pistachos (4 grasa)

Complementar con al menos 2,5 g de EnerZona Omega 3 RX (1 cucharada de aceite de pescado Omega 3 RX líquido, ó 4 cápsulas de 1 g de aceite de pescado Omega 3 RX). Aumenta las cantidades de acuerdo con las directrices dadas en el capítulo 9 y si tienes complicaciones asociadas con el síndrome de grasa tóxica.

TENTEMPIÉ (1 BLOQUE)
Al final de este plan para 28 días encontrarás una lista con diferentes opciones.

COMIDA
**Ensalada de espinacas, hongos y cebolla pochada.
Jurel al horno con tomatitos cherry**

Ingredientes para la mujer (3 bloques):
Para la ensalada
2 tazas (150 g) de espinacas crudas (libre)
2 tazas de hongos (libre)
¼ de taza (65 g) de cebolla (pochada) (½ HC)
2 cucharaditas (10 ml) de aceite de oliva virgen (2 grasa)
Otros: sal, vinagre

Para el jurel
135 g de jurel (3 PROT)
1 taza (150 g) de tomates cherry (½ HC)
1 cucharadita (5 ml) de aceite de oliva virgen (1 grasa)
Otros: sal

Para el postre
1 manzana (180 g) (2 HC)

Ingredientes para el hombre (4 bloques):
Para la ensalada
2 tazas (150 g) de espinacas crudas (libre)
2 tazas de hongos (libre)
½ taza (130 g) de cebolla (pochada) (1 HC)
2 cucharaditas (10 ml) de aceite de oliva virgen (2 grasa)
Otros: sal, vinagre

Para el jurel
180 g de jurel (4 PROT)
2 tazas (300 g) de tomates cherry (1 HC)
2 cucharaditas (10 ml) de aceite de oliva virgen (2 grasa)
Otros: sal

Para el postre
1 manzana (180 g) (2 HC)

Elaboración
Para la ensalada
• En una sartén con aceite pochar la cebolla, y cuando esté casi a punto, saltear los hongos y sazonar.

Para el jurel
• Pincelar el jurel con aceite y llevarlo al horno a 180 °C durante 20 minutos.
• En una sartén pincelada con aceite salteamos los tomatitos cherry a fuego vivo.

Presentación
• Disponer en un plato hojas de espinacas, añadir encima la cebolla pochada y los hongos, y aliñar con aceite, vinagre y sal.
• Poner el jurel en un plato y acompañarlo de tomates cherry.

TENTEMPIÉ (1 BLOQUE)
Al final de este plan para 28 días encontrarás una lista con diferentes opciones.

CENA
Huevos rellenos de atún con berenjenas a la plancha

Ingredientes para la mujer (2 bloques):
Para los huevos
2 claras de huevo (1 PROT)
30 g de atún (1 PROT)
1 taza (150 g) de tomates cherry (½ HC)
1 taza (150 g) de berenjenas (½ HC)
1 cucharadita (6 g) de mayonesa *light* (1 grasa)
1 cucharadita (5 ml) de aceite de oliva virgen extra (1 grasa)

Para el postre
1 naranja pequeña (115 g) (1 HC)

Ingredientes para el hombre (3 bloques):
Para los huevos
2 claras de huevo (1 PROT)
60 g de atún (2 PROT)
2 tazas (300 g) de tomates cherry (1 HC)
2 tazas (300 g) de berenjenas (1 HC)
2 cucharaditas (12g) de mayonesa *light* (2 grasa)
1 cucharadita (5 ml) de aceite de oliva virgen extra (1 grasa)

Para el postre
1 naranja pequeña (115 g) (1 HC)

Elaboración
Para los huevos
• En una cazuela con agua hirviendo cocer los huevos.
• Una vez cocidos partir por la mitad y quitar las yemas.
• En un recipiente aparte mezclar el atún con la mayonesa *light*.
• Rellenar los huevos con el atún.

Para las berenjenas
• Cortar las berenjenas en rodajas finas y hacerlas a la plancha con el aceite indicado.
• Salpimentar.

Presentación
- Servir en un plato las claras de huevo rellenas acompañándolas con las berenjenas y los tomates cherry sazonados.

ANTES DE ACOSTARSE (1 BLOQUE)
Al final de este plan para 28 días encontrarás una lista con diferentes opciones.

SEMANA 1
DÍA 5

DESAYUNO PARA LA MUJER (3 BLOQUES)
Té desteinado con 200 ml de leche desnatada (1 HC, 1 PROT)
30 g de pan integral (2 HC)
60 g de salmón ahumado (2 PROT)
1 cucharadita (5 ml) de aceite de oliva virgen extra (1 grasa)
4 anacardos (6 g) (2 grasa)
Otros: cebolla picada

DESAYUNO PARA EL HOMBRE (4 BLOQUES)
Té desteinado con 200 ml de leche desnatada (1 HC, 1 PROT)
45 g de pan integral (3 HC)
90 g de salmón ahumado (3 PROT)
2 cucharaditas (10 ml) de aceite de oliva virgen extra (2 grasa)
4 anacardos (6 g) (2 grasa)
Otros: cebolla picada

Complementar con al menos 2,5 g de EnerZona Omega 3 RX (1 cucharada de aceite de pescado Omega 3 RX líquido, ó 4 cápsulas de 1 g de aceite de pescado Omega 3 RX). Aumenta las cantidades de acuerdo con las directrices dadas en el capítulo 9 y si tienes complicaciones asociadas con el síndrome de grasa tóxica.

TENTEMPIÉ (1 BLOQUE)
Al final de este plan para 28 días encontrarás una lista con diferentes opciones.

COMIDA
Cinta de lomo con verduras al wok

Ingredientes para la mujer (3 bloques):
Para el lomo
105 g de cinta de lomo (3 PROT)
1 cucharadita (5 ml) de aceite de oliva virgen extra (1 grasa)
Otros: sal, pimienta

Para las verduras al wok
1 taza (300 g) de calabacines (cocinados) (½ HC)
1 taza (135 g) de berenjenas (cocinadas) (½ HC)
½ taza (65 g) de pimiento rojo (cocinado) (½ HC)
½ taza (65 g) de pimiento verde (cocinado) (½ HC)
2 cucharaditas (10 ml) de aceite de oliva virgen extra (2 grasa)
Otros: sal

Para el postre
1 mandarina (50 g) (1 HC)

Ingredientes para el hombre (4 bloques):
Para el lomo
140 g de cinta de lomo (4 PROT)
2 cucharaditas (10 ml) de aceite de oliva virgen extra (2 grasa)
Otros: sal, pimienta

Para las verduras al wok
1½ tazas (450 g) de calabacines (cocinados) (¾ HC)
1½ tazas (200 g) de berenjena (cocinada) (¾ HC)
¾ taza (100 g) de pimiento rojo (cocinado) (¾ HC)
¾ taza (65 g) de pimiento verde (cocinado) (¾ HC)
2 cucharaditas (10 ml) de aceite de oliva virgen extra (2 grasa)
Otros: sal

Para el postre
1 mandarina (50 g) (1 HC)

Elaboración:
• Se lavan y se trocean las verduras en juliana.

- En una cazuela con agua hirviendo se blanquean y se reservan.
- Trocear la cinta de lomo en dados.
- Dejamos calentar el wok a temperatura muy alta, añadimos el aceite, las verduras y el lomo, y lo salteamos a fuego vivo durante unos minutos.
- Salpimentar.

Presentación
- Servir las verduras con el lomo en un plato.

TENTEMPIÉ (1 BLOQUE)
Al final de este plan para 28 días encontrarás una lista con diferentes opciones.

CENA
Rollitos de atún fresco, rellenos de pisto

Ingredientes para la mujer (2 bloques):
Para el pisto
¼ de taza (35 g) de pimiento rojo (cocinado) (¼ HC)
¼ de taza (35 g) de pimiento verde (cocinado) (¼ HC)
¼ de taza de tomate frito ($1/8$ HC)
¼ de taza (75 g) de calabacines (cocinados) ($1/8$ HC)
½ taza (40 g) de cebolla (cocinada) (¼ HC)
60 g de atún fresco (2 PROT)
2 cucharaditas (10 ml) de aceite de oliva virgen (2 grasa)
Otros: sal

Para el postre
1 ciruela (85 g) (1 HC)

Ingredientes para el hombre (3 bloques):
Para el pisto
¼ de taza (35 g) de pimiento rojo (cocinado) (¼ HC)
¼ de taza (35 g) de pimiento verde (cocinado) (¼ HC)
¼ de taza de tomate frito ($1/8$ HC)
¼ de taza (75 g) de calabacines (cocinados) ($1/8$ HC)
½ taza (40 g) de cebolla (cocinada) (¼ HC)
90 g de atún fresco (3 PROT)
3 cucharaditas (15 ml) de aceite de oliva virgen extra (3 grasa)
Otros: sal

Para el postre
2 ciruelas (170 g) (2 HC)

Elaboración
Para el pisto
- Pochar en una cazuela con aceite la cebolla, el pimiento verde y el pimiento rojo.
- Cuando la cebolla está vencida añadimos el calabacín.
- Dejar cocer a fuego lento y añadir el tomate frito casero.

Para los rollitos de atún
- Cortar el atún en láminas finas.

Presentación
- Rellenar el atún con el pisto, enrollarlos y servir.

ANTES DE ACOSTARSE (1 BLOQUE)
Al final de este plan para 28 días encontrarás una lista con diferentes opciones.

SEMANA 1
DÍA 6

DESAYUNO PARA LA MUJER (3 BLOQUES)
1 batido Instant Meal EnerZona de yogur-fresa con 1 taza (200 ml) de leche semidesnatada (3 HC, 3 PROT, 3 grasa)

DESAYUNO PARA EL HOMBRE (4 BLOQUES)
1 batido Instant Meal EnerZona de yogur-fresa con 1 taza (200 ml) de leche semidesnatada (3 HC, 3 PROT, 3 grasa)
4 galletas EnerZona (1 HC, 1 PROT, 1 grasa)

Complementar con al menos 2,5 g de EnerZona Omega 3 RX (1 cucharada de aceite de pescado Omega 3 RX líquido, ó 4 cápsulas de 1 g de aceite de pescado Omega 3 RX). Aumenta las cantidades de acuerdo con las directrices dadas en el capítulo 9 y si tienes complicaciones asociadas con el síndrome de grasa tóxica.

TENTEMPIÉ (1 BLOQUE)

Al final de este plan para 28 días encontrarás una lista con diferentes opciones.

COMIDA

Pochas guisadas.
Lenguado a la plancha

Ingredientes para la mujer (3 bloques):
Para las pochas
²/₃ de taza de pochas (2½ HC)
25 g pimiento rojo, 25 g pimiento verde, 25 g puerro, 25 g cebolla
  (½ HC)
1 cucharadita (5 ml) de aceite de oliva virgen extra (1 grasa)
Otros: sal

Para el lenguado
135 g de lenguado (3 PROT)
2 cucharaditas (10 ml) de aceite de oliva virgen extra (2 grasa)
Otros: sal, limón

Ingredientes para el hombre (4 bloques):
Para las pochas
¾ de taza de pochas (3½ HC)
25 g pimiento rojo, 25 g pimiento verde, 25 g puerro, 25 g cebolla
  (½ HC)
1 cucharadita (5 ml) de aceite de oliva virgen extra (1 grasa)
Otros: sal

Para el lenguado
180 g de lenguado (4 PROT)
3 cucharaditas (15 ml) de aceite de oliva virgen extra (3 grasa)
Otros: sal, limón

Elaboración
Para las pochas
• En una cazuela con el aceite indicado hacemos un sofrito con la cebolla, el pimiento rojo, el pimiento verde y el puerro.
• Añadimos las pochas y lo rehogamos todo junto.
• Lo cubrimos con agua y lo dejamos cocer durante 40 minutos aproximadamente.

Para el lenguado
- Pincelamos una sartén con aceite y hacemos el lenguado a la plancha.
- Añadimos el zumo de limón.

Presentación
- En un plato hondo servimos las pochas con las verduritas.
- En otro plato servimos el pescado.

TENTEMPIÉ (1 BLOQUE)
Al final de este plan para 28 días encontrarás una lista con diferentes opciones.

CENA
Ensalada tibia de cigalas y ajos tiernos

Ingredientes para la mujer (2 bloques):
Para la ensalada
Lechuga de hoja de roble (libre)
90 g de cigalas (peladas) (2 PROT)
70 g de ajos tiernos (¼ HC)
½ taza (60 g) de zanahoria (½ HC)
1 taza de rábanos (¼ HC)
2 cucharaditas (10 ml) de aceite de oliva virgen extra (2 grasa)
Otros: sal, vinagre.

Para el postre
8 cerezas (90 g) (1 HC)

Ingredientes para el hombre (3 bloques):
Para la ensalada
Lechuga de hoja de roble (libre)
135 g de cigalas (peladas) (3 PROT)
140 g de ajos tiernos (½ HC)
1 taza (120 g) de zanahoria (1 HC)
2 tazas de rábanos (½ HC)
3 cucharaditas (15 ml) de aceite de oliva virgen extra (3 grasa)
Otros: sal, vinagre

Para el postre
8 cerezas (90 g) (1 HC)

Elaboración
- Lavar y cortar la lechuga, los rábanos y la zanahoria.
- Escaldar los ajos tiernos, escurrirlos y luego asarlos unos minutos en el horno o a la plancha.
- Saltear las cigalas con el aceite correspondiente.

Presentación
- Montar la ensalada en el siguiente orden: la lechuga, la zanahoria, los rábanos, los espárragos, las cigalas.
- Aliñar con aceite, vinagre y sal

ANTES DE ACOSTARSE (1 BLOQUE)
Al final de este plan para 28 días encontrarás una lista con diferentes opciones.

SEMANA 1
DÍA 7

DESAYUNO PARA LA MUJER (3 BLOQUES)
1 yogur desnatado (1 HC, 1 PROT)
1 manzana (180 g) (2 HC)
60 g de fiambre de pavo (2 PROT)
18 cacahuetes (9 g) (3 grasa)

DESAYUNO PARA EL HOMBRE (4 BLOQUES)
1 yogur desnatado (1 HC, 1 PROT)
1 manzana (180 g) (2 HC)
1 kiwi (100 g) (1 HC)
90 g de fiambre de pavo (3 PROT)
24 cacahuetes (12 g) (4 grasa)

Complementar con al menos 2,5 g EnerZona de Omega 3 RX (1 cucharada de aceite de pescado Omega 3 RX líquido, ó 4 cápsulas de 1 g de aceite de pescado Omega 3 RX). Aumenta las cantidades de acuerdo con las directrices dadas en el capítulo 9 y si tienes complicaciones asociadas con el síndrome de grasa tóxica.

TENTEMPIÉ (1 BLOQUE)
Al final de este plan para 28 días encontrarás una lista con diferentes opciones.

COMIDA
Lasaña de berenjenas y carne gratinada
al horno

Ingredientes para la mujer (3 bloques):
3 tazas (400 g) de berenjenas (cocinadas) (1½ HC)
1 taza de tomate frito casero (½ HC)
60 g de ternera picada (2 PROT)
30 g de queso bajo en grasa (1 PROT)
3 cucharaditas (15 ml) de aceite de oliva virgen extra (3 grasa)
Otros: sal, vino blanco, ajo, cebolla

Para el postre
1 melocotón (100 g) (1 HC)

Ingredientes para el hombre (4 bloques):
3 tazas (400 g) de berenjenas (cocinadas) (1½ HC)
1 taza de tomate frito casero (½ HC)
90 g de ternera picada (3 PROT)
30 g de queso bajo en grasa (1 PROT)
4 cucharaditas (20 ml) de aceite de oliva virgen extra (4 grasa)
Otros: sal, vino blanco, ajo, cebolla

Para el postre
2 melocotones (200 g) (2 HC)

Elaboración
- Cortar las berenjenas en láminas horizontales finas.
- Pincelarlas con aceite y hacerlas a la plancha y reservar.
- En una sartén con el aceite indicado sofreír los ajos y la cebolla, añadir el vino blanco y mantenerlo a fuego vivo hasta que hierva.
- Añadir la carne y una vez dorada, reservar.
- En una bandeja de horno poner alternativamente láminas de berenjena, carne, tomate y por último las lonchas de queso bajo en grasa
- Meter al horno para gratinar a 250 °C durante 10 minutos.

Presentación
- Servir la lasaña en un plato.
- Se puede acompañar con una ensalada de lechuga.

TENTEMPIÉ (1 BLOQUE)
Al final de este plan para 28 días encontrarás una lista con diferentes opciones.

CENA
Huevo escalfado sobre crema de verduras con virutas de jamón

Ingredientes para la mujer (2 bloques):
Para la crema de verduras
¼ de taza de puerro (cocinado) (¼ HC)
½ taza (150 g) de calabacines (cocinados) (¼ HC)
1 taza (80 g) de cebollas (½ HC)
1 quesito *light* (½ PROT)
2 cucharaditas (10 ml) de aceite de oliva virgen extra (2 grasa)

Para el resto
1 huevo (1 PROT)
15 g de virutas de jamón (½ PROT)
Otros, vino blanco, vinagre, sal

Para el postre
½ taza de piña (90 g) (1 HC)

Ingredientes para el hombre (3 bloques):
Para la crema de verduras
½ taza de puerro (cocinado) (½ HC)
1 taza (300 g) de calabacines (cocinados) (½ HC)
2 tazas (160 g) de cebollas (1 HC)
2 quesitos *light* (1 PROT)
2 cucharaditas (10 ml) de aceite de oliva virgen extra (2 grasa)

Para el resto
1 huevo (1 PROT)
30 g de virutas de jamón (1 PROT)
Otros, vino blanco, vinagre, sal
1 cucharadita (5 ml) de aceite de oliva virgen extra (1 grasa)

Para el postre
½ taza de piña (90 g) (1 HC)

Elaboración
Para el huevo
- Preparamos dos cazuelas, una con agua y vinagre, y otra sólo con agua que dejamos hervir. En cuanto hierva introducimos el huevo durante 3 minutos.
- Lo sacamos y lo metemos en el puchero de agua fría.

Para las verduras
- En otro puchero ponemos aceite y pochamos la cebolla y el puerro, y poco a poco introducimos el resto de las verduras.
- Cubrimos todo con agua y dejamos que se cuezan las verduras; cuando estén al dente, añadimos los quesitos y lo trituramos todo.
- En una bandeja de horno ponemos el jamón a 180 °C para que se tueste.

Presentación
- Disponemos en un plato la crema de verduras, el huevo escalfado encima, y esparcimos las virutas de jamón por el plato, aliñando todo con un chorrito de aceite de oliva virgen extra en crudo.

ANTES DE ACOSTARSE (1 BLOQUE)
Al final de este plan para 28 días encontrarás una lista con diferentes opciones.

SEMANA 2
DÍA 1

DESAYUNO PARA LA MUJER (3 BLOQUES)
1 café descafeinado con 200 ml de leche desnatada (1 HC, 1 PROT)
30 g de pan integral (2 HC)
60 g de atún al natural (2 PROT)
3 cucharaditas (15 ml) de aceite de oliva virgen extra (3 grasa)
Otros: tomate

DESAYUNO PARA EL HOMBRE (4 BLOQUES)
1 café descafeinado con 200 ml de leche desnatada (1 HC, 1 PROT)
1 yogur desnatado (1 HC, 1 PROT)
30 g de pan integral (2 HC)
60 g de atún al natural (2 PROT)
4 cucharaditas (20 ml) de aceite de oliva virgen extra (4 grasa)
Otros: tomates

Complementar con al menos 2,5 g de EnerZona Omega 3 RX (1 cucharada de aceite de pescado Omega 3 RX líquido, ó 4 cápsulas de 1 g de aceite de pescado Omega 3 RX). Aumenta las cantidades de acuerdo con las directrices dadas en el capítulo 9 y si tienes complicaciones asociadas con el síndrome de grasa tóxica.

TENTEMPIÉ (1 BLOQUE)
Al final de este plan para 28 días encontrarás una lista con diferentes opciones.

COMIDA
Alcachofas con taquitos de jamón.
Salmón con espárragos trigueros a la plancha

Ingredientes para la mujer (3 bloques):
Para las alcachofas
1 taza (270 g) de corazones de alcachofas (1 HC)
30 g de jamón serrano o ibérico (1 PROT)
1 cucharadita (5 ml) de aceite de oliva virgen extra (1 grasa)
Otros: ajo, sal, cebolla, caldo de verduras

Para el salmón
60 g de salmón (2 PROT)
1 cucharadita (5 ml) de aceite de oliva virgen extra (1 grasa)
Otros: ajo

Para la guarnición
1 taza (270 g) de espárragos trigueros (cocinados) (1 HC)
1 cucharada (5 ml) de aceite de oliva virgen extra (1 grasa)
Otros: sal

Para el postre
1 taza (170 g) de fresas (1 HC)

Ingredientes para el hombre (4 bloques):
Para las alcachofas
1 taza (270 g) de corazones de alcachofas (1 HC)
30 g de jamón serrano o ibérico (1 PROT)
2 cucharaditas (10 ml) de aceite de oliva virgen extra (2 grasa)
Otros: ajo, sal, cebolla, caldo de verduras

Para el salmón
90 g de salmón (3 PROT)
1 cucharadita (5 ml) de aceite de oliva virgen extra (1 grasa)
Otros: ajo

Para la guarnición
1 taza (270 g) de espárragos trigueros (cocinados) (1 HC)
1 cucharada (5 ml) de aceite de oliva virgen extra (1 grasa)
Otros: sal

Para el postre
2 tazas (340 g) de fresas (2 HC)

Elaboración
Para las alcachofas
• Limpiamos y troceamos las alcachofas.
• En una cazuela con una parte del aceite indicado rehogamos la cebolla, el ajo y los taquitos de jamón.
• Añadimos las alcachofas y las cubrimos con el caldo de verduras y las dejamos cocinar durante 30 minutos a fuego medio.

Para el salmón
• Pincelamos con aceite la rodaja de salmón y lo hacemos a la plancha, o en el horno a 180 °C.

Para la guarnición
• Cortamos los espárragos a lo largo por la mitad.
• Se pincela con aceite la sartén o la plancha y se calienta.
• Se cocinan los espárragos hasta que estén al dente.
• Salar.

Presentación
- Se sirven primero en un plato las alcachofas con jamón.
- Después se dispone en un plato los espárragos trigueros y encima la rodaja de salmón.

TENTEMPIÉ (1 BLOQUE)
Al final de este plan para 28 días encontrarás una lista con diferentes opciones.

CENA
Endibias gratinadas con fiambre de pavo

Ingredientes para la mujer (2 bloques):
Para las endibias
2 endibias (libre)
30 g de pavo (1 PROT)
15 g de queso crema *light* (½ PROT)
15 g de queso en lonchas (½ PROT)
2 cucharaditas (10 ml) de aceite de oliva virgen extra (2 grasa)
Otros: caldo de verduras, cebolleta, pimienta, sal

Para el postre
Macedonia de frutas
1 pera pequeña (100 g) (1 HC)
1 kiwi (100 g) (1 HC)

Ingredientes para el hombre (3 bloques)
Para las endibias
2 endibias (libre)
30 g de pavo (1 PROT)
30 g de queso crema *light* (1 PROT)
30 g de queso en lonchas (1 PROT)
3 cucharaditas (15 ml) de aceite de oliva virgen extra (3 grasa)
Otros: caldo de verduras, cebolleta, pimienta, sal

Para el postre
Macedonia de frutas
1 pera pequeña (100 g) (1 HC)
1 kiwi (100 g) (1 HC)
1 taza de fresas (170 g) (1 HC)

Elaboración

Para la crema de queso
- Cocer en una cazuela una cebolleta en el caldo de verduras.
- Cuando esté cocida, se le añade el queso crema *light*, se licua en la batidora y se salpimenta.

Para las endibias
- Blanquear las endibias en agua hirviendo.
- Sacar y dejar enfriar.
- En una bandeja de horno colocamos las endibias envueltas con el fiambre de pavo, añadimos la salsa de queso y las cubrimos con las lonchas de queso *light*.
- Gratinar en el horno a 250 °C durante 10 minutos.

Presentación
- Disponer las endibias en un plato.

ANTES DE ACOSTARSE (1 BLOQUE)

Al final de este plan para 28 días encontrarás una lista con diferentes opciones.

SEMANA 2
DÍA 2

DESAYUNO PARA LA MUJER (3 BLOQUES)

1 batido Instant Meal EnerZona de *cappuccino* con 1 taza (200 ml) de leche semidesnatada (3 HC, 3 PROT, 3 grasa)

DESAYUNO PARA EL HOMBRE (4 BLOQUES)

1 batido Instant Meal EnerZona de *cappuccino* con 1 taza (200 ml) de leche semidesnatada (3 HC, 3 PROT, 3 grasa)
4 galletas EnerZona (1 HC, 1 PROT, 1 grasa)

Complementar con al menos 2,5 g de EnerZona Omega 3 RX (1 cucharada de aceite de pescado Omega 3 RX líquido, ó 4 cápsulas de 1 g de aceite de pescado Omega 3 RX). Aumenta las cantidades de acuerdo con las directrices dadas en el capítulo 9 y si tienes complicaciones asociadas con el síndrome de grasa tóxica.

TENTEMPIÉ (1 BLOQUE)

Al final de este plan para 28 días encontrarás una lista con diferentes opciones.

COMIDA

Crema de calabaza y cebolla.
Conejo al ajillo

Ingredientes para la mujer (3 bloques):
Para la crema
2 tazas de calabazas (cocidas) (1 HC)
½ taza (130 g) de cebollas (pochadas) (1 HC)
Otros: sal, caldo de verduras

Para el conejo
100 g de conejo (3 PROT)
3 cucharaditas (15 ml) de aceite de oliva virgen extra (3 grasa)
Otros: 3 dientes de ajo, sal, vino blanco, agua

Para el postre
½ taza (90 g) de piña (1 HC)

Ingredientes para el hombre (4 bloques):
Para la crema
2 tazas de calabazas (cocidas) (1 HC)
½ taza (130 g) de cebollas (pochadas) (1 HC)
1 cucharadita (5 ml) de aceite de oliva virgen extra (1 grasa)
Otros: sal, caldo de verduras

Para el conejo
140 g de conejo (4 PROT)
3 cucharaditas (15 ml) de aceite de oliva virgen extra (3 grasa)
Otros: 3 dientes de ajo, sal, vino blanco, agua

Para el postre:
1 taza (180 g) de piña (2 HC)

Elaboración
Para la crema
• Cortamos la cebolla en rodajas y la calabaza en dados.

- En una cazuela con aceite ponemos a pochar la cebolla, y cuando esté vencida, añadimos la calabaza y lo rehogamos todo junto.
- Cubrimos con el caldo de verduras a fuego medio durante 20 minutos.
- Salar.
- Una vez cocinado lo batimos.

Para el conejo
- Trocear el conejo.
- Pincelar una cazuela con aceite y dorar el conejo. Una vez que esté dorado, reservar.
- En la misma cazuela doramos ligeramente los ajos picados con el aceite restante.
- Añadimos el conejo y el vino blanco a fuego vivo hasta que hierva.
- Cubrimos con agua y dejamos cocinar durante 30 minutos a fuego medio.

Presentación
- En un bol o en un plato hondo servir la crema.
- En otro plato servir el conejo con un poco de salsa.

TENTEMPIÉ (1 BLOQUE)
Al final de este plan para 28 días encontrarás una lista con diferentes opciones.

CENA
Merluza en salsa de setas de temporada

Ingredientes para la mujer (2 bloques):
Para la merluza
90 g de merluza (2 PROT)
1 taza (80 g) de cebolla (½ HC)
1 taza de setas (libre)
2 cucharaditas (10 ml) de aceite de oliva virgen extra (2 grasa)
Otros: caldo de pescado, vino blanco, ajo, sal

Para el postre
¾ taza de piña (135 g) (1½ HC)

Ingredientes para el hombre (3 bloques):
Para la merluza
135 g de merluza (3 PROT)
2 tazas (160 g) de cebollas (1 HC)
2 tazas de setas (libre)
3 cucharaditas (15 ml) de aceite de oliva virgen extra (3 grasa)
Otros: caldo de pescado, vino blanco, ajo, sal

Para el postre
1 taza de piña (180 g) (2 HC)

Elaboración
- En una cazuela con aceite dorar la merluza por ambos lados y reservarla.
- En el mismo aceite de la merluza añadir la cebolla y los ajos picados, dorar, y añadir las setas y saltearlas a fuego vivo.
- Añadir el vino blanco y el caldo de pescado, taparlo y dejarlo a fuego medio 30 minutos.
- Incorporar la merluza y remover la cazuela durante unos minutos.

Presentación
- Disponer en un plato la merluza acompañada con las setas y la salsa.

ANTES DE ACOSTARSE (1 BLOQUE)
Al final de este plan para 28 días encontrarás una lista con diferentes opciones.

SEMANA 2
DÍA 3

DESAYUNO PARA LA MUJER (3 BLOQUES)
Batido de fresas
   2 tazas (340 g) de fresas (2 HC)
   1 taza (200 ml) de leche desnatada (1 HC, 1 PROT)
Rollitos de pavo con queso
   30 g de fiambre de pavo (1 PROT)
   30 g de queso bajo en grasa (1 PROT)
   3 nueces (3 grasa)

DESAYUNO PARA EL HOMBRE (4 BLOQUES)

Batido de fresas
   2 tazas (340 g) de fresas (2 HC)
   1 taza (200 ml) de leche desnatada (1 HC, 1 PROT)

Rollitos de pavo con queso
   45 g de fiambre de pavo (1½ PROT)
   45 g de queso bajo en grasa (1½ PROT)
   15 g de pan integral (1 HC)
   4 nueces (4 grasa)

Complementar con al menos 2,5 g de EnerZona Omega 3 RX (1 cucharada de aceite de pescado Omega 3 RX líquido, ó 4 cápsulas de 1 g de aceite de pescado Omega 3 RX). Aumenta las cantidades de acuerdo con las directrices dadas en el capítulo 9 y si tienes complicaciones asociadas con el síndrome de grasa tóxica.

TENTEMPIÉ (1 BLOQUE)

Al final de este plan para 28 días encontrarás una lista con diferentes opciones.

COMIDA

**Acelgas con patatas y sofrito de ajos.
Brocheta de pollo**

Ingredientes para la mujer (3 bloques):
Para las acelgas
2 tazas (250 g) de acelgas (cocinadas) (1 HC)
⅓ de taza (35 g) de patatas (cocinadas) (1 HC)
1 cucharadita (5 ml) de aceite de oliva virgen extra (1 grasa)
Otros: sal, ajo, caldo de verduras, cebollas

Para la brocheta
90 g de pollo (3 PROT)
1 taza (75 g) de pimiento rojo (½ HC)
1 taza (80 g) de cebollas (½ HC)
2 cucharaditas (15 ml) de aceite de oliva virgen extra (2 grasa)
Otros: sal, pimienta

Ingredientes para el hombre (4 bloques):
Para las acelgas

2 tazas (250 g) de acelgas (cocinadas) (1 HC)
²/₃ de taza (70 g) de patatas (cocinadas) (2 HC)
1 cucharadita (5 ml) de aceite de oliva virgen extra (1 grasa)
Otros: sal, ajo, caldo de verduras, cebollas

Para la brocheta

120 g de pollo (4 PROT)
1 taza (75 g) de pimiento rojo (½ HC)
1 taza (80 g) de cebollas (½ HC)
3 cucharaditas (15 ml) de aceite de oliva virgen extra (3 grasa)
Otros: sal, pimienta

Elaboración
Para las acelgas
- Limpiar y trocear las acelgas y las patatas.
- En una cazuela, con una parte del aceite, rehogar la cebolla, el ajo y las acelgas.
- Añadir las patatas y cubrir con caldo de verduras.
- Lo dejamos cocinar durante 30 minutos a fuego medio.
- En otra sartén dorar unos ajitos, y una vez listas las acelgas se los añadimos.

Para la brocheta
- Trocear en tacos la pechuga, el pimiento y la cebolla. Salpimentar.
- Montar la brocheta, ensartando alternativamente los tacos de pollo y las verduras.
- Hacer a la plancha con un poco de aceite, o asar 30 minutos en el horno, pintando previamente la brocheta con aceite.

Presentación
- Disponer las acelgas en un plato con el refrito y junto a ello la brocheta de pollo.

TENTEMPIÉ (1 BLOQUE)
Al final de este plan para 28 días encontrarás una lista con diferentes opciones.

CENA
Gambas estrelladas con calabacines

Ingredientes para la mujer (2 bloques):
Para las gambas
45 g de gambas (1 PROT)
1 huevo (1 PROT)
2 tazas (600 g) de calabacines (cocinados) (1 HC)
2 cucharaditas (10 ml) de aceite de oliva virgen extra (2 grasa)
Otros: sal, ajo, guindilla cayena

Para el postre
1 nectarina (115 g) (1 HC)

Ingredientes para el hombre (3 bloques):
Para las gambas
90 g de gambas (2 PROT)
1 huevo (1 PROT)
2 tazas (600 g) de calabacines (cocinados) (1 HC)
3 cucharaditas (15 ml) de aceite de oliva virgen extra (3 grasa)
Otros: sal, ajo, guindilla cayena

Para el postre
2 nectarinas (230 g) (2 HC)

Elaboración
- Cortar en juliana la cebolla, el pimiento rojo y el pimiento verde y pochar en una sartén con el aceite correspondiente.
- Cortar en rodajas finas el calabacín y poner sobre una fuente de horno a 180 °C, aproximadamente 20 minutos.
- Aparte, en una sartén, dorar unos ajos picados con guindilla cayena.
- Añadir las gambas y estrellar los huevos.

Presentación
- En un plato disponer las rodajas de calabacines, cubrirlas con las verduras pochadas y añadir encima las gambas con los huevos.

ANTES DE ACOSTARSE (1 BLOQUE)
Al final de este plan para 28 días encontrarás una lista con diferentes opciones.

SEMANA 2
DÍA 4

DESAYUNO PARA LA MUJER (3 BLOQUES)
Café americano descafeinado
1 yogur desnatado (1 HC, 1 PROT)
1 huevo a la plancha (1 PROT)
30 g de jamón York (1 PROT)
15 g de pan (1 HC)
1 ciruela roja (85 g) (1 HC)
1 cucharadita (5 ml) de aceite de oliva virgen extra (1 grasa)
2 nueces (2 grasa)

DESAYUNO PARA EL HOMBRE (4 BLOQUES)
Café americano descafeinado
1 yogur desnatado (1 HC, 1 PROT)
1 huevo a la plancha (1 PROT)
60 g de jamón York (2 PROT)
30 g de pan (2 HC)
1 ciruela roja (85 g) (1 HC)
1 cucharadita (5 ml) de aceite de oliva virgen extra (1 grasa)
3 nueces (3 grasa)

Complementar con al menos 2,5 g de EnerZona Omega 3 RX (1 cucharada de aceite de pescado Omega 3 RX líquido, ó 4 cápsulas de 1 g de aceite de pescado Omega 3 RX). Aumenta las cantidades de acuerdo con las directrices dadas en el capítulo 9 y si tienes complicaciones asociadas con el síndrome de grasa tóxica.

TENTEMPIÉ (1 BLOQUE)
Al final de este plan para 28 días encontrarás una lista con diferentes opciones.

COMIDA
Cardo en salsa con almendras.
Pavo con setas

Ingredientes para la mujer (3 bloques):
Para el cardo
2 tazas (280 g) de cardo (cocinado) (1 HC)

6 almendras (2 grasa)
Otros: cebolla, sal, caldo de verduras

Para el pavo
90 g de pavo (3 PROT)
Otros: sal, pimienta

Para la guarnición
2 tazas de setas (libre)
1 cucharadita (5 ml) de aceite de oliva virgen extra (1 grasa)
Otros: sal

Para el postre
2 kiwis (200 g) (2 HC)

Ingredientes para el hombre (4 bloques):
Para el cardo
2 tazas (280 g) de cardo (cocinado) (1 HC)
6 almendras (2 grasa)
Otros: cebolla, sal, caldo de verduras

Para el pavo
120 g de pavo (4 PROT)
Otros: sal, pimienta

Para la guarnición
2 tazas de setas (libre)
2 tazas (300 g) de tomates (1 HC)
2 cucharaditas (10 ml) de aceite de oliva virgen extra (2 grasa)
Otros: sal

Para el postre
2 kiwis (200 g) (2 HC)

Elaboración
Para el cardo
- Lavar y trocear el cardo.
- En una cazuela con una parte del aceite rehogamos los ajos y el cardo.
- Cubrimos con caldo de verduras y dejamos cocinar durante 20 minutos a fuego medio.

- En una sartén pincelada con aceite tostamos las almendras.
- Una vez tostadas las trituramos y las espolvoreamos.

Para el pavo y las setas
- Pincelar las setas con aceite y hacerlas a la plancha.
- Salpimentar las pechugas de pavo y hacerlas a la plancha.

Presentación
- En un plato disponer el cardo.
- En otro plato poner el pavo acompañado de las setas.

TENTEMPIÉ (1 BLOQUE)
Al final de este plan para 28 días encontrarás una lista con diferentes opciones.

CENA
Escalibada con bacalao

Ingredientes para la mujer (2 bloques):
Para el bacalao
90 g de bacalao (2 PROT)
1 cucharadita (5 ml) de aceite de oliva virgen extra (1 grasa)

Para la escalibada
½ taza (70 g) de berenjenas (cocinadas) (¼ HC)
¼ de taza (40 g) de pimiento (¼ HC)
½ taza (40 g) de cebolletas (¼ HC)
½ taza (75 g) de tomates (¼ HC)
1 cucharadita (5 ml) de aceite de oliva virgen extra (1 grasa)
Otros: sal, ajo, vinagre, perejil

Para el postre
¾ de taza (180 g) de melón (1 HC)

Ingredientes para el hombre (3 bloques):
Para el bacalao
135 g de bacalao (3 PROT)
1 cucharadita (5 ml) de aceite de oliva virgen extra (1 grasa)

Para la escalibada
1 taza (135 g) de berenjenas (cocinadas) (½ HC)
1 taza (75 g) de pimientos (½ HC)
1 taza (80 g) de cebolletas (½ HC)
1 taza (150 g) de tomates (½ HC)
2 cucharaditas (10 ml) de aceite de oliva virgen extra (2 grasa)
Otros: sal, ajo, vinagre, perejil

Para el postre
¾ de taza (180 g) de melón (1 HC)

Elaboración
• Ponemos las berenjenas, los pimientos, las cebolletas y los tomates en una bandeja de horno, pincelado todo con aceite, y la metemos al horno a 180 °C.
• Una vez asados, sacamos la bandeja y la tapamos con papel de aluminio unos minutos.
• Pelamos las verduras y las cortamos en tiras.
• Les añadimos el resto de aceite, sal, vinagre y el ajo picado.
• Hacemos el bacalao a la plancha.

Presentación
• Servimos la escalibada en un plato y repartimos por encima el bacalao laminado.
• Espolvoreamos perejil.

ANTES DE ACOSTARSE (1 BLOQUE)
Al final de este plan para 28 días encontrarás una lista con diferentes opciones.

SEMANA 2
DÍA 5

DESAYUNO PARA LA MUJER (3 BLOQUES)
1 yogur desnatado (1 HC, 1 PROT)
60 g de fiambre de pavo en dados (2 PROT)
1 manzana (180 g) en dados (2 HC)
9 almendras (3 grasa)

DESAYUNO PARA EL HOMBRE (4 BLOQUES)
1 yogur desnatado (1 HC, 1 PROT)
90 g de fiambre de pavo en dados (3 PROT)
1 manzana (180 g) en dados (2 HC)
1 ciruela (85 g) (1 HC)
12 almendras (4 grasa)

Complementar con al menos 2,5 g de EnerZona Omega 3 RX (1 cucharada de aceite de pescado Omega 3 RX líquido, ó 4 cápsulas de 1 g de aceite de pescado Omega 3 RX). Aumenta las cantidades de acuerdo con las directrices dadas en el capítulo 9 y si tienes complicaciones asociadas con el síndrome de grasa tóxica.

TENTEMPIÉ (1 BLOQUE)
Al final de este plan para 28 días encontrarás una lista con diferentes opciones.

COMIDA
Ensalada campestre

Ingredientes para la mujer (3 bloques):
Para la ensalada
Escarola (libre)
1½ taza (225 g) de tomates (¾ HC)
½ taza (40 g) de cebolla (¼ HC)
1 manzana pequeña (90 g) (1 HC)
12 puntas (270 g) de espárragos (cocinados) (1 HC)
1 huevo (1 PROT)
30 g de fiambre de pavo (1 PROT)
30 g de queso bajo en grasa (1 PROT)
3 cucharaditas (15 ml) de aceite de oliva virgen extra (3 grasa)
Otros: sal, vinagre

Ingredientes para el hombre (4 bloques):
Para la ensalada
Escarola (libre)
1½ taza (225 g) de tomates (¾ HC)
½ taza (40 g) de cebolla (¼ HC)
1 manzana pequeña (90 g) (1 HC)

12 puntas (270 g) de espárragos (cocinados) (1 HC)
1 huevo (1 PROT)
30 g de fiambre de pavo (1 PROT)
30 g de queso bajo en grasa (1 PROT)
4 cucharaditas (20 ml) de aceite de oliva virgen extra (4 grasa)
Otros: sal, vinagre

Para el postre
1 yogur desnatado (1 PROT, 1 HC)

Elaboración
• Limpiar y trocear todas las verduras.
• Trocear el jamón, el queso y el huevo en rodajas.

Presentación
• Disponer en un plato las verduras.
• Por encima añadir los trocitos de jamón y queso.
• Poner las rodajas de huevo a los lados.
• Aliñar con aceite, vinagre y sal.

TENTEMPIÉ (1 BLOQUE)
Al final de este plan para 28 días encontrarás una lista con diferentes opciones.

CENA
Sopa de gambas y chirlas con tomate

Ingredientes para la mujer (2 bloques):
Para la sopa
45 g de gambas (1 PROT)
45 g de chirlas (1 PROT)
½ taza (75 g) de tomates en rama (¼ HC)
¼ taza de puerro (cocinado) (¼ HC)
1 taza (80 g) de cebollas (½ HC)
2 cucharaditas (10 ml) de aceite de oliva virgen extra (2 grasa)
Otros: sal, vino blanco, caldo de pescado, perejil, vinagre de manzana

Para el postre
1 manzana pequeña (90 g) (1 HC)

Ingredientes para el hombre (3 bloques):

Para la sopa

70 g de gambas (1½ PROT)

70 g de chirlas (1½ PROT)

1 taza (150 g) de tomates en rama (½ HC)

½ taza de puerro (½ HC)

2 tazas (160 g) de cebollas (1 HC)

3 cucharaditas (15 ml) de aceite de oliva virgen extra (3 grasa)

Otros: sal, vino blanco, caldo de pescado, perejil, vinagre de manzana

Para el postre

1 manzana pequeña (90 g) (1 HC)

Elaboración

- Poner las chirlas en un recipiente con vinagre y dejar macerar.
- Se rehoga la cebolla y el puerro picado en una sartén con aceite.
- Se añaden las gambas peladas y se rehoga todo junto.
- Añadir el vino blanco y cocinar a fuego alto durante 5 minutos.
- Retiramos del combinado la mitad de las gambas y reservamos.
- Se agrega al salteado, el tomate cortado en dados, el caldo de pescado y la guindilla, dejando cocer durante 30 minutos.
- Se tritura todo el preparado en la batidora y se calienta a fuego alto.
- Aclaramos las chirlas bajo el agua del grifo y se saltean en una sartén a fuego vivo.

Presentación

- Se sirve la sopa en un plato hondo o en un cuenco y se decora con las chirlas y las gambas que hemos reservado.

ANTES DE ACOSTARSE (1 BLOQUE)

Al final de este plan para 28 días encontrarás una lista con diferentes opciones.

SEMANA 2
DÍA 6

DESAYUNO PARA LA MUJER (3 BLOQUES)
1 café descafeinado con 1 taza (200 ml) de leche semidesnatada (1 HC, 1 PROT, 1 grasa)
8 galletas EnerZona (2 HC, 2 PROT, 2 grasa)

DESAYUNO PARA EL HOMBRE (4 BLOQUES)
1 café descafeinado con 1 taza (200 ml) de leche semidesnatada (1 HC, 1 PROT, 1 grasa)
12 galletas EnerZona (3 HC, 3 PROT, 3 grasa)

Complementar con al menos 2,5 g de EnerZona Omega 3 RX (1 cucharada de aceite de pescado Omega 3 RX líquido, ó 4 cápsulas de 1 g de aceite de pescado Omega 3 RX). Aumenta las cantidades de acuerdo con las directrices dadas en el capítulo 9 y si tienes complicaciones asociadas con el síndrome de grasa tóxica.

TENTEMPIÉ (1 BLOQUE)
Al final de este plan para 28 días encontrarás una lista con diferentes opciones.

COMIDA
Menestra de cordero

Ingredientes para la mujer (3 bloques):
Para la menestra:
½ taza (60 g) de zanahorias (½ HC)
¼ de taza (60 g) de guisantes cocidos (½ HC)
½ taza (135 g) de corazones de alcachofas (½ HC)
1 taza (140 g) de cardo (cocinado) (½ HC)
1 taza (180 g) de judías verdes (cocinadas) (½ HC)
1 taza (80 g) de cebollas (½ HC)
90 g de cordero (3 PROT)
3 cucharaditas (15 ml) de aceite de oliva virgen extra (3 grasa)
Otros: sal, ajo, vino blanco, tomillo, romero, agua

Ingredientes para el hombre (4 bloques):
Para la menestra:
½ taza (60 g) de zanahorias (½ HC)
¼ de taza (60 g) de guisantes (½ HC)
½ taza (135g) de corazones de alcachofas (½ HC)
1 taza (140 g) de cardo (cocinado) (½ HC)
1 taza (180 g) de judías verdes (cocinadas) (½ HC)
1 taza (80 g) de cebollas (½ HC)
120 g de cordero (4 PROT)
4 cucharaditas (20 ml) de aceite de oliva virgen extra (4 grasa)
Otros: sal, ajo, vino blanco, tomillo, romero, agua

Para el postre
3 albaricoques (130 g) (1 HC)

Elaboración
- En una cazuela con aceite rehogar el cordero hasta que se dore.
- Añadir vino blanco, agua y sal y dejar que cueza el cordero.
- Cuando el cordero esté a medio cocer, añadir las verduras troceadas y dejar a fuego suave durante 30 minutos.

Presentación
- Servir la menestra en un plato

TENTEMPIÉ (1 BLOQUE)
Al final de este plan para 28 días encontrarás una lista con diferentes opciones.

CENA

Tosta de revuelto de huevo
con gambas y pimientos

Ingredientes para la mujer (2 bloques):
Para el revuelto
15 g de pan (1 HC)
1 huevo (1 PROT)
45 g de gambas (1 PROT)
1 taza (75 g) de pimientos rojos (½ HC)
1 taza (80 g) de cebollas (½ HC)

2 cucharadas (10 ml) de aceite de oliva virgen extra (2 grasa)
Otros: sal

Ingredientes para el hombre (3 bloques):
Para el revuelto
30 g de pan (2 HC)
2 huevos (2 PROT)
45 g de gambas (1 PROT)
1 taza (75 g) de pimientos rojos (½ HC)
1 taza (80 g) de cebollas (½ HC)
3 cucharadas (15 ml) de aceite de oliva virgen extra (3 grasa)
Otros: sal

Elaboración
• Pelar las gambas, trocear los pimientos y la cebolla y picar el ajo.
• En una sartén pincelada con aceite saltear los ajos, las gambas, los pimientos y las cebollas.
• Batir el huevo y añadirlo a la sartén y hacer un revuelto.
• Tostar la rebanada de pan.

Presentación
• Servir el revuelto sobre la tosta de pan.

ANTES DE ACOSTARSE (1 BLOQUE)
Al final de este plan para 28 días encontrarás una lista con diferentes opciones.

SEMANA 2
DÍA 7

DESAYUNO PARA LA MUJER (3 BLOQUES)
200 ml de leche de soja (1 HC, 1 PROT)
Tortilla de queso y champiñones
2 claras de huevo (1 PROT)
30 g de queso bajo en grasa (1 PROT)
1 taza de champiñones (libre)
3 albaricoques (130 g) (1 HC)
1 ciruela (85 g) (1 HC)
3 cucharaditas (15 ml) de aceite de oliva virgen extra (3 grasa)

DESAYUNO PARA EL HOMBRE (4 BLOQUES)
200 ml de leche de soja (1 HC, 1 PROT)
Tortilla de queso y champiñones
1 huevo y 2 claras de huevo (2 PROT)
30 g de queso bajo en grasa (1 PROT)
2 tazas de champiñones (libre)
3 albaricoques (130 g) (1 HC)
2 ciruelas (170 g) (2 HC)
3 cucharaditas (15 ml) de aceite de oliva virgen extra (3 grasa)
3 avellanas (1 grasa)

Complementar con al menos 2,5 g de EnerZona Omega 3 RX (1 cucharada de aceite de pescado Omega 3 RX líquido, ó 4 cápsulas de 1 g de aceite de pescado Omega 3 RX). Aumenta las cantidades de acuerdo con las directrices dadas en el capítulo 9 y si tienes complicaciones asociadas con el síndrome de grasa tóxica.

TENTEMPIÉ (1 BLOQUE)
Al final de este plan para 28 días encontrarás una lista con diferentes opciones.

COMIDA
Arroz blanco con huevo a la plancha, tomate frito y jamón ibérico

Ingredientes para la mujer (3 bloques):
5 cucharadas de arroz blanco cocido (2½ HC)
1 huevo (1 PROT)
60 g de jamón (2 PROT)
1 taza de tomate frito casero (½ HC)
3 cucharaditas (15 ml) de aceite de oliva virgen extra (3 grasa)
Otros: sal

Ingredientes para el hombre (4 bloques):
7 cucharadas de arroz blanco cocido (3½ HC)
1 huevo (1 PROT)
90 g de jamón (3 PROT)
1 taza de tomate frito casero (½ HC)
4 cucharaditas (20 ml) de aceite de oliva virgen extra (4 grasa)
Otros: 1 cucharada de tomate frito casero, sal

Elaboración
- Poner en una cazuela agua a calentar. Cuando empiece a hervir, añadir el arroz y cocerlo hasta que esté al dente. Después retirar y pasar por agua, escurrir y reservar.
- Pincelar una sartén con aceite y hacer el huevo a la plancha. Sazonar.

Presentación
- Disponer en un plato el arroz junto con el huevo, el jamón y el tomate frito casero.

TENTEMPIÉ (1 BLOQUE)
Al final de este plan para 28 días encontrarás una lista con diferentes opciones.

CENA
Ensalada de pepino con fresones y mozzarella

Ingredientes para la mujer (2 bloques):
Para la ensalada
2 tazas (250 g) de pepinos (½ HC)
1½ taza (255 g) de fresones (1½ HC)
60 g de mozzarella desnatada (2 PROT)
2 cucharaditas (10 ml) de aceite de oliva virgen extra (2 grasa)
Otros: sal, vinagre

Ingredientes para el hombre (3 bloques):
Para la ensalada
2 tazas (250 g) de pepinos (½ HC)
1½ taza (255 g) de fresones (1½ HC)
90 g de mozzarella desnatada (3 PROT)
3 cucharaditas (15 ml) de aceite de oliva virgen extra (3 grasa)
Otros: sal, vinagre

Para el postre
1 mandarina (50 g) (1 HC)

Elaboración
- Lavar y cortar el pepino y los fresones en rodajas.
- Cortar la mozzarella en dados.

Presentación
- Montar la ensalada: primero los pepinos y los fresones, encima la mozzarella en dados.
- Aliñar con aceite, vinagre y sal.

ANTES DE ACOSTARSE (1 BLOQUE)
Al final de este plan para 28 días encontrarás una lista con diferentes opciones.

SEMANA 3
DÍA 1

DESAYUNO PARA LA MUJER (3 BLOQUES)
1 batido Instant Meal EnerZona de chocolate con 1 taza (200 ml) de leche semidesnatada (3 HC, 3 PROT, 3 grasa)

DESAYUNO PARA EL HOMBRE (3 BLOQUES)
1 batido Instant Meal EnerZona de chocolate con 1 taza (200 ml) de leche semidesnatada (3 HC, 3 PROT, 3 grasa)
4 galletas EnerZona (1 HC, 1 PROT, 1 grasa)

Complementar con al menos 2,5 g de EnerZona Omega 3 RX (1 cucharada de aceite de pescado Omega 3 RX líquido, ó 4 cápsulas de 1 g de aceite de pescado Omega 3 RX). Aumenta las cantidades de acuerdo con las directrices dadas en el capítulo 9 y si tienes complicaciones asociadas con el síndrome de grasa tóxica.

TENTEMPIÉ (1 BLOQUE)
Al final de este plan para 28 días encontrarás una lista con diferentes opciones.

COMIDA
**Ensalada de judías verdes, patatas cocidas,
atún y vinagreta de tomate**

Ingredientes para la mujer (3 bloques):
Para la ensalada
²/₃ de taza (70 g) de patatas (cocidas) (2 HC)
1 taza (150 g) de tomate en rama (½ HC)

1 taza (180 g) de judías verdes (cocinadas) (½ HC)
90 g de atún de lata (3 PROT)

Para la vinagreta
3 cucharaditas (15 ml) de aceite de oliva virgen extra (3 grasa)
Otros: cebolla, pimiento rojo, pimiento verde, tomate en rama, sal, vinagre

Ingredientes para el hombre (4 bloques):
Para la ensalada
1 taza (105 g) de patatas (cocidas) (3 HC)
1 taza (150 g) de tomate en rama (½ HC)
1 taza (180 g) de judías verdes (cocinadas) (½ HC)
120 g de atún de lata (4 PROT)

Para la vinagreta
4 cucharaditas (20 ml) de aceite de oliva virgen extra (4 grasa)
Otros: cebolla, pimiento rojo, pimiento verde, tomate en rama, sal, vinagre

Elaboración
Para la ensalada
• Se cuecen en agua las judías verdes y las patatas por separado. Se escurren y se dejan enfriar.
• Pelar el tomate y cortarlo en dados.

Para la vinagreta
• Se pica el pimiento rojo, el pimiento verde, la cebolla y el tomate natural. Se mezcla con el aceite y vinagre y la sal y se deja macerar.

Presentación
• En un plato se dispone una cama de patatas, encima las judías verdes, dejando un espacio central donde ponemos el tomate, y encima el atún previamente escurrido.
• Se aliña con la vinagreta.

TENTEMPIÉ (1 BLOQUE)
Al final de este plan para 28 días encontrarás una lista con diferentes opciones.

CENA
Pechuga de pollo rellena de jamón y queso
con verduras asadas

Ingredientes para la mujer (2 bloques):
Para la pechuga
30 g de pechuga de pollo (1 PROT)
15 g de jamón (½ PROT)
15 g de queso bajo en grasa (½ PROT)
1 cucharadita (5 ml) de aceite de oliva virgen extra (1 grasa)
Otros: sal

Para las verduras
1 taza (140 g) de brécoles (cocinados) (½ HC)
½ taza (135 g) de espárragos trigueros (cocinados) (½ HC)
1 cucharadita (5 ml) de aceite de oliva virgen extra (1 grasa)
Otros: sal

Para el postre
½ taza de piña (90 g) (1 HC)

Ingredientes para el hombre (3 bloques):
Para la pechuga
60 g de pechuga de pollo (2 PROT)
15 g de jamón (½ PROT)
15 g de queso bajo en grasa (½ PROT)
1 cucharadita (5 ml) de aceite de oliva virgen extra (1 grasa)
Otros: sal

Para las verduras
2 tazas (280 g) de brécoles (1 HC)
1 taza (270 g) de espárragos trigueros (cocinados) (1 HC)
2 cucharaditas (10 ml) de aceite de oliva virgen extra (2 grasa)
Otros: sal

Para el postre
½ taza de piña (90 g) (1 HC)

Elaboración
- En una bandeja para el horno colocamos las verduras, las pincelamos con aceite y las asamos durante 20 minutos a 180 °C.
- Cortamos las pechugas de pollo en filetes finos.
- En una bandeja para el horno ponemos los filetes de pollo, una loncha de jamón y una loncha de queso bajo en grasa, y por último las verduras asadas.
- Enrollamos los filetes de pollo y los cerramos con un palillo.
- Se pincelan con aceite y los metemos al horno durante 20 minutos a 180 °C.

Presentación
- Quitar los palillos y servir en un plato.
- Se puede acompañar con una ensalada de escarola.

ANTES DE ACOSTARSE (1 BLOQUE)
Al final de este plan para 28 días encontrarás una lista con diferentes opciones.

SEMANA 3
DÍA 2

DESAYUNO PARA LA MUJER (3 BLOQUES)
Macedonia de fruta:
1 kiwi (100 g) (1 HC)
1 taza (170 g) de fresas (1 HC)
¾ de taza (180 g) de melón (1 HC)
90 g de queso de Burgos (3 PROT)
6 anacardos (3 grasa)

DESAYUNO PARA EL HOMBRE (4 BLOQUES)
Macedonia de fruta:
1 kiwi (100 g) (1 HC)
1 taza (170 g) de fresas (1 HC)
¾ de taza (180 g) de melón (1 HC)
1 pera pequeña (100 g) (1 HC)
120 g de queso de Burgos (4 PROT)
8 anacardos (4 grasa)

Complementar con al menos 2,5 g de Omega 3 RX (1 cucharada de aceite de pescado Omega 3 RX líquido, o 4 cápsulas de 1 g de aceite de pescado Omega 3 RX). Aumenta las cantidades de acuerdo con las directrices dadas en el capítulo 9 y si tienes complicaciones asociadas con el síndrome de grasa tóxica.

TENTEMPIÉ (1 BLOQUE)

Al final de este plan para 28 días encontrarás una lista con diferentes opciones.

COMIDA

Brécoles, coliflor, calabacines, zanahoria al vapor
Brocheta de rape y langostinos

Ingredientes para la mujer (3 bloques):
Para las verduras al vapor
1 taza (140 g) de brécoles (cocinados) (½ HC)
1 taza (150 g) de coliflor (cocinada) (½ HC)
1 taza (300 g) de calabacines (cocinados) (½ HC)
½ taza (60 g) de zanahoria (½ HC)
1 cucharadita (5 ml) de aceite de oliva virgen extra (1 grasa)
Otros: sal

Para la brocheta
90 g de rape (2 PROT)
45 g de langostinos (1 PROT)
2 cucharaditas (10 ml) de aceite de oliva virgen extra (2 grasa)
Otros: sal

Para el postre
1 naranja pequeña (115 g) (1 HC)

Ingredientes para el hombre (4 bloques):
Para las verduras al vapor
1½ taza (210 g) de brécoles (cocinados) (¾ HC)
1½ taza (225 g) de coliflor (cocinada) (¾ HC)
1 taza (300 g) de calabacines (cocinados) (½ HC)
1 taza (120 g) de zanahorias (1 HC)
1 cucharadita (5 ml) de aceite de oliva virgen extra (1 grasa)
Otros: sal

Para la brocheta
90 g de rape (2 PROT)
90 g de langostinos (2 PROT)
3 cucharaditas (15 ml) de aceite de oliva virgen extra (3 grasa)
Otros: sal

Para el postre
1 naranja pequeña (115 g) (1 HC)

Elaboración
Para las verduras
* Se cuecen las verduras en una olla que disponga de un cestillo para cocinarlas al vapor.

Para la brocheta
* Se trocea el rape en tacos y se pelan los langostinos.
* Montar la brocheta, ensartando alternativamente el rape y los langostinos.
* Se pincelan las brochetas con aceite y se hacen a la plancha, o al horno a 180 °C.

Presentación
* Disponer en un plato las verduras cocidas y rehogarlas con un poco de aceite y salar.
* Disponer la brocheta junto a las verduras.

TENTEMPIÉ (1 BLOQUE)
Al final de este plan para 28 días encontrarás una lista con diferentes opciones.

CENA
Ensalada de espinacas, piñones, pasas y dados de pavo

Ingredientes para la mujer (2 bloques):
Espinacas (libre)
8 piñones (3 g) (1 grasa)
1 cucharada rasa (10 g) de pasas (1 HC)
½ taza (130 g) de cebollas pochadas (1 HC)

60 g de pavo (2 PROT)
1 cucharadita (5 ml) de aceite de oliva virgen extra (1 grasa)
Otros: sal, vinagre

Ingredientes para el hombre (3 bloques):
Espinacas (libre)
8 piñones (3 g) (1 grasa)
1 cucharada rasa (10 g) de pasas (1 HC)
½ taza (130 g) de cebollas pochadas (1 HC)
90 g de pavo (3 PROT)
2 cucharaditas (10 ml) de aceite de oliva virgen extra (2 grasa)
Otros: sal, vinagre

Para el postre
1 pera pequeña (100 g) (1 HC)

Elaboración
• Lavar las espinacas.
• Cortar el pavo en dados.
• En una sartén pincelada con aceite dejar pochar la cebolla, y cuando esté vencida, añadir las pasas y los piñones.

Presentación
• Servir los ingredientes en este orden: espinacas, cebolla con las pasas y piñones, los dados de pavo.
• Aliñar con aceite, vinagre y sal.

ANTES DE ACOSTARSE (1 BLOQUE)
Al final de este plan para 28 días encontrarás una lista con diferentes opciones.

SEMANA 3
DÍA 3

DESAYUNO PARA LA MUJER (3 BLOQUES)
Batido de frutas:
Agua
1 kiwi (100 g) (1 HC)
1 naranja pequeña (115 g) (1 HC)

1 ciruela (85 g) (1 HC)
3 medidas de proteína EnerZona Whey 90% (3 PROT)
9 pistachos (3 grasa)

DESAYUNO PARA EL HOMBRE (4 BLOQUES)
Batido de frutas:
Agua
1 kiwi (100 g) (1 HC)
1 naranja pequeña (115 g) (1 HC)
1 ciruela (85 g) (1 HC)
1 pera pequeña (100 g) (1 HC)
4 medidas de proteína EnerZona Whey 90% (4 PROT)
12 pistachos (4 grasa)

Complementar con al menos 2,5 g de EnerZona Omega 3 RX (1 cucharada de aceite de pescado Omega 3 RX líquido, ó 4 cápsulas de 1 g de aceite de pescado Omega 3 RX). Aumenta las cantidades de acuerdo con las directrices dadas en el capítulo 9 y si tienes complicaciones asociadas con el síndrome de grasa tóxica.

TENTEMPIÉ (1 BLOQUE)
Al final de este plan para 28 días encontrarás una lista con diferentes opciones.

COMIDA
Chipirones a la plancha
con patatas encebolladas

Ingredientes para la mujer (3 bloques):
Para los chipirones
135 g de chipirones (3 PROT)
1 cucharadita (5 ml) de aceite de oliva virgen extra (1 grasa)
Otros: sal, ajo, perejil

Para la guarnición
²/₃ de taza (70 g) de patatas (cocidas) (2 HC)
½ taza (130 g) de cebolla pochada (1 HC)
2 cucharaditas (10 ml) de aceite de oliva virgen extra (2 grasa)
Otros: sal

Ingredientes para el hombre (4 bloques):
Para los chipirones
180 g de chipirones (4 PROT)
2 cucharaditas (10 ml) de aceite de oliva virgen extra (2 grasa)
Otros: sal, ajo, perejil

Para la guarnición
1 taza (105 g) de patatas (cocidas) (3 HC)
½ taza (130 g) de cebolla pochada (1 HC)
2 cucharaditas (10 ml) de aceite de oliva virgen extra (2 grasa)
Otros: sal

Elaboración
Para los chipirones
• Pincelar los chipirones con aceite y hacerlos a la plancha. Sazonar.

Para las patatas
• Pelar las patatas y cortarlas en rodajas. Ponerlas en una cazuela con agua y sal. Cuando comiencen a hervir se mantienen 10 minutos cociendo y después se escurren.
• En una cazuela con el aceite indicado poner cebolla cortada en rodajas a pochar, añadir las patatas y rehogar.

Presentación
• Disponer en un plato las patatas encebolladas y poner encima los chipirones a la plancha. Se puede añadir perejil picado.

TENTEMPIÉ (1 BLOQUE)
Al final de este plan para 28 días encontrarás una lista con diferentes opciones.

CENA
Magras con tomate y huevo a la plancha

Ingredientes para la mujer (2 bloques):
Para las magras
30 g de jamón serrano o ibérico (1 PROT)
1 taza de tomate frito casero (½ HC)

Para el huevo
1 huevo (1 PROT)
2 cucharaditas (10 ml) de aceite de oliva virgen extra (2 grasa)
Otros: sal

Para el postre
12 cerezas (135 g) (1½ HC)

Ingredientes para el hombre (3 bloques):
Para las magras
60 g de jamón serrano o ibérico (2 PROT)
1 taza de tomate frito casero (½ HC)

Para el huevo
1 huevo (1 PROT)
3 cucharaditas (15 ml) de aceite de oliva virgen extra (3 grasa)
Otros: sal

Para el postre
20 cerezas (225 g) (2½ HC)

Elaboración
Para el tomate
- En una cazuela con aceite poner a pochar la cebolla y el pimiento verde.
- En otra cazuela ponemos agua, y cuando hierva introducimos los tomates unos segundos, los sacamos y los pelamos.
- Añadimos los tomates a la verdura pochada, dejamos unos segundos y lo trituramos todo.

Para las magras y el huevo
- Pincelar una sartén con aceite y hacer el huevo a la plancha.
- En la misma sartén pasar un poco el jamón por la sartén.

Presentación
- Disponer el tomate en un plato y añadir el jamón y el huevo.

ANTES DE ACOSTARSE (1 BLOQUE)
Al final de este plan para 28 días encontrarás una lista con diferentes opciones.

SEMANA 3
DÍA 4

DESAYUNO PARA LA MUJER (3 BLOQUES)
Café americano descafeinado
1 yogur desnatado (1 HC, 1 PROT)
30 g de pan integral (2 HC)
30 g de queso crema *light* (1 PROT)
30 g de trucha ahumada (1 PROT)
3 nueces (3 grasa)

DESAYUNO PARA EL HOMBRE (4 BLOQUES)
Café americano descafeinado
1 yogur desnatado (1 HC, 1 PROT)
45 g de pan integral (3 HC)
30 g de queso crema *light* (1 PROT)
60 g de trucha ahumada (2 PROT)
4 nueces (4 grasa)

Complementar con al menos 2,5 g de EnerZona Omega 3 RX (1 cucharada de aceite de pescado Omega 3 RX líquido, ó 4 cápsulas de 1 g de aceite de pescado Omega 3 RX). Aumenta las cantidades de acuerdo con las directrices dadas en el capítulo 9 y si tienes complicaciones asociadas con el síndrome de grasa tóxica.

TENTEMPIÉ (1 BLOQUE)
Al final de este plan para 28 días encontrarás una lista con diferentes opciones.

COMIDA
Berza con ajitos.
Dorada con espinacas y champiñones

Ingredientes para la mujer (3 bloques):
Para la berza
2 tazas (360 g) de berza (cocinada) (1 HC)
1 cucharadita (5 ml) de aceite de oliva virgen extra (1 grasa)
Otros: sal, ajo

Para la dorada
135 g de dorada (3 PROT)
1 cucharadita (5 ml) de aceite de oliva virgen extra (1 grasa)
Otros: sal

Para la guarnición
2 tazas (130 g) de espinacas (cocinadas) (1 HC)
1 taza de champiñones (libre)
1 cucharadita (5 ml) de aceite de oliva virgen extra (1 grasa)
Otros: sal

Para el postre
¾ de taza (180 g) de melón (1 HC)

Ingredientes para el hombre (4 bloques):
Para la berza
2 tazas (360 g) de berza (cocinada) (1 HC)
1 cucharadita (5 ml) de aceite de oliva virgen extra (1 grasa)
Otros: sal, ajo

Para la dorada
135 g de dorada (3 PROT)
1 cucharadita (5 ml) de aceite de oliva virgen extra (1 grasa)
Otros: sal

Para la guarnición
2 tazas (260 g) de espinacas (cocinadas) (1 HC)
2 tazas de champiñones (libre)
2 cucharaditas (10 ml) de aceite de oliva virgen extra (2 grasa)
Otros: sal

Para el postre
¾ de taza (180 g) de melón (1 HC)
Yogur desnatado (1 HC, 1 PROT)

Elaboración
Para la berza
- En una cazuela con agua hirviendo blanquear la berza.
- En una sartén pincelada con aceite doramos los ajos y se los añadimos a la berza.

Para la dorada
- Pincelar los lomos de dorada con aceite, salar y llevarla al horno a 200 °C durante 15 minutos.

Para la guarnición
- Limpiar y trocear las espinacas y los champiñones.
- Pincelar una sartén con aceite a fuego alto y añadir los champiñones; cuando estén dorados, añadir las espinacas. Remover todo junto.

Presentación
- Servir la berza en un plato.
- En otro plato disponer las espinacas con los champiñones por encima y los lomos de dorada encima de las verduras.

TENTEMPIÉ (1 BLOQUE)
Al final de este plan para 28 días encontrarás una lista con diferentes opciones.

CENA
Pimientos rellenos de carne picada y ensalada de escarola

Ingredientes para la mujer (2 bloques):
Para los pimientos
1 taza (75 g) de pimientos rojos (½ HC)
60 g de ternera picada (2 PROT)
½ taza de salsa de tomate frito casero (¼ HC)
½ taza (40 g) de cebolla (¼ HC)
1 cucharadita (5 ml) de aceite de oliva virgen extra (1 grasa)
Otros: sal, ajo, vino blanco

Para la escarola
Escarola (libre)
1 cucharadita (5 ml) de aceite de oliva virgen extra (1 grasa)
Otros: ajo, sal, vinagre

Para el postre
1 melocotón (100 g) (1 HC).

Ingredientes para el hombre (3 bloques):
Para los pimientos
2 tazas (150 g) de pimientos rojos (1 HC)
90 g de ternera picada (3 PROT)
1 taza de salsa de tomate frito casero (½ HC)
1 taza (80 g) de cebolla (½ HC)
1 cucharadita (5 ml) de aceite de oliva virgen extra (1 grasa)
Otros: sal, ajo, vino blanco

Para la escarola
Escarola (libre)
2 cucharaditas (10 ml) de aceite de oliva virgen extra (2 grasa)
Otros: ajo, sal, vinagre

Para el postre
1 melocotón (100 g) (1 HC)

Elaboración
- Limpiamos los pimientos y los ponemos a asar en el horno pincelados con aceite durante 30 minutos a 180 °C.
- Una vez asados los sacamos y los metemos en una bolsa y la cerramos para que suden 10 minutos.
- Transcurrido el tiempo, les quitamos la piel, le cortamos el rabo y vaciamos las semillas intentando que no se rompan.
- Picamos el ajo y la cebolla y la pochamos en una sartén con el aceite indicado.
- Añadimos la carne y dejamos que se rehogue hasta que se dore.
- Añadimos el vino blanco, y una vez que hierva echamos el tomate frito casero.
- Dejamos unos minutos a fuego lento.
- Rellenamos los pimientos con la carne picada y los metemos 5 minutos al horno a 180 °C.

Presentación
Aliñamos la escarola y la servimos acompañando a los pimientos.

ANTES DE ACOSTARSE (1 BLOQUE)
Al final de este plan para 28 días encontrarás una lista con diferentes opciones.

SEMANA 3
DÍA 5

DESAYUNO PARA LA MUJER (3 BLOQUES)
Yogur desnatado (1 HC, 1 PROT)
15 g de pan integral (1 HC)
1 tortilla francesa de 1 huevo (1 PROT)
30 g de mozzarella (1 PROT)
1 mandarina (50 g) (1 HC)
2 cucharaditas (10 ml) de aceite de oliva virgen extra (2 grasa)
3 almendras (3 g) (1 grasa)
Otros: tomate para untar

DESAYUNO PARA EL HOMBRE (4 BLOQUES)
Yogur desnatado (1 HC, 1 PROT)
30 g de pan integral (2 HC)
1 tortilla francesa de 1 huevo (1 PROT)
60 g de mozzarella (2 PROT)
1 mandarina (50 g) (1 HC)
2 cucharaditas (10 ml) de aceite de oliva virgen extra (2 grasa)
6 almendras (6 g) (2 grasa)
Otros: tomate para untar

Complementar con al menos 2,5 g de EnerZona Omega 3 RX (1 cucharada de aceite de pescado Omega 3 RX líquido, ó 4 cápsulas de 1 g de aceite de pescado Omega 3 RX). Aumenta las cantidades de acuerdo con las directrices dadas en el capítulo 9 y si tienes complicaciones asociadas con el síndrome de grasa tóxica.

TENTEMPIÉ (1 BLOQUE)
Al final de este plan para 28 días encontrarás una lista con diferentes opciones.

COMIDA
Garbanzos con bacalao

Ingredientes para la mujer (3 bloques):
½ taza de garbanzos (cocinados) (2 HC)
1 taza (80 g) de cebolla (½ HC)

¼ de taza (40 g) de pimiento verde y rojo (¼ HC)
½ taza de tomate frito casero (¼ HC)
½ huevo duro (½ PROT)
115 g de bacalao (2½ PROT)
3 cucharaditas (15 ml) de aceite de oliva virgen extra (3 grasa)
Otros: sal, vino blanco, puerro, zanahoria

Ingredientes para la mujer (4 bloques):
¾ de taza de garbanzos (cocinados) (3 HC)
1 taza (80 g) de cebolla (½ HC)
¼ de taza (40 g) de pimiento verde y rojo (¼ HC)
½ taza de tomate frito casero (¼ HC)
½ huevo duro (½ PROT)
160 g de bacalao (3½ PROT)
4 cucharaditas (20 ml) de aceite de oliva virgen extra (4 grasa)
Otros: sal, vino blanco, puerro, zanahoria

Elaboración
- Poner a remojar los garbanzos la noche anterior.
- Cocer los garbanzos junto con 1 puerro, 1 zanahoria y una parte del aceite.
- Una vez cocidos retirar el puerro y la zanahoria.
- En una cazuela hacer un sofrito con el pimiento rojo, el pimiento verde y la cebolla.
- Añadimos el vino blanco a fuego vivo hasta que hierva.
- Bajamos el fuego y echamos el tomate frito casero, y por último los lomos de bacalao.
- Lo tapamos y dejamos que se cocine.
- En un cazo cocemos el huevo y una vez hecho lo picamos.

Presentación
- Servimos los garbanzos y añadimos el bacalao y por último el huevo picado.

TENTEMPIÉ (1 BLOQUE)
Al final de este plan para 28 días encontrarás una lista con diferentes opciones.

CENA
Rape en papillote con alcachofas

Ingredientes para la mujer (2 bloques):
Para el rape en papillote
90 g de medallones de rape (2 PROT)
1 taza (270 g) de corazones de alcachofas (1 HC)
2 cucharaditas (10 ml) de aceite de oliva virgen extra (2 grasa)
Otros: sal

Para el postre
1 ciruela (85 g) (1 HC)

Ingredientes para el hombre (3 bloques):
Para el rape en papillote
135 g de medallones de rape (3 PROT)
1 taza (270 g) de corazones de alcachofas (1 HC)
3 cucharaditas (15 ml) de aceite de oliva virgen extra (3 grasa)
Otros: sal

Para el postre
2 ciruelas (170 g) (2 HC)

Elaboración
• En un molde de silicona o en papel de aluminio poner los corazones de alcachofas y los medallones de rape con el aceite de oliva.
• Cerrar el recipiente o hacer un paquete con el papel de aluminio asegurando que quede herméticamente cerrado.
• Introducir en el horno durante 20 minutos a 180 °C.

Presentación
• Abrir el recipiente o el paquete con cuidado y servirlo en un plato con el jugo que suelte.

ANTES DE ACOSTARSE (1 BLOQUE)
Al final de este plan para 28 días encontrarás una lista con diferentes opciones.

SEMANA 3
DÍA 6

DESAYUNO PARA LA MUJER (3 BLOQUES)

Té desteinado con 1 taza (200 ml) de leche desnatada (1 HC, 1 PROT)

4 galletas de EnerZona (1 HC, 1 PROT, 1 grasa)

1 melocotón (90 g) (1 HC)

30 g de fiambre de pavo (1 PROT)

6 almendras (2 grasa)

DESAYUNO PARA EL HOMBRE (4 BLOQUES)

Té desteinado con 1 taza (200 ml) de leche desnatada (1 HC, 1 PROT)

8 galletas de EnerZona (2 HC, 2 PROT, 2 grasa)

1 melocotón (90 g) (1 HC)

30 g de fiambre de pavo (1 PROT)

9 almendras (3 grasa)

Complementar con al menos 2,5 g de EnerZona Omega 3 RX (1 cucharada de aceite de pescado Omega 3 RX líquido, ó 4 cápsulas de 1 g de aceite de pescado Omega 3 RX). Aumenta las cantidades de acuerdo con las directrices dadas en el capítulo 9 y si tienes complicaciones asociadas con el síndrome de grasa tóxica.

TENTEMPIÉ (1 BLOQUE)

Al final de este plan para 28 días encontrarás una lista con diferentes opciones.

COMIDA

Coles de Bruselas con hongos
Solomillo de cerdo a la plancha

Ingredientes para la mujer (3 bloques)
Para las coles de Bruselas

2 tazas (190 g) de coles de Bruselas (cocinadas) (1 HC)

2 tazas de hongos (libre)

2 cucharaditas (10 ml) de aceite de oliva virgen extra (2 grasa)

Otros: sal

Para el solomillo
105 g de solomillo de cerdo troceado (3 PROT)
1 cucharadita (5 ml) de aceite de oliva virgen extra (1 grasa)
Otros: sal

Para el postre
16 cerezas (180 g) (2 HC)

Ingredientes para el hombre (4 bloques):
Para las coles de Bruselas
2 tazas (190 g) de coles de Bruselas (cocinadas) (1 HC)
2 tazas de hongos (libre)
2 cucharaditas (10 ml) de aceite de oliva virgen extra (2 grasa)
Otros: sal

Para el solomillo
140 g de solomillo de cerdo troceado (4 PROT)
2 cucharaditas (10 ml) de aceite de oliva virgen extra (2 grasa)
Otros: sal

Para el postre
24 cerezas (270 g) (3 HC)

Elaboración
Para las coles de Bruselas
• En una cazuela con agua cocer las coles de Bruselas durante 20 minutos y reservar.
• En otra cazuela con el aceite indicado rehogamos la cebolla y los hongos y a continuación añadimos las coles de Bruselas.

Para el solomillo
• En una sartén pincelada con aceite hacer el solomillo a la plancha.

Presentación
• Disponer en un plato las coles de Bruselas con hongos junto con el solomillo de cerdo.

TENTEMPIÉ (1 BLOQUE)
Al final de este plan para 28 días encontrarás una lista con diferentes opciones.

CENA
Ensalada de pasta con mozzarella y cintas de pavo

Ingredientes para la mujer (2 bloques):
³/₈ de taza de pasta (cocida) (1½ HC)
½ taza (75 g) de tomates cherry (¼ HC)
¼ de taza (35 g) de pimiento rojo morrón (¼ HC)
30 g de mozzarella desnatada (1 PROT)
30 g de cintas de pavo (1 PROT)
2 cucharaditas (10 ml) de aceite de oliva virgen extra (2 grasa)
Otros: sal, vinagre

Ingredientes para el hombre (3 bloques):
½ taza de pasta (cocida) (2 HC)
1 taza (150 g) de tomates cherry (½ HC)
½ taza (65 g) de pimiento rojo morrón (½ HC)
30 g de mozzarella desnatada (1 PROT)
60 g de cintas de pavo (2 PROT)
3 cucharaditas (15 ml) de aceite de oliva virgen extra (3 grasa)
Otros: sal, vinagre

Elaboración
- Cocer la pasta en una cazuela con agua hirviendo.
- Una vez cocida, pasarla por agua y dejarla enfriar.
- Cortar el tomate, picar el pimiento rojo, cortar la mozzarella en dados y el pavo en cintas.

Presentación
- En una ensaladera mezclar todos los ingredientes y aliñar con el aceite y el vinagre.

ANTES DE ACOSTARSE (1 BLOQUE)
Al final de este plan para 28 días encontrarás una lista con diferentes opciones.

214

GRASA TÓXICA

SEMANA 3
DÍA 7

DESAYUNO PARA LA MUJER (3 BLOQUES)
Café descafeinado con 1 taza (200 ml) de leche desnatada (1 HC, 1 PROT)
1 tostada de pan (15 g) (1 HC)
1 cucharada rasa de mermelada (1 HC)
30 g de queso crema *light* (1 PROT)
30 g de fiambre de pavo (1 PROT)
3 nueces (3 grasa)

DESAYUNO PARA EL HOMBRE (4 BLOQUES)
Café descafeinado con 1 taza (200 ml) de leche desnatada (1 HC, 1 PROT)
1 tostada de pan (15 g) (1 HC)
2 cucharadas rasas de mermelada (2 HC)
45 g de queso crema *light* (1½ PROT)
45 g de fiambre de pavo (1½ PROT)
4 nueces (4 grasa)

Complementar con al menos 2,5 g de EnerZona Omega 3 RX (1 cucharada de aceite de pescado Omega 3 RX líquido, ó 4 cápsulas de 1 g de aceite de pescado Omega 3 RX). Aumenta las cantidades de acuerdo con las directrices dadas en el capítulo 9 y si tienes complicaciones asociadas con el síndrome de grasa tóxica.

TENTEMPIÉ (1 BLOQUE)
Al final de este plan para 28 días encontrarás una lista con diferentes opciones.

COMIDA
Judías verdes y guisantes pequeños en salsa de cebolleta.
Merluza rebozada

Ingredientes para la mujer (3 bloques):
Para las judías y los guisantes pequeños
2 tazas (360 g) de judías verdes cocidas (1 HC)
¾ de taza (180 g) de guisantes pequeños cocidos (1½ HC)
Otros: sal

Para la salsa de cebolleta
Caldo de verduras (libre)
¼ de taza (65 g) de cebolleta (cocinada) (½ HC)
1 cucharadita (5 ml) de aceite de oliva virgen extra (1 grasa)
Otros: sal

Para la merluza
115 g de merluza (2½ PROT)
½ huevo (1 PROT)
Otros: sal
2 cucharaditas (10 ml) de aceite de oliva virgen extra (2 grasa)

Ingredientes para el hombre (4 bloques):
Para las judías y los guisantes
2 tazas (360 g) de judías verdes cocidas (1 HC)
¾ de taza (180 g) de guisantes pequeños cocidos (1½ HC)
Otros: sal

Para la salsa de cebolleta
Caldo de verduras (libre)
¼ de taza (65 g) de cebolleta (cocinada) (½ HC)
1 cucharadita (5 ml) de aceite de oliva virgen extra (1 grasa)
Otros: sal

Para la merluza
160 g de merluza (3½ PROT)
½ huevo (½ PROT)
3 cucharaditas (15 ml) de aceite de oliva virgen extra (3 grasa)
Otros: sal

Para el postre
1 pera pequeña (100 g) (1 HC)

Elaboración
Para la salsa
• En una cazuela cocer la cebolleta con el caldo de verduras.
• Licuar.

Para las verduras
- Se cuecen las judías verdes y los guisantes por separado.
- Cuando estén tiernos se ligan con la salsa de cebolleta.

Para la merluza
- Se bate el huevo.
- Se salan los lomos de merluza.
- Se rebozan los lomos de merluza con huevo y se fríen en aceite, y luego se colocan sobre un papel absorbente para quitar el exceso de aceite.

Presentación
- En un plato se disponen las verduritas ligadas con la salsa y al lado se pone la merluza rebozada.

TENTEMPIÉ (1 BLOQUE)
Al final de este plan para 28 días encontrarás una lista con diferentes opciones.

CENA
Macedonia de frutas con requesón

Ingredientes para la mujer (2 bloques):
1 taza (170 g) de fresas (1 HC)
1 kiwi (100 g) (1 HC)
160 g de requesón (2 PROT)
6 almendras (6 g) (2 grasa)

Ingredientes para el hombre (3 bloques):
1 taza (170 g) de fresas (1 HC)
2 kiwis (200 g) (2 HC)
240 g de requesón (3 PROT)
9 almendras (9 g) (3 grasa)

Elaboración
- Picar las fresas y el kiwi.
- Triturar las almendras.

Presentación
- Servir las frutas en un cuenco.
- Cubrir con el requesón.
- Añadir encima las almendras trituradas.

ANTES DE ACOSTARSE (1 BLOQUE)
Al final de este plan para 28 días encontrarás una lista con diferentes opciones.

SEMANA 4
DÍA 1

DESAYUNO PARA LA MUJER (3 BLOQUES)
Café americano descafeinado
1 yogur desnatado (1 HC, 1 PROT)
1 huevo a la plancha (1 PROT)
30 g de jamón York (1 PROT)
15 g de pan (1 HC)
1 ciruela roja (85 g)(1 HC)
1 cucharadita (5 ml) de aceite de oliva virgen extra (1 grasa)
2 nueces (2 grasa)

DESAYUNO PARA EL HOMBRE (4 BLOQUES)
Café americano descafeinado
1 yogur desnatado (1 HC, 1 PROT)
1 huevo a la plancha (1 PROT)
60 g de jamón York (2 PROT)
15 g de pan (1 HC)
2 ciruelas rojas (170 g) (2 HC)
1 cucharadita (5 ml) de aceite de oliva virgen extra (1 grasa)
3 nueces (3 grasa)

Complementar con al menos 2,5 g de EnerZona Omega 3 RX (1 cucharada de aceite de pescado Omega 3 RX líquido, ó 4 cápsulas de 1 g de aceite de pescado Omega 3 RX). Aumenta las cantidades de acuerdo con las directrices dadas en el capítulo 9 y si tienes complicaciones asociadas con el síndrome de grasa tóxica.

TENTEMPIÉ (1 BLOQUE)
Al final de este plan para 28 días encontrarás una lista con diferentes opciones.

COMIDA
Espárragos blancos.
Bonito con tomate frito y pimientos verdes

Ingredientes para la mujer (3 bloques):
Para los espárragos
1 taza (270 g) de espárragos blancos cocidos (1 HC)

Para el bonito
90 g de bonito (3 PROT)
½ taza de tomate frito casero (¼ HC)
1 cucharadita (5 ml) de aceite de oliva virgen extra (1 grasa)
Otros: sal

Para la guarnición
¾ de taza (100 g) de pimiento verde (¾ HC)
2 cucharaditas (10 ml) de aceite de oliva virgen extra (2 grasa)

Para el postre
1 ciruela (85 g) (1 HC)

Ingredientes para el hombre (4 bloques):
Para los espárragos
1 taza (270 g) de espárragos blancos cocidos (1 HC)

Para el bonito
120 g de bonito (4 PROT)
½ taza de tomate frito casero (¼ HC)
2 cucharaditas (10 ml) de aceite de oliva virgen extra (2 grasa)
Otros: sal

Para la guarnición
¾ de taza (100 g) de pimiento verde (¾ HC)
2 cucharaditas (10 ml) de aceite de oliva virgen extra (2 grasa)

Para el postre
2 ciruelas (170 g) (2 HC)

Elaboración
Para el bonito
- En una sartén con aceite pochamos la cebolla y el pimiento verde.
- Añadimos el tomate frito casero y le damos un hervor.
- Introducimos los lomos de bonito en la salsa y cocinamos hasta su punto.

Presentación
- En un plato disponer los espárragos junto con los lomos de bonito.

TENTEMPIÉ (1 BLOQUE)
Al final de este plan para 28 días encontrarás una lista con diferentes opciones.

CENA
Muslo de pavo al vino blanco con zanahoria

Ingredientes para la mujer (2 bloques):
Para el pavo
60 g de muslo de pavo (2 PROT)
½ taza (60 g) de zanahoria (½ HC)
1 taza (80 g) de cebolla (½ HC)
½ cucharada (8 g) de azúcar (1 HC)
2 cucharaditas (10 ml) de aceite de oliva virgen extra (2 grasa)
Otros: sal, vino blanco, caldo de verduras, tomillo

Ingredientes para el hombre (3 bloques):
Para el pavo
90 g de muslo de pavo (3 PROT)
½ taza (60 g) de zanahoria (½ HC)
1 taza (80 g) de cebolla (½ HC)
½ cucharada (8 g) de azúcar (1 HC)
3 cucharaditas (15 ml) de aceite de oliva virgen extra (3 grasa)
Otros: sal, vino blanco, caldo de verduras, tomillo

Para el postre
1 kiwi (100 g) (1 HC)

Elaboración
- En una cazuela con el aceite indicado dejar pochar la cebolla en juliana, la zanahoria cortada en rodajas y el tomillo.
- Cuando esté vencido, añadir el muslo de pavo y dejar dorar.
- Añadir el vino blanco hasta que hierva y cubrir con el caldo de verduras.
- Dejar cocer durante 30 minutos.

Presentación
- Servir el guiso en un plato.

ANTES DE ACOSTARSE (1 BLOQUE)
Al final de este plan para 28 días encontrarás una lista con diferentes opciones.

SEMANA 4
DÍA 2

DESAYUNO PARA LA MUJER (3 BLOQUES)
Batido Instant Meal EnerZona de fresa con agua (2 HC, 2 PROT, 2 grasa)
1 taza (170 g) de fresas (1 HC)
2 quesitos desnatados (1 PROT)
3 pistachos (1 grasa)

DESAYUNO PARA EL HOMBRE (3 BLOQUES)
Batido Instant Meal EnerZona de fresa con agua (2 HC, 2 PROT, 2 grasa)
4 galletas EnerZona (1 HC, 1 PROT, 1 grasa)
1 taza (170 g) de fresas (1 HC)
2 quesitos desnatados (1 PROT)
3 pistachos (1 grasa)

Complementar con al menos 2,5 g de EnerZona Omega 3 RX (1 cucharada de aceite de pescado Omega 3 RX líquido, ó 4 cápsulas de 1 g de aceite de pescado Omega 3 RX). Aumenta las cantidades de acuerdo con las directrices dadas en el capítulo 9 y si tienes complicaciones asociadas con el síndrome de grasa tóxica.

TENTEMPIÉ (1 BLOQUE)

Al final de este plan para 28 días encontrarás una lista con diferentes opciones.

COMIDA

Coliflor con salsa de queso gratinada.
Lubina al horno con morrones asados

Ingredientes para la mujer (3 bloques):
Para la coliflor
2 tazas (300 g) de coliflor cocida (1 HC)
15 g de queso tipo Philadelphia *light* (½ PROT)
1 cucharadita (5 ml) de aceite de oliva virgen extra (1 grasa)
Otros: sal, cebolla, caldo de verduras

Para la lubina
115 g de lubina (2½ PROT)
2 cucharaditas (10 ml) de aceite de oliva virgen extra (2 grasa)
Otros: sal

Para la guarnición
1 taza (130 g) de pimiento morrón rojo (1 HC)
Otros: sal, ajo

Para el postre
½ taza (90 g) de piña (1 HC)

Ingredientes para el hombre (4 bloques):
Para la coliflor
2 tazas (300 g) de coliflor cocida (1 HC)
30 g de queso tipo Philadelphia *light* (1 PROT)
2 cucharaditas (10 ml) de aceite de oliva virgen extra (2 grasa)
Otros: sal, cebolla, caldo de verduras

Para la lubina
135 g de lubina (3 PROT)
2 cucharaditas (10 ml) de aceite de oliva virgen extra (2 grasa)
Otros: sal

Para la guarnición
1 taza (130 g) de pimiento morrón rojo (1 HC)
Otros: sal, ajo

Para el postre
1 taza (180 g) de piña (2 HC)

Elaboración
Para la coliflor
- En una cazuela pincelada con aceite se pocha la cebolla y después se le añade el caldo de verdura y el queso Philadelphia.
- Se licua todo con la batidora.
- En otra cazuela aparte se cuece la coliflor.
- Una vez que la coliflor esté cocida, se le añade la salsa por encima y se lleva al horno a 200 °C durante 5 minutos aproximadamente para gratinar.

Para la lubina
- Pincelar la lubina y los pimientos con aceite.
- Poner la lubina y los pimientos en una bandeja y llevarla al horno durante 20 minutos a 180 °C.

Presentación
- Disponer en un plato la coliflor con la salsa gratinada.
- En otro plato disponer una cama de pimientos y encima la lubina.

TENTEMPIÉ (1 BLOQUE)
Al final de este plan para 28 días encontrarás una lista con diferentes opciones.

CENA
Espárragos trigueros y tomate al horno.
Carpaccio de ternera

Ingredientes para la mujer (2 bloques):
Para los espárragos y el tomate
½ taza (130 g) de espárragos trigueros (cocinados) (½ HC)
1 taza (150 g) de tomates (½ HC)
Otros: orégano, ajo, sal

Para el *carpaccio*
45 g de solomillo o tapa de ternera cortado en lonchas muy finas
(1½ PROT)
15 g de virutas de queso parmesano (½ PROT)
2 cucharaditas (10 ml) de aceite de oliva virgen extra (2 grasa)
Otros: sal, pimienta

Para el postre
1 manzana pequeña (90 g) (1 HC)

Ingredientes para el hombre (3 bloques):
Para los espárragos y el tomate
1 taza (270 g) de espárragos trigueros (cocinados) (1 HC)
2 tazas (300 g) de tomates (1 HC)
Otros: orégano, ajo, sal

Para el *carpaccio*
75 g de solomillo o tapa de ternera cortado en lonchas muy finas
(2½ PROT)
15 g de virutas de queso parmesano (½ PROT)
3 cucharaditas (15 ml) de aceite de oliva virgen extra (3 grasa)
Otros: sal, pimienta

Para el postre
1 manzana pequeña (90 g) (1 HC)

Elaboración
Para el tomate y los espárragos
• Limpiar y pelar los espárragos trigueros.
• Limpiar y cortar el tomate desde la rama y cortar un dedo de grosor.
• Vaciar una cucharadita de tomate y rellenar con ajo picado y orégano.
• En una bandeja para el horno asar el tomate y los espárragos durante 20 minutos a 180 ºC.

Para el carpaccio
• En un plato ponemos las lonchas finas de ternera y pincelamos con aceite.

- Salpimentamos.
- Espolvoreamos con el queso parmesano.

Presentación
- En un plato servimos el *carpaccio* de ternera acompañado de los espárragos y el tomate asado.

ANTES DE ACOSTARSE (1 BLOQUE)
Al final de este plan para 28 días encontrarás una lista con diferentes opciones.

SEMANA 4
DÍA 3

DESAYUNO PARA LA MUJER (3 BLOQUES)
Café descafeinado con ½ taza (100 ml) de leche desnatada (½ HC, ½ PROT)
Paninis al horno
30 g de pan (2 HC)
1 taza (150 g) de tomate en dados (½ HC)
45 g de mozzarella desnatada (1½ PROT)
30 g de jamón York (1 PROT)
2 cucharaditas (10 ml) de aceite de oliva virgen (2 grasa)
1 nuez (1 grasa)
Otros: orégano

DESAYUNO PARA EL HOMBRE (4 BLOQUES)
Café descafeinado con ½ taza (100 ml) de leche desnatada (½ HC, ½ PROT)
Paninis al horno
45 g de pan (3 HC)
1 taza (150 g) de tomate en dados (½ HC)
45 g de mozzarella desnatada (1½ PROT)
60 g de jamón York (2½ PROT)
2 cucharaditas (10 ml) de aceite de oliva virgen extra (2 grasa)
2 nueces (2 grasa)
Otros: orégano

Complementar con al menos 2,5 g de EnerZona Omega 3 RX (1 cucharada de aceite de pescado Omega 3 RX líquido, ó 4 cápsulas de 1 g de aceite de pescado Omega 3 RX). Aumenta las cantidades de acuerdo con las directrices dadas en el capítulo 9 y si tienes complicaciones asociadas con el síndrome de grasa tóxica.

TENTEMPIÉ (1 BLOQUE)
Al final de este plan para 28 días encontrarás una lista con diferentes opciones.

COMIDA
Ensalada de hortalizas con salmón ahumado

Ingredientes para la mujer (3 bloques):
Para la ensalada
½ taza (130 g) de espárragos trigueros (cocinados) (½ HC)
1 taza (180 g) de judías verdes cocidas (½ HC)
1 taza (140 g) de brécoles cocidos (½ HC)
1 taza (300 g) de calabacines cocidos (½ HC)
135 g de salmón ahumado (3 PROT)
3 cucharaditas (15 ml) de aceite de oliva virgen extra (3 grasa)
Otros: sal, vinagre

Para el postre
1 melocotón (90 g) (1 HC)

Ingredientes para el hombre (4 bloques):
Para la ensalada
¾ de taza (200 g) de espárragos trigueros (cocinados) (¾ HC)
1½ taza (270 g) de judías verdes cocidas (¾ HC)
1½ taza (210 g) de brécoles cocidos (¾ HC)
1½ taza (450 g) de calabacines cocidos (¾ HC)
180 g de salmón ahumado (4 PROT)
4 cucharaditas (20 ml) de aceite de oliva virgen extra (4 grasa)
Otros: sal, vinagre

Para el postre
1 melocotón (90 g) (1 HC)

Elaboración
• Se cuecen todas las verduras por separado, hasta que queden al dente, se escurren y se dejan enfriar.

Presentación
• En un plato disponer las verduras y encima poner el salmón ahumado en láminas, previamente escurrido el exceso de aceite en papel absorbente.
• Aliñar con aceite, vinagre y sal.

TENTEMPIÉ (1 BLOQUE)
Al final de este plan para 28 días encontrarás una lista con diferentes opciones.

CENA
Puerros rellenos de queso de cabra, verduras y setas

Ingredientes para la mujer (2 bloques):
1 taza de puerros cocidos (1 HC)
1 taza (300 g) de calabacines cocidos (½ HC)
½ taza (60 g) de zanahoria (en juliana) (½ HC)
½ taza de setas (libre)
120 g de queso de cabra (2 PROT)
2 cucharaditas (10 ml) de aceite de oliva virgen extra (2 grasa)
Otros: sal

Ingredientes para el hombre (3 bloques):
1 taza de puerros cocidos (1 HC)
1 taza (300 g) de calabacines cocidos (½ HC)
½ taza (60 g) zanahoria (en juliana) (½ HC)
½ taza de setas (libre)
120 g de queso de cabra (2 PROT)
2 cucharaditas (10 ml) de aceite de oliva virgen extra (2 grasa)
Otros: sal

Para el postre
1 yogur desnatado (1 HC, 1 PROT)
1 nuez (1 grasa)

Elaboración
- En una cazuela con agua hirviendo cocemos los puerros.
- Pelamos y cortamos las zanahorias en juliana gruesa y las escaldamos en agua hirviendo.
- Cortamos las demás verduras en juliana gruesa y la salteamos en una sartén con un poco de aceite.
- Salteamos las setas cortadas en juliana, añadimos las zanahorias y las demás verduras y las mezclamos.
- Cortamos el queso en dados y lo mezclamos con las verduras.
- Abrimos los puerros por la mitad y los rellenamos con la mezcla de las verduras.
- En el horno a 180 °C gratinamos unos minutos.

Presentación
- Disponemos los puerros rellenos en un plato.

ANTES DE ACOSTARSE (1 BLOQUE)
Al final de este plan para 28 días encontrarás una lista con diferentes opciones.

SEMANA 4
DÍA 4

DESAYUNO PARA LA MUJER (3 BLOQUES)
Café descafeinado con 1 taza (200 ml) de leche desnatada (1 HC, 1 PROT)
15 g de pan integral (1 HC)
1 huevo escalfado (1 PROT)
30 g de jamón ibérico o serrano (1 PROT)
1 pera pequeña (100 g) (1 HC)
9 almendras (3 grasa)

DESAYUNO PARA EL HOMBRE (4 BLOQUES)
Café descafeinado con 1 taza (200 ml) de leche desnatada (1 HC, 1 PROT)
30 g de pan integral (2 HC)
1 huevo escalfado (1 PROT)
60 g de jamón ibérico o serrano (2 PROT)
1 pera pequeña (100 g) (1 HC)
12 almendras (4 grasa)

Complementar con al menos 2,5 g de EnerZona Omega 3 RX (1 cucharada de aceite de pescado Omega 3 RX líquido, ó 4 cápsulas de 1 g de aceite de pescado Omega 3 RX). Aumenta las cantidades de acuerdo con las directrices dadas en el capítulo 9 y si tienes complicaciones asociadas con el síndrome de grasa tóxica.

TENTEMPIÉ (1 BLOQUE)
Al final de este plan para 28 días encontrarás una lista con diferentes opciones.

COMIDA
Ensalada de tomate y cebolla.
Pescado blanco a la papillote

Ingredientes para la mujer (3 bloques):
Para la ensalada
1½ taza (225 g) de tomate (¾ HC)
½ taza (40 g) de cebolla (cruda) (¼ HC)
1 cucharadita (5 ml) de aceite de oliva virgen extra (1 grasa)
Otros: sal, vinagre

Para el pescado
135 g de pescado blanco (3 PROT)
¼ de taza (30 g) de zanahoria (cocinada) (¼ HC)
¼ de taza (30 g) de puerro (cocinado) (¼ HC)
¼ de taza (30 g) de pimiento rojo (cocinado) (¼ HC)
¼ de taza (30 g) de cebolla (cocinada) (¼ HC)
2 cucharaditas (10 ml) de aceite de oliva virgen extra (2 grasa)
Otros: sal, pimienta

Para el postre
1 mandarina (50 g) (1 HC)

Ingredientes para el hombre (4 bloques):
Para la ensalada
1½ taza (225 g) de tomate (¾ HC)
½ taza (40 g) de cebolla (cruda) (¼ HC)
2 cucharaditas (10 ml) de aceite de oliva virgen extra (2 grasa)
Otros: sal, vinagre

Para el pescado
180 g de pescado blanco (4 PROT)
½ taza (60 g) de zanahoria (cocinada) (½ HC)
½ taza (60 g) de puerro (cocinado) (½ HC)
½ taza (60 g) de pimiento rojo (cocinado) (½ HC)
½ taza (60 g) de cebolla (cocinada) (½ HC)
2 cucharaditas (10 ml) de aceite de oliva virgen extra (2 grasa)
Otros: sal, pimienta

Para el postre
1 mandarina (50 g) (1 HC)

Elaboración
Para el pescado
• En un molde de silicona o en un papel de aluminio poner las verduras cortadas en juliana y el pescado con el aceite.
• Cerrar el recipiente o hacer un paquete con el papel de aluminio asegurando que quede hermético.
• Introducir en el horno durante 20 minutos a 180 °C.

Presentación:
• Disponer en un plato el tomate en gajos y la cebolla en juliana.
• Aliñar con aceite, vinagre y sal.
• Sacar el pescado y las verduras del envoltorio y presentarlas en un plato.

TENTEMPIÉ (1 BLOQUE)
Al final de este plan para 28 días encontrarás una lista con diferentes opciones.

CENA

Champiñones al ajillo con gambas

Ingredientes para la mujer (2 bloques):
Para los champiñones
2 tazas de champiñones (libre)
1 cucharadita (5 ml) de aceite de oliva virgen extra (1 grasa)
Otros: ajo, sal, perejil

Para las gambas
90 g de gambas (2 PROT)
1 cucharadita (5 ml) de aceite de oliva virgen extra (1 grasa)
Otros: ajo, guindilla cayena

Para el postre
1 taza (180 g) de piña (2 HC)

Ingredientes para el hombre (3 bloques):
Para los champiñones
2 tazas de champiñones (libre)
2 cucharaditas (10 ml) de aceite de oliva virgen extra (2 grasa)
Otros: ajo, sal, perejil

Para las gambas
135 g de gambas (3 PROT)
1 cucharadita (5 ml) de aceite de oliva virgen extra (1 grasa)
Otros: ajo, guindilla cayena

Para el postre
1 manzana pequeña (90 g) (1 HC)
1 taza (180 g) de piña (2 HC)

ANTES DE ACOSTARSE (1 BLOQUE)
Al final de este plan para 28 días encontrarás una lista con diferentes
opciones.

SEMANA 4
DÍA 5

DESAYUNO PARA LA MUJER (3 BLOQUES)
Un café americano descafeinado
Sándwich mixto:
   2 rebanadas (30 g) de pan de molde (2 HC)
   30 g de jamón (1 PROT)
   30 g de queso bajo en grasa (1 PROT)
1 pera (100 g) (1 HC)

2 quesitos desnatados (1 PROT)
3 nueces (3 grasa)

DESAYUNO PARA EL HOMBRE (4 BLOQUES)
Un café americano descafeinado
Sándwich mixto:
　　2 rebanadas (30 g) de pan de molde (2 HC)
　　45 g de jamón (1½ PROT)
　　45 g de queso bajo en grasa (1½ PROT)
1 pera (100 g) (1 HC)
1 naranja pequeña (115 g) (1 HC)
2 quesitos desnatados (1 PROT)
4 nueces (4 grasa)

Complementar con al menos 2,5 g de EnerZona Omega 3 RX (1 cucharada de aceite de pescado Omega 3 RX líquido, ó 4 cápsulas de 1 g de aceite de pescado Omega 3 RX). Aumenta las cantidades de acuerdo con las directrices dadas en el capítulo 9 y si tienes complicaciones asociadas con el síndrome de grasa tóxica.

TENTEMPIÉ (1 BLOQUE)
Al final de este plan para 28 días encontrarás una lista con diferentes opciones.

COMIDA
Lomo de cerdo con piña

Ingredientes para la mujer (3 bloques):
Para el lomo
105 g de lomo de cerdo (3 PROT)
1 taza (180 g) de piña (2 HC)
3 cucharaditas (15 ml) de aceite de oliva virgen extra (3 grasa)
Otros: sal, cebolla, vino blanco, caldo de verduras

Para el postre
1 mandarina (50 g) (1 HC)

Ingredientes para el hombre (4 bloques):
Para el lomo
140 g de lomo de cerdo (4 PROT)
1½ tazas (270 g) de piña (3 HC)
4 cucharaditas (20 ml) de aceite de oliva virgen extra (4 grasa)
Otros: sal, cebolla, vino blanco, caldo de verduras

Para el postre
1 mandarina (50 g) (1 HC)

Elaboración
- Cortamos la cebolla en juliana y la ponemos a pochar en una cazuela con aceite.
- Cuando la cebolla esté vencida, añadimos la cinta de lomo para que se dore por todos los lados.
- Una vez dorada añadimos el vino blanco y lo dejamos a fuego alto hasta que hierva el vino, después lo cubrimos con el caldo de verduras.
- Añadimos la piña cortada en dados, bajamos el fuego y lo dejamos cocinar durante 30 minutos.

Presentación
- Servimos el lomo cortado en filetes finos con la salsa y la piña.

TENTEMPIÉ (1 BLOQUE)
Al final de este plan para 28 días encontrarás una lista con diferentes opciones.

CENA

Crema de puerros.
Emperador con limón

Ingredientes para la mujer (2 bloques):
Para la crema
1 taza de puerros (cocinados) (1 HC)
½ taza (130 g) de cebolla (cocinada) (1 HC)
1 cucharadita (5 ml) de aceite de oliva virgen extra (1 grasa)
Otros: sal, caldo de verduras

Para el emperador
90 g de emperador (2 PROT)
1 cucharadita (5 ml) de aceite de oliva virgen extra (1 grasa)
Otros: sal, limón

Ingredientes para el hombre (3 bloques):
Para la crema
1 taza de puerros (cocinados) (1 HC)
½ taza (130 g) de cebolla (cocinada) (1 HC)
1 cucharadita (5 ml) de aceite de oliva virgen extra (1 grasa)
Otros: sal, caldo de verduras

Para el emperador
135 g de emperador (3 PROT)
2 cucharaditas (10 ml) de aceite de oliva virgen extra (2 grasa)
Otros: sal, limón

Para el postre
1 pera pequeña (100 g) (1 HC)

Elaboración
Para la crema
- En una cazuela con el aceite indicado pochar la cebolla y añadir los puerros troceados.
- Cubrir todo con el caldo de verduras y dejar cocer durante 20 minutos.
- Batir la crema.

Para el pescado
- Pincelar una sartén con aceite y hacer el pescado a la plancha.
- Salpimentar y añadir el zumo de limón

Presentación
- Servir por separado la crema en un plato hondo o en un cuenco, y en otro plato el pescado

ANTES DE ACOSTARSE (1 BLOQUE)
Al final de este plan para 28 días encontrarás una lista con diferentes opciones.

SEMANA 4
DÍA 6

DESAYUNO PARA LA MUJER (3 BLOQUES)

Un café descafeinado con 1 taza (200 ml) de leche desnatada (1 HC,
    1 PROT)
15 g de pan integral (1 HC)
30 g de queso tipo Philadelphia *light* (1 PROT)
30 g de fiambre de pavo (1 PROT)
½ taza (90 g) de piña (1 HC)
9 almendras (3 grasa)

DESAYUNO PARA EL HOMBRE (4 BLOQUES)

Un café descafeinado con 1 taza (200 ml) de leche desnatada (1 HC,
    1 PROT)
15 g de pan integral (1 HC)
45 g de queso tipo Philadelphia *light* (1½ PROT)
45 g de fiambre de pavo (1½ PROT)
1 taza (180 g) de piña (2 HC)
12 almendras (4 grasa)

Complementar con al menos 2,5 g de EnerZona Omega 3 RX (1 cucharada de aceite de pescado Omega 3 RX líquido, ó 4 cápsulas de 1 g
de aceite de pescado Omega 3 RX). Aumenta las cantidades de acuerdo con las directrices dadas en el capítulo 9 y si tienes complicaciones
asociadas con el síndrome de grasa tóxica.

COMIDA
Alubias rojas con verduritas
y morcillo de ternera

Ingredientes para la mujer (3 bloques):
½ taza de alubias rojas (2 HC)
2 tazas (360 g) de berza (cocinada) (1 HC)
90 g de morcillo (3 PROT)
3 cucharaditas (15 ml) de aceite de oliva virgen extra (3 grasa)
Otros: sal, puerro, zanahoria, cebolla, ajo

Ingredientes para el hombre (4 bloques):
¾ de taza de alubias rojas (cocinadas) (3 HC)
2 tazas (360 g) de berza (cocinada) (1 HC)

120 g de morcillo (4 PROT)
4 cucharaditas (20 ml) de aceite de oliva virgen extra (4 grasa)
Otros: sal, puerro, zanahoria, cebolla, ajo

Elaboración

- En una cazuela con agua poner las alubias, el puerro, la zanahoria, la cebolla y el morcillo con una parte del aceite a cocer a fuego lento durante 2 horas.
- Una vez hechos, sacamos la cebolla, el puerro y la zanahoria.
- En una cazuela con agua hirviendo blanqueamos la berza.
- En una sartén con el aceite restante doramos los ajos.

Presentación

- Servimos las alubias con el morcillo acompañadas de la berza con el sofrito de ajos.

TENTEMPIÉ (1 BLOQUE)

Al final de este plan para 28 días encontrarás una lista con diferentes opciones.

CENA

Rollitos de lenguado con espinacas y remolacha

Ingredientes para la mujer (2 bloques):
Para los rollitos
70 g de lenguado (1½ PROT)
15 g de queso bajo en grasa (para fundir) (½ PROT)
1 taza (130 g) de espinacas (cocinadas) (½ HC)
½ taza (225 g) de remolacha cocida (1 HC)
¼ de taza (65 g) de cebolla (cocinada) (½ HC)
3 almendras (3 g) (1 grasa)
1 cucharadita (5 ml) de aceite de oliva virgen extra (1 grasa)
Otros: ajo, vino blanco, pimienta negra, sal

Ingredientes para el hombre (3 bloques):
Para los rollitos
90 g de lenguado (2 PROT)
30 g de queso bajo en grasa (para fundir) (1 PROT)
1 taza (130 g) de espinacas (cocinadas) (½ HC)

½ taza (225 g) de remolacha cocida (1 HC)
¼ de taza (65 g) de cebolla (cocinada) (½ HC)
3 almendras (3 g) (1 grasa)
2 cucharaditas (10 ml) de aceite de oliva virgen extra (2 grasa)
Otros: ajo, vino blanco, pimienta negra, sal

Para el postre
1 naranja pequeña (115 g) (1 HC)

Elaboración
• En una cazuela con agua hervir las espinacas y escurrir.
• Dorar las almendras en una sartén y triturarlas en un mortero.
• Rehogar la cebolla y los ajos en otra sartén hasta que se dore.
• En un recipiente mezclar las espinacas, las almendras trituradas, la cebolla y el ajo.
• Disponemos el combinado sobre los lomos de lenguado y los enrollamos atándolos con un palillo.
• Se colocan los rollitos en una bandeja, se cubren de queso y se rocían con vino blanco.
• Se hornean a 180 °C.

Presentación
• Se disponen los rollitos rellenos en el plato acompañados de unas rodajas de remolacha.

ANTES DE ACOSTARSE (1 BLOQUE)
Al final de este plan para 28 días encontrarás una lista con diferentes opciones.

SEMANA 4
DÍA 7

DESAYUNO PARA LA MUJER (3 BLOQUES)
Un café descafeinado con 1 taza (200 ml) de leche desnatada (1 HC, 1 PROT)
15 g de pan (1 HC)
30 g de atún (1 PROT)

8 cerezas (90 g) (1 HC)
2 quesitos *light* (1 PROT)
1 cucharadita (5 ml) de aceite de oliva virgen extra (1 grasa)
4 anacardos (2 grasa)

DESAYUNO PARA EL HOMBRE (4 BLOQUES)
Un café descafeinado con 1 taza (200 ml) de leche desnatada (1 HC, 1 PROT)
30 g de pan (2 HC)
60 g de atún (2 PROT)
8 cerezas (90 g) (1 HC)
2 quesitos *light* (1 PROT)
1 cucharadita (5 ml) de aceite de oliva virgen extra (1 grasa)
6 anacardos (3 grasa)

Complementar con al menos 2,5 g de EnerZona Omega 3 RX (1 cucharada de aceite de pescado Omega 3 RX líquido, ó 4 cápsulas de 1 g de aceite de pescado Omega 3 RX). Aumenta las cantidades de acuerdo con las directrices dadas en el capítulo 9 y si tienes complicaciones asociadas con el síndrome de grasa tóxica.

TENTEMPIÉ (1 BLOQUE)
Al final de este plan para 28 días encontrarás una lista con diferentes opciones.

COMIDA
Espaguetis con jamón, queso y calabacines

Ingredientes para la mujer (3 bloques):
¾ de taza de espaguetis cocidos (3 HC)
30 g de jamón York (1 PROT)
20 g de queso parmesano (1 PROT)
30 g de queso crema *light* (1 PROT)
3 cucharaditas (15 ml) de aceite de oliva virgen extra (3 grasa)
Otros: sal, cebolla, caldo de verduras, 100 g de calabacín (considerar inapreciable)

Ingredientes para el hombre (4 bloques):
1 taza de espaguetis cocidos (4 HC)

60 g de jamón York (2 PROT)
20 g de queso parmesano (1 PROT)
30 g de queso crema *light* (1 PROT)
4 cucharaditas (20 ml) de aceite de oliva virgen extra (4 grasa)
Otros: sal, cebolla, caldo de verduras, 100 g de calabacín (considerar
  inapreciable)

Elaboración

* En una cazuela con agua hirviendo y sal cocer la pasta y reservar.
* Cocer la cebolla en el caldo de verduras y añadir el queso crema
  light y batir hasta conseguir una crema.
* Picamos la cebolla y el calabacín y lo ponemos a pochar en una
  sartén con aceite.
* Una vez pochado añadimos el jamón en taquitos y la salsa de queso
  y le damos un hervor.
* Mezclamos la pasta cocida con la yema de huevo en crudo y añadimos la salsa con las verduras.

Presentación

* Servir la pasta con las verduras en un plato.

TENTEMPIÉ (1 BLOQUE)

Al final de este plan para 28 días encontrarás una lista con diferentes
opciones.

CENA
Ensalada de berros, manzana y anchoas

Ingredientes para la mujer (2 bloques):
Para la ensalada
Berros (libre)
Escarola (libre)
1 manzana pequeña (90 g) (1 HC)
60 g de anchoas en lata en aceite de oliva virgen extra (2 PROT)
1 cucharada rasa (10 g) de pasas (1 HC)
2 cucharaditas (10 ml) de aceite de oliva virgen extra (2 grasa)

Ingredientes para el hombre (3 bloques):
Para la ensalada
Berros (libre)
Escarola (libre)

1 manzana pequeña (90 g) (1 HC)
60 g de anchoas en lata en aceite de oliva virgen extra (2 PROT)
1 cucharada rasa (10 g) de pasas (1 HC)
3 cucharaditas (15 ml) de aceite de oliva virgen extra (3 grasa)

Para el postre
1 yogur desnatado (1 HC, 1 PROT)

Elaboración
Para la ensalada
• Preparar los ingredientes de la ensalada.
• Limpiar los berros y la escarola.
• Trocear la manzana.
• Poner las anchoas en un papel absorbente para extraer el aceite.

Para la vinagreta
• Preparar la vinagreta con aceite, vinagre, sal y pasas picadas.

Presentación
• En una fuente de ensalada ponemos la escarola, las espinacas y las anchoas.
• Aliñamos con la vinagreta.

ANTES DE ACOSTARSE (1 BLOQUE)
Al final de este plan para 28 días encontrarás una lista con diferentes opciones.

TENTEMPIÉS DE 1 BLOQUE

OPCIÓN 1
Melón con jamón y aceitunas
¾ de taza (180 g) de melón (1HC)
30 g de jamón serrano o ibérico (1 PROT)
3 aceitunas (1 GRASA)

OPCIÓN 2
Tosta de atún
15 g de pan integral con un poco de tomate natural untado (1 HC)
30 g de atún (1 PROT)
1 cucharadita (5 ml) de aceite de oliva virgen extra (1 GRASA)

OPCIÓN 3
Huevo con gambas y fruta
½ huevo cocido (½ PROT)
20 g de gambas (½ PROT)
1 cucharadita (6 g) de mayonesa light (1 GRASA)
3 albaricoques (130 g) (1 HC)

OPCIÓN 4
Piña en dados con pavo y almendras
½ de taza (90 g) de piña (1 HC)
30 g de fiambre de pavo (1 PROT)
3 almendras (1 GRASA)

OPCIÓN 5
Brocheta de gambas con pan
45 g de gambas (1 PROT)
1 rebanada (15 g) de pan (1 HC)
1 cucharadita (5 ml) de aceite de oliva virgen extra (1 GRASA)

OPCIÓN 6
1 copa de vino con mejillones
1 copa (125 ml) de vino (1 HC)
60 g de mejillones (1 PROT)
1 cucharadita (5 ml) de aceite de oliva virgen extra (1 GRASA)

OPCIÓN 7
Espárragos con huevo
12 puntas (270 g) de espárragos cocidos (1 HC)
1 huevo cocido (1 PROT)
1 cucharadita (6 g) de mayonesa light (1 GRASA)

OPCIÓN 8
Salmón ahumado con biscotes
30 g de salmón ahumado (1 PROT)
2 biscotes de pan (1 HC)
1 cucharadita (5 ml) de aceite de oliva virgen extra (1 GRASA)

OPCIÓN 9
Queso tipo Burgos con kiwi
30 g de queso tipo Burgos (1 PROT)
1 kiwi (100 g) (1 HC)
1 nuez (1 GRASA)

OPCIÓN 10
Tomate al horno con mozzarella
2 tazas (300 g) de tomate en rama (1 HC)
30 g de mozzarella desnatada (1 PROT)
1 cucharadita (5 ml) de aceite de oliva virgen extra (1 GRASA)

OPCIÓN 11
Pepino con fresas y requesón
1 taza (125 g) de pepino (¼ HC)
¾ de taza (130 g) de fresas (¾ HC)
80 g de requesón (1 PROT)
3 avellanas (1 GRASA)

OPCIÓN 12
Ciruela roja con quesitos
2 quesitos en porciones (1 PROT)
1 ciruela roja (85 g) (1 HC)
1 nuez (1 GRASA)

OPCIÓN 13
Rollitos de jamón de pavo con queso con picos y pistachos
15 g de jamón de pavo (½ PROT)
15 g de queso bajo en grasa (½ PROT)
4 picos de pan (1 HC)
3 pistachos (1 GRASA)

OPCIÓN 14
Vieira con vino blanco
45 g de vieira (1 PROT)
1 cucharadita (5 ml) de aceite de oliva virgen extra (1 GRASA)
1 copa (125 ml) de vino blanco (1 HC)

OPCIÓN 15
Lomo ibérico con picos
30 g de lomo ibérico (1 PROT)
4 picos de pan (1 HC)
3 aceitunas (1 GRASA)

OPCIÓN 16
Boquerones con tomate
30 g de boquerones (1 PROT)
2 tazas (300 g) de tomate (1 HC)
1 cucharadita (5 ml) de aceite de oliva virgen extra (1 GRASA)

OPCIÓN 17
Calamares encebollados
45 g de calamar (1 PROT)
½ taza (130 g) de cebolla cocinada (1 HC)
1 cucharadita (5 ml) de aceite de oliva virgen extra (1 GRASA)

OPCIÓN 18
Tortilla con verduras y pan
2 claras de huevo (1 PROT)
½ taza de champiñones (LIBRE)
½ taza (65 g) de pimiento verde cocinado (½ HC)
1 taza (135 g) de berenjena cocinada (½ HC)
1 cucharadita (5 ml) de aceite de oliva virgen extra (1 GRASA)

OPCIÓN 19
Tomates cherry con jamón cocido en taquitos
2 tazas (300 g) de tomate cherry
30 g de jamón cocido
1 cucharadita (5 ml) de aceite de oliva virgen extra

OPCIÓN 20
Yogur con almendras
1 yogur desnatado (1 HC, 1 PROT)
3 almendras (1 GRASA)

OPCIÓN 21
Macedonia de frutas
⅓ de taza (120 g) de macedonia de frutas natural sin almíbar (1 HC)
30 g de queso de Burgos (1 PROT)
1 nuez (1 GRASA)

OPCIÓN 22
1 unidad de EnerZona: snack, tentempié salado, minirock

APÉNDICE A

Apoyo continuado

Supongo que ya te habrás dado cuenta de que mis recomendaciones dietéticas son la mejor «medicación» para invertir el Síndrome de la Grasa Tóxica y vivir más y mejor. Este programa no es una dieta temporal sino una forma de vida en la que los alimentos se consideran medicamentos que nos proporcionan nuestro bienestar. Básicamente, nos estamos remontando a los comienzos de la medicina moderna y a Hipócrates con su famosa frase: «Que los alimentos sean tu medicina, y que la medicina sea tu alimento».

Aunque éste es el decimosegundo libro que escribo sobre la Zona, la palabra escrita tiene sus limitaciones. Por esta razón tengo un equipo de profesionales con formación específica que pueden ayudarte en cada uno de los pasos que des para vivir en la Zona y para que recuperes tu bienestar. Puedes contactar con nosotros en Estados Unidos en el 1-800-404-8171, o puedes visitar la *www.zonediet.com* donde encontrarás cientos de recetas de la Zona, trucos, información personalizada, foros, y una amplia variedad de productos dietéticos que te facilitarán increíblemente entrar en la Zona.

Si deseas más información científica sobre la Zona, te invito a que visites *www.drsears.com* para ver los estudios más actualizados sobre este campo que está evolucionando tan rápidamente.

En España puedes obtener más información llamando al teléfono gratuito 900 807 411
o contactando a través de la web
www.enerzona.net

APÉNDICE B

Análisis de sangre
para la inflamación silenciosa

Creo que el análisis de sangre más importante que te puedes hacer en tu vida es el perfil lipídico (también se conoce como perfil de ácidos grasos) para determinar la existencia y magnitud del Síndrome de la Grasa Tóxica. Este test te dará la ratio AA/EPA [ácido araquidónico (AA)/ácido eicosapentaenóico(EPA)], que es el indicador clínico de la inflamación silenciosa.

Idealmente, la ratio de AA/EPA debería ser inferior a 3 pero sin bajar de 1,5. Cuando esta ratio es superior a 10, has perdido el bienestar. Si tu ratio de AA/EPA es superior a 15, tienes niveles muy altos de inflamación silenciosa en la sangre (Síndrome de la Grasa Tóxica) que requieren una intervención inmediata respecto a la dieta.

Por desgracia, a pesar de la importancia de esta prueba, tu médico probablemente ni habrá oído hablar de ella, ni tampoco quedará incluida en las revisiones médicas ordinarias. La razón es que las grandes empresas que se dedican a los análisis clínicos no suelen hacerla, a pesar de que se ha empleado en muchos estudios.

En España puedes realizarte los análisis AA/EPA en los laboratorios Sabater-Tobella.

SABATER-TOBELLA ANÁLISIS
Servicios Centrales
c/ Londres, 6
08029 Barcelona
Tel. 93.444.32.00
web: www.sabater-tobella.com

APÉNDICE C

Las hormonas: las claves para tu internet biológico

No hace mucho, cuando hablábamos de las hormonas pensábamos en el efecto que tienen sobre nosotros en la pubertad. Ahora, todos los artículos de las revistas mencionan los tratamientos de sustitución hormonal con estrógeno o testosterona o de la hormona del crecimiento como los nuevos elixires para la juventud de una población que envejece.

Aunque algunas hormonas —como el estrógeno, la testosterona o la del crecimiento— disminuyen con la edad, otras —como la insulina y los eicosanoides proinflamatorios— aumentan. Estas últimas son las hormonas que se pueden modificar rápidamente con la Dieta de la Zona. En última instancia, cuando consigues controlar la insulina y los eicosanoides, consigues la fuente de la juventud (el bienestar mejorado) invirtiendo el Síndrome de la Grasa Tóxica.

Entonces, ¿qué es exactamente una hormona? La palabra *hormona* es de origen griego y significa «impulsar, excitar o poner en movimiento». Las hormonas son apasionantes porque son cien veces más potentes que cualquier medicamento. Esto se debe a que son capaces de activar complejas respuestas celulares en lugar de afectar a una sola enzima.

Cualquier agente bioquímico que pueda transmitir información activando una célula se puede considerar una hormona. Básicamente, son mensajeras de información, como los electrones son los mediadores del flujo de información en internet. Asimismo, las hormonas desempeñan el mismo papel en nuestro cuerpo, pero sus interacciones son mucho más complejas, permitiendo que el carácter de la información transmitida sea mucho más sofisticado y sólido.

Nuestro internet biológico

La clave para entender la Zona es saber cómo se comunican las hormonas para mantener el equilibrio dentro de nuestro cuerpo. Por eso utilizo el término «internet biológico» para describir esa interacción.

Nos maravillamos ante los avances tecnológicos que han hecho posible internet; sin embargo, en el interior de nuestro cuerpo poseemos un internet biológico que es infinitamente más complejo. Tenemos unos 100 billones de células que están en comunicación constante. Cuando nuestro internet biológico trabaja correctamente, gozamos de un estado de bienestar. Por otra parte, cuando la información sufre un cortocircuito, te diriges hacia la enfermedad crónica. La forma de salir de un estado de enfermedad crónica para gozar de un estado de salud mejorada es reducir la inflamación silenciosa y aumentar las respuestas antiinflamatorias internas, ambas controladas por los eicosanoides. Por eso el control de los eicosanoides es el pilar de dicho internet biológico.

Las subclases de hormonas

Dentro de nuestro internet biológico existe una considerable subdivisión de tareas, que da lugar a tres categorías distintas de hormonas: endocrina, paracrina y autocrina. Las diferencias entre estos tres tipos de hormonas se entienden mejor con la analogía del teléfono.

Imaginemos que las hormonas *endocrinas* son como las torres de microondas que transmiten nuestras conversaciones por el aire cuando hablamos. Cuando se ha transmitido la señal telefónica, ésta espera encontrar el lugar hacia el cual se dirige. Asimismo, las hormonas endocrinas se envían desde una glándula secretora al torrente sanguíneo con el objetivo final de encontrar la célula correcta (entre unos 100 billones de células) para transmitirle su mensaje. Del mismo modo que la conversación telefónica depende de la torre de microondas receptora, la hormona ha de encontrar la célula correcta. Eso sucede uniéndose a receptores específicos sobre la superficie de la célula. La hormona se ciñe al receptor celular como una nave que se acopla a una estación espacial.

A diferencia de las hormonas endocrinas, las *paracrinas* no viajan por el torrente sanguíneo. Son reguladores individuales para cada célula que tienen rutas muy definidas respecto a la distancia que pueden recorrer. En este sentido, estas hormonas se podrían comparar con los cables que llegan hasta nuestros hogares después de que la torre de microondas ha recibido la señal. Las hormonas paracrinas no necesitan un sistema de apoyo como el torrente sanguíneo para que las transporte. Lo único que necesitan es una unión nerviosa o una vía muy corta desde la célula secretora hasta la célula diana. Los neurotransmisores, como la serotonina y la dopamina, son ejemplos de hormonas paracrinas. Las paracrinas también actúan uniéndose a receptores específicos.

Las hormonas autocrinas son como exploradoras moleculares. Van de célula en célula para revisar su entorno inmediato y regresar a la célula para informarle de lo que sucede en su perímetro. Estas hormonas también usan receptores para transmitir esa información a la célula. Si vamos un poco más allá con nuestra analogía del teléfono, las hormonas autocrinas serían el auricular del teléfono. Por muy buenas que sean las torres de microondas (hormonas endocrinas) o la fidelidad de la información transmitida por los cables (hormonas paracrinas) que llegan hasta tu casa, si el auricular (hormonas autocrinas) no funciona correctamente, no podrás mantener una conversación telefónica. Las hormonas autocrinas más importantes son los eicosanoides.

Transmitir la información a la célula

Las hormonas todavía tienen que conseguir la respuesta de cada célula a sus avisos. Este es el trabajo de los segundos mensajeros y de los factores de transcripción nuclear.

Los segundos mensajeros

Los segundos mensajeros son fundamentales para que la hormona pueda activar la célula. El primer paso para la mayor parte de las hormonas, como la insulina, es ligar su receptor a la superficie de la célula. Este receptor hormonal, en la membrana celular, sufre un cambio estructural que se transmite a una enzima en particular mediante distintas proteínas unidas a la membrana conocidas como proteínas

G. Una vez activado por una hormona en el exterior de la célula, se genera un segundo mensajero en el interior de ella, y esto completa el mensaje original. Hay dos segundos mensajeros principales para todas las células. En resumen, gran parte de la complejidad de la interacción hormonal se reduce a un semáforo bioquímico que puede estar en rojo o en verde.

Entre los semáforos moleculares más importantes se encuentra el AMP cíclico. (El Premio Nobel de Medicina de 1971 fue concedido por el descubrimiento de esta molécula.) El AMP cíclico se puede considerar la luz verde para la célula e inicia una nueva cascada de transmisión de información (a través de la proteína quinasa A) que le dice a la célula lo que ha de hacer. Los eicosanoides buenos interactúan con los receptores que producen este segundo mensajero.

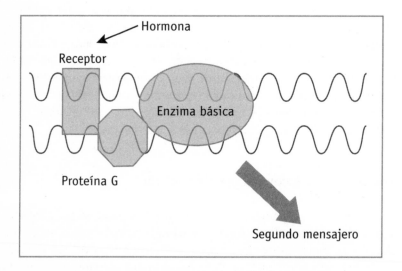

El otro sistema de segundo mensajero más importante es el denominado trifosfato de inositol/diacilglicerol (IP_3/DAG). Esto equivale a un semáforo en rojo en la célula porque suele tener la acción fisiológica opuesta al AMP cíclico, pues activa una cascada diferente a través de la proteína kinasa C. Tanto la insulina como los eicosanoides proinflamatorios utilizan esta vía. Estos segundos mensajeros se podrían considerar como los semáforos internos de los 100 billones de células, tal como se ilustra a continuación.

La acción hormonal se basa en el equilibrio de los segundos mensajeros

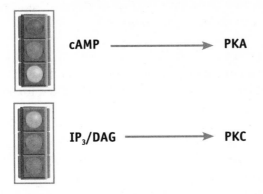

Si las luces rojas y verdes se alternan equilibradamente, el resultado es el bienestar. Si los semáforos están descoordinados, el resultado es la enfermedad crónica. Resumiendo, la gran complejidad de nuestro internet biológico se reduce a mantener el equilibrio entre las luces rojas y las verdes en los 100 billones de células de todo el cuerpo, para que la información del tráfico fluya correctamente.

Los factores de transcripción nuclear

Otro grupo de receptores hormonales intracelulares son los factores de transcripción nuclear. Una vez activados, van directamente al núcleo de la célula para estimular nuestros genes a fin de que aumenten la producción de nuevas proteínas. Los dos más importantes son el factor nuclear kappaB (NF-kappaB) y los receptores activados por proliferadores peroxisomales (PPAR).

El NF-kappaB controla las acciones inflamatorias inducibles de la célula. Cuando se ha activado este factor de transcripción, provoca la expresión génica de una extensa variedad de enzimas inflamatorias (COX-2) y de citoquinas (TNF alfa e IL-6) que amplían la señal inflamatoria original.

Los PPAR son en realidad una familia de factores de transcripción, incluidos los PPAR alfa y los PPAR-gamma. Si se activan los primeros, hace que los genes fabriquen una gran variedad de enzimas que oxidan la grasa. Si se activan los segundos, reducen la resistencia a la insulina aumentando la formación de nuevas células adiposas sanas (grasa buena) así como la formación de eicosanoides antiinflamatorios únicos.

Los ácidos grasos que se liberan en el interior de la célula desde su membrana y los eicosanoides que se han generado de esos ácidos grasos también pueden actuar como segundos mensajeros, ya sea activando ya sea inhibiendo esos mismos factores de transcripción nuclear.

Resumen

Los 100 billones de células están controlados por señales hormonales que conectan o desconectan complejas funciones moleculares internas, segundo a segundo. Nuestro bienestar (así como nuestro apetito) depende de que mantengamos el equilibrio de estas hormonas. Si no están equilibradas, la obesidad y las enfermedades crónicas se aceleran. Mantenerte en la Zona te proporciona ese control hormonal.

APÉNDICE D

Eicosanoides: las hormonas misteriosas

Hasta la palabra eicosanoide parece sacada de una película de ciencia ficción. Al fin y al cabo, estas hormonas son extrañas, misteriosas y casi místicas. Sin embargo, por importantes que sean los eicosanoides, pocos médicos han oído hablar de ellos, aunque controlen los niveles de inflamación silenciosa y regulen la capacidad de rejuvenecimiento celular interno del organismo.

Los eicosanoides se pueden considerar «superhormonas», porque controlan directa o indirectamente las acciones hormonales de prácticamente todas las demás hormonas. No tenemos una sola glándula eicosanoide: los 100 billones de células de nuestro organismo fabrican eicosanoides. Nuestro conocimiento sobre estas hormonas comenzó con el descubrimiento de los ácidos grasos esenciales en 1929. Se descubrió que si se eliminaban todas las grasas de la dieta, los animales utilizados para los experimentos morían rápidamente. Cuando volvieron a añadir algunos ácidos grasos esenciales (la entonces denominada vitamina F), los animales que se habían quedado sin grasa sobrevivieron. Al final, a medida que fueron avanzando las tecnologías, los investigadores se dieron cuenta de que los ácidos grasos esenciales estaban compuestos de ácidos grasos omega-3 y omega-6 y que ambos se debían ingerir en la dieta porque el cuerpo no podía sintetizarlos. No obstante, no todos los ácidos grasos esenciales pueden convertirse en eicosanoides, sino sólo aquellos compuestos de 20 átomos de carbono —ácido araquidónico (AA), ácido dihomogammalinolénico (DGLA) y ácido eicosapentaenóico (EPA)—. De ahí que se eligiera la palabra *eicosanoide,* porque procede de la palabra griega *eicosa*, que significa veinte.

Ulf von Euler descubrió los primeros eicosanoides en 1935. Los aislaron de la glándula próstata (una fuente excepcionalmente rica de eicosanoides), y se denominaron prostaglandinas (una pequeña subdivisión mucho más amplia de una familia de eicosanoides). En esos tiempos se pensaba que todas las hormonas procedían de una glándula diferenciada, por lo tanto era muy razonable bautizar a esa nueva hormona con el nombre de *prostaglandina*. Actualmente, sabemos que todas las células vivas del organismo pueden generar eicosanoides y que no hay un órgano o glándula concretos que sean el centro de la síntesis de los eicosanoides.

Hasta la fecha, los bioquímicos han identificado más de 100 eicosanoides, y cada año descubren más. El gran acontecimiento en la investigación sobre los eicosanoides se produjo en 1971, cuando John R. Vane descubrió el funcionamiento de la aspirina (el fármaco milagroso del siglo xx): cambiaba los niveles de eicosanoides. En 1982, Vane y sus colaboradores, Bengt Samuelsson y Sune Bergström, recibieron el Premio Nobel de Medicina por sus descubrimientos sobre el efecto de los eicosanoides en las enfermedades humanas.

¿Por qué son tan desconocidos si son tan importantes? En primer lugar, se generan, actúan y autodestruyen en cuestión de segundos, lo que hace que sean muy difíciles de estudiar. Segundo, no circulan por el torrente sanguíneo, por lo que es muy difícil intentar compararlos. Por último, actúan en concentraciones muy bajas haciendo que sea prácticamente imposible detectarlos. A pesar de estos obstáculos, se han publicado más de 100.000 artículos en publicaciones especializadas. Al menos existe una comunidad de investigadores básica que está interesada en los eicosanoides, aunque tu médico de familia nunca haya oído hablar de ellos en la facultad de Medicina.

Los eicosanoides comprenden una amplia gama de hormonas, muchas de las cuales también son desconocidas para los propios endocrinólogos. Entre esas clases de eicosanoides se incluyen:

Endocannabinoides
Epilipoxinas
Ácidos grasos hidroxilados
Leucotrienos
Lipoxinas
Prostaglandinas
Resolvinas
Tromboxanos

Casi todos los médicos conocen las prostaglandinas. Sin embargo, éstas no son más que un pequeño subgrupo de la familia de los eicosanoides. Algunos de los otros subgrupos se han descubierto recientemente. Por ejemplo, las epilipoxinas activadas por la aspirina y las resolvinas son eicosanoides que generan potentes propiedades antiinflamatorias y que se han descubierto hace pocos años. De hecho, en 2006 se descubrió que prácticamente cualquier medicamento que se une al factor de transcripción nuclear PPAR-gamma también induce a la producción de epilipoxinas antiinflamatorias.

Los modificadores de respuestas biológicas son moléculas que orquestan grandes cambios celulares. Probablemente, los eicosanoides son los modificadores más potentes y desempeñan un papel fundamental en nuestra fisiología. La superficie celular tiene gran variedad de receptores de eicosanoides, y según el eicosanoide que interactúe con un receptor específico, la célula sintetiza un segundo mensajero. Unas veces se genera un segundo mensajero como el AMP cíclico, y otras un segundo mensajero totalmente distinto, como el sistema IP$_3$/DAG. Si aumenta uno de los segundos mensajeros, el otro disminuye.

Los eicosanoides buenos y los malos

El segundo mensajero que produce un eicosanoide en concreto se convierte en la definición molecular de eicosanoide bueno o malo. Un eicosanoide bueno aumentará los niveles de AMP cíclico en la célula, mientras que uno malo los reducirá, elevando los de IP$_3$/DAG de los segundos mensajeros. La siguiente tabla enumera los tipos de eicosanoides buenos y malos y los receptores con los que interactúan.

Receptores para los eicosanoides buenos y malos

Eicosanoides buenos	Receptor	Efecto sobre el AMP cíclico
PGE$_1$	EP2, EP4	Aumento
PGI$_2$	IP	Aumento
PGD$_2$	DP	Aumento

Eicosanoides malos	Receptor	Efecto sobre el AMP cíclico
TXA_2	TP	Disminución
PGE_2	EP1, EP3	Disminución
$PGF_{2\alpha}$	FP	Disminución
LTB_4	BLT	Disminución
LTC_4	Cys-LTi	Disminución
LTD_4, LTE_4	Cys-LT2	Disminución

Cuando un eicosanoide interactúa con su receptor único, se sintetiza un segundo mensajero dentro de la célula diana. Si un eicosanoide bueno interactúa con el receptor correcto, se forma el AMP cíclico que es el segundo mensajero. Por otra parte, si un eicosanoide malo interactúa con su receptor, los niveles de AMP cíclico descienden. Para complicar más todo esto, algunos eicosanoides como los PGA y PGJ, son eicosanoides ciclopentanos. Estos eicosanoides no tienen receptores en la superficie pero pueden activar directamente los factores de transcripción nuclear en el interior de la célula. Entonces interactúan directamente con el núcleo de la célula a través de los factores de transcripción nuclear (como el PPAR) para influir en el crecimiento y la diferenciación celular.

Puesto que no existe una glándula eicosanoide concreta, no hay una central donde se «active» o se «desactive» su función. Por el contrario, nuestro cuerpo produce diferentes tipos de eicosanoides que tienen acciones fisiológicas diametralmente opuestas. Se necesita el equilibrio entre estas acciones fisiológicas contrarias de los distintos eicosanoides para mantener el equilibrio de estas acciones biológicas opuestas. Estas diferencias entre las acciones biológicas son el pilar del «eje» eicosanoide. Esto significa que el cuerpo ha de estar manteniendo constantemente el equilibrio para conservar el bienestar. Este eje de eicosanoides está compuesto por los eicosanoides buenos en un extremo y los malos en el otro. Es evidente, que no existen los eicosanoides totalmente buenos, ni los totalmente malos. Las cosas empiezan a empeorar cuando fabricas más eicosanoides malos y menos de los buenos.

Prácticamente, la enfermedad crónica se puede considerar una consecuencia del desequilibrio continuado entre los eicosanoides buenos y los malos. Ésta es mi visión a raíz de las investigaciones por las que se concedió el Premio Nobel de Medicina en 1982. Asimismo, llegué a la conclusión de que la definición molecular del bienestar es el equilibrio correcto de los eicosanoides. Resumiendo, cuanto más se decanta la balanza de los eicosanoides hacia los malos, más fácil es desarrollar una enfermedad crónica. Por el contrario, cuanto más se inclina hacia los buenos, más probabilidades tienes de conseguir el bienestar y la longevidad. La ratio de AA/DGLA indicará en qué punto te encuentras respecto a tu capacidad de aumentar el rejuvenecimiento celular (antienvejecimiento). Por otra parte, la ratio AA/EPA te dirá tu grado de inflamación silenciosa. Por eso, deberías mejorar ambas ratios.

Cómo se sintetizan los eicosanoides

Puesto que todas las células —y no una glándula específica— fabrican eicosanoides, es como si tuvieras 100 billones de glándulas eicosanoides separadas capaces de producir estas hormonas extraordinariamente poderosas. A diferencia de las hormonas endocrinas, que están bajo el control del hipotálamo y de la glándula pituitaria, no existe un centro de control para los eicosanoides. En lugar de responder a una señal general, cada célula responde a los cambios en su entorno más próximo. Los únicos ácidos grasos que se pueden sintetizar en eicosanoides son el AA, el DGLA y el EPA. Estos ácidos grasos se almacenan como fosfolípidos, que son componentes integrales de todas las membranas celulares. El primer paso para generar una respuesta celular es la liberación de uno de estos ácidos grasos esenciales de los fosfolípidos de la membrana celular. La enzima responsable de esta acción es un ácido graso esencial denominado fosfolipasa A_2.

Puesto que no existe un bucle hormonal que nos dé información para frenar la producción de eicosanoides, la única forma de inhibir su liberación de la membrana celular es mediante la producción de corticoesteroides (como el cortisol) en la glándula suprarrenal. Esto provoca la síntesis de una proteína (lipocortina) que inhibe la acción de la fosfolipasa A_2. Inhibiendo esta enzima, que libera ácidos grasos esenciales de las membranas celulares, se corta el suministro de un substrato necesario para la síntesis de todos los eicosanoides. Es evidente que si estás produciendo un exceso de cortisol (especialmente durante el estrés), reducirás toda la síntesis de eicosanoides (buenos y malos) hasta frenarla por completo. Esto puede provocar que tu sistema inmunitario empiece a resentirse.

Farmacología a contracorriente frente a la que va a favor de la corriente

Las empresas farmacéuticas no desconocen los eicosanoides. Han desarrollado una amplia gama de medicamentos antiinflamatorios para inhibir las enzimas que sintetizan los eicosanoides. Por desgracia, estos antiinflamatorios son como bombas silenciosas. Acaban con la producción de eicosanoides buenos y malos. Éste fue el problema de los inhibidores de la COX-2 y la causa de los efectos secundarios de los corticoesteroides administrados durante mucho tiempo.

En farmacología, la utilización de medicamentos para inhibir la producción de otro bioquímico fundamental se denomina ir «a favor de la corriente». Sin embargo, es más recomendable ir «a contracorriente» simplemente cambiando el equilibrio de los precursores de los eicosanoides para favorecer la producción de más eicosanoides buenos y menos de los malos. Esto es lo que da tanta fuerza a la Dieta de la Zona, porque es un programa que puede frenar la producción de ácido araquidónico. La Dieta de la Zona consigue lo que no hace ningún otro medicamento: equilibrar las hormonas más poderosas del cuerpo. Para entender todo esto has de comprender el efecto que tiene la dieta en la síntesis de ácidos grasos esenciales (AA, DGLA y EPA) que conducen a la síntesis de los eicosanoides.

La síntesis de los ácidos grasos esenciales

Todos los eicosanoides proceden de los ácidos grasos esenciales (ácidos que el cuerpo no puede producir), y por lo tanto han de formar parte de la dieta. Estos ácidos grasos esenciales se dividen en omega-3 y omega-6, según la posición de sus enlaces dobles. Sólo las plantas y las algas tienen la capacidad para insertar esos enlaces dobles utilizando las enzimas específicas delta-12 o delta-15-desaturasa. Ésta es la razón por la que es esencial para la vida incluir estos ácidos grasos en la dieta. Sin embargo, el ser humano tiene la capacidad de insertar otros enlaces dobles en esos ácidos grasos en otras posiciones.

Los ácidos grasos esenciales típicos omega-3 y omega-6 de la dieta sólo tienen una cadena de 18 átomos, y se han de alargar hasta 20 para que el cuerpo pueda generar los eicosanoides. Recordemos que todos los eicosanoides proceden de los ácidos grasos esenciales de la cadena de 20 átomos. Pero no sólo cuenta el número de átomos de carbono, sino su configuración. Los precursores de los eicosanoides han de tener cierta configuración espacial con al menos tres enlaces dobles conjugados a fin de poder convertirse en eicosanoides.

Las diferencias entre las dos clases de ácidos grasos esenciales omega-3 y omega-6, se basan en la posición de los enlaces dobles dentro de la molécula del ácido graso. Esto es importante porque la posición de estos enlaces dobles que dictamina su estructura tridimensional en el espacio es la que al final determina la interacción con sus correspondientes receptores. Aunque en la síntesis de los ácidos grasos de cadena larga se utilicen muchas de las mismas enzimas, sus caminos metabólicos son muy distintos. Puesto que el metabolismo de los ácidos grasos de cadena larga omega-3 es más complejo, empezaremos por la vía más sencilla por la que se fabrican los ácidos grasos omega-6.

Los ácidos grasos omega-6

Hay dos pasos metabólicos fundamentales en este proceso que determinan las cantidades de los componentes básicos de los eicosanoides, y que en bioquímica se conocen como «pasos limitantes». El primer paso de tasa limitada está controlado por la enzima delta-6-desaturasa. Esta enzima inserta en la posición correcta un tercer enlace doble, imprescindible en el ácido graso para empezar a curvarse hacia dentro y formar el ácido gammalinolénico (GLA), a partir del ácido linoléico, tal como se muestra en la figura de la página siguiente.

Una vez insertado este enlace doble en una cadena corta de ácido graso esencial para formar GLA, cantidades muy pequeñas de estos ácidos grasos esenciales recién formados pueden llegar a afectar profundamente al equilibrio de los eicosanoides en nuestro cuerpo.

Sin embargo, hay muchos factores que pueden disminuir la actividad de la enzima delta-6-desaturasa. El factor más importante es la edad. Hay dos épocas en la vida en las que esta enzima está totalmente inactiva. La primera es en el nacimiento. Durante los seis primeros meses de vida, la actividad de esta enzima esencial en el recién nacido

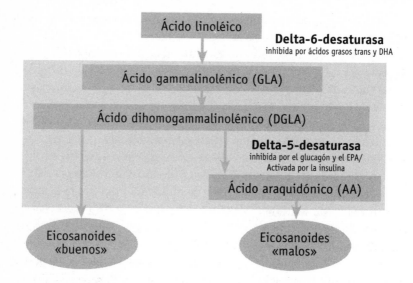

es relativamente baja. Pero también es cuando se requieren las mayores cantidades de ácidos grasos esenciales de cadena larga, puesto que el cerebro está creciendo al ritmo más rápido posible y estos ácidos grasos esenciales de cadena larga son los componentes básicos del cerebro. La solución a este problema: la leche materna. La leche materna es muy rica en GLA y otros ácidos grasos esenciales de cadena larga como el EPA y DHA (ácido docosahexaenóico). Suministrando estos ácidos grasos esenciales a través de la dieta, se supera esta inactividad temprana de la enzima delta-6-desaturasa.

La segunda etapa en la vida en la que empieza a decrecer la actividad de esta enzima es después de los 30 años. Los eicosanoides son esenciales para la reproducción. Los mejores años para que una mujer tenga hijos son entre los 18 y los 30. Por consiguiente, la actividad de la enzima esencial que se necesita para fabricar los precursores de los eicosanoides requeridos para la fertilidad empieza a disminuir a los 30 años.

La enzima delta-6-desaturasa también puede quedar inhibida por una infección viral. Los únicos agentes antivirales conocidos son los eicosanoides buenos, como los PGA_1, por su capacidad para subir los niveles del AMP cíclico que controla la réplica viral. Por consiguiente, la primera meta del virus es inhibir la formación de este tipo de eicosanoide. Esto es justamente lo que hacen muchos virus inhibiendo la enzima delta-6-desaturasa. Con ello, el virus ha concebido una forma increíblemente inteligente de esquivar la principal defensa antiviral (PGA_1) del organismo.

El último factor que puede reducir la actividad de la delta-6-desaturasa es la presencia de dos tipos de ácidos grasos en la dieta: las grasas trans y las grasas omega-3. Las grasas trans no existen de forma natural, las fabrica la industria alimentaria. Son ácidos grasos omega-6 que han sufrido transformaciones químicas mediante un proceso comercial conocido como hidrogenación y adoptan una nueva configuración espacial más estable y que evita la oxidación. La mayor estabilidad de estos ácidos grasos los hace ideales para alargar la conservación de los alimentos procesados, pero también su cambio en la configuración molecular los convierte en potentes inhibidores de la enzima delta-6-desaturasa. Las grasas trans ocupan el lugar activo de la enzima delta-6-desaturasa, impidiendo la formación de los ácidos grasos esenciales activados necesarios para la síntesis de eicosanoides. Resumiendo, los ácidos grasos trans se pueden contemplar como ácidos grasos antiesenciales debido a su acción inhibidora de la síntesis de los eicosanoides. Ésta puede ser la causa por la que se los relaciona con el desarrollo de las cardiopatías. ¿Cómo saber si estás comiendo un alimento que contiene ácidos grasos trans? Busca la frase «aceite vegetal parcialmente hidrogenado» en la etiqueta. Si hay eso escrito, el alimento contiene ácidos grasos trans.

La progresión metabólica de un ácido graso omega-6 para transformarse en uno de los componentes básicos de los eicosanoides sigue siendo del todo insuficiente, tras superar el primer obstáculo de fabricar GLA. Cuando se ha formado el GLA, se alarga rápidamente para formar el ácido dihomogammalinolénico (DGLA), que es el precursor de muchos eicosanoides buenos. No obstante, el DGLA es también el sustrato de la otra enzima de tasa limitada en la cascada de ácidos grasos esenciales: la delta-5-desaturasa. La actividad de la enzima delta-5-desaturasa es la que en última instancia controla el equilibrio entre los eicosanoides buenos y los malos. Si tu meta es tratar la enfermedad crónica y promover el bienestar, intentarás modular la actividad de esta enzima. Reduce la actividad de la delta-5-desaturasa y generarás más componentes básicos (DGLA) para fabricar eicosanoides buenos. Aumenta la actividad de esta misma enzima y generarás componentes básicos (AA) para la fabricación de eicosanoides malos. La actividad de esta enzima es esencial y se controla por la dieta debido al efecto que tiene sobre la insulina.

A medida que aumenta la actividad de la delta-5-desaturasa, el DGLA baja y el AA sube. Esto se puede comprobar en la ratio creciente AA/DGLA en la sangre. Al final, el equilibrio entre el DGLA y el AA en cada una de nuestros 100 billones de células determina los tipos de eicosanoides que produciremos. Necesitas algo de AA para producir algunos eicosanoides malos, pero si produces AA en exceso, la balanza de los eicosanoides se inclinará hacia el desarrollo acelerado de la enfermedad crónica.

Muchos de estos eicosanoides (especialmente PGE_2 y LTB_4), procedentes del ácido araquidónico, promueven la inflamación. Además, estos eicosanoides inflamatorios también pueden promover la liberación de otros mediadores proinflamatorios activando el NF-kappaB. Una vez activado, se dirige directamente al núcleo, activando la síntesis de más mediadores inflamatorios que amplían la intensidad del ataque inmunitario.

Mientras hay un sinfín de eicosanoides que proceden del AA, hay un número muy limitado que se puede sintetizar a partir del DGLA.

El principal eicosanoide procedente del DGLA es el PGE_1, uno de los eicosanoides buenos más estudiados y un potente vasodilatador e inhibidor de la agregación plaquetaria. También reduce la secreción de insulina, y aumenta la síntesis de una extensa variedad de hormonas que normalmente disminuyen durante el proceso de envejecimiento. El PGE_1 puede conseguir estas funciones tan diversas porque provoca un aumento del AMP cíclico. El PGA_1 es el supresor de la replicación viral por excelencia, especialmente en la transcripción del VIH, así como un inhibidor del factor de transcripción nuclear NF-kappaB que está implicado en la síntesis de una amplia gama de citoquinas proinflamatorias. Finalmente, la enzima LOX-15 puede convertir el DGLA en un potente inhibidor de la enzima LOX-5, que reduce la síntesis de leucotrienos. Es importante mantener alta la ratio DGLA/AA.

Los ácidos grasos omega-3

La síntesis de ácidos grasos omega-3 de cadena larga es mucho más compleja que la de los ácidos grasos omega-6.

La secuencia sintética de los ácidos grasos omega-3 del ácido alfalinolénico para la formación de EPA es aparentemente bastante directa, como la síntesis de AA de su precursor de cadena corta (ácido linoléico). De hecho, se utilizan las mismas enzimas en ambos casos. No obstante, el ácido alfalinolénico es otro inhibidor de la enzima delta-6-desaturasa, como el DHA. Esta respuesta inhibitoria dificulta más si cabe la formación de EPA. Por eso, los estudios donde se ha comparado la ingesta de ALA frente a la de EPA han indicado que la eficiencia para la formación de EPA a raíz del ALA es muy limitada. Por consiguiente, si quieres conseguir el máximo beneficio del EPA, tendrá que ser del consumo de aceite de pescado, no de fuentes vegetales ricas en ALA (como las semillas de lino o linaza).

La síntesis de ácidos grasos omega-3 se complica todavía más a medida que atraviesa los pasos adicionales para fabricar DHA, que es esencial para el funcionamiento del cerebro. El EPA se ha de alargar y la enzima delta-6-desaturasa ha de volver a convertirlo en el precursor del DHA, que a su vez ha de acortarse mediante las enzimas peroxisomales para transformarse en DHA. El resultado es que la síntesis del DHA a partir de ALA es todavía más difícil que la síntesis del EPA (que de entrada ya no es muy apropiada). Además, puesto que el DHA ha utilizado a la enzima delta-6-desaturasa en su síntesis, su mera presencia actúa como inhibidor de esta última, que a su vez reduce todavía más el flujo de ALA a EPA y DHA. Lo peor de todo es que la misma inhibición de la delta-6-desaturasa por parte del DHA también restringe la producción de DGLA, reduciendo el potencial de rejuvenecimiento celular.

El papel de la insulina

La mejor forma de reducir la formación de AA es limitando la ingesta de ácidos grasos omega-6, que se encuentran en los aceites vegetales, a la vez que reduces los niveles de insulina mediante la Dieta de la Zona. En condiciones normales, la síntesis de AA y EPA a raíz de sus precursores de cadena corta (ácidos linoléico y alfalinolénico respectivamente) es un proceso lento controlado por dos enzimas de tasa limitada (delta-6-desaturasa y delta-5-desaturasa). No obstante, cuando aumentan los niveles de insulina todo cambia, pues esta hormona es una poderosa activadora de ambas enzimas. Cuando suben los niveles de insulina (especialmente debido a la resistencia a la insulina), la síntesis de ácidos grasos esenciales de cadena larga, que de otro modo sería ordenada, se acelera y pasa a depender de la cantidad de ácidos grasos omega-6 y omega-3 que se ingieren en la dieta. Puesto que la cantidad ha aumentado enormemente debido al mayor consumo de aceites vegetales baratos ricos en ácido linoléico, se pierde el equilibrio natural y saludable de la ratio AA/EPA y se produce un aumento de la inflamación silenciosa. Si no se trata, el resultado es la aceleración de un amplio número de enfermedades crónicas que son consecuencia del Síndrome de la Grasa Tóxica.

Si tu ratio de AA/EPA es demasiado alta, tienes dos opciones dietéticas. La primera y la más eficaz es seguir la Dieta de la Zona y excluir en la medida de lo posible los ácidos grasos omega-6 de tu dieta. Esto reducirá la cantidad total de AA en tu cuerpo. La segunda opción es aumentar la dosis de EPA en tu dieta. Esto disolverá el exceso de AA en tu cuerpo. Idealmente, deberías hacer ambas cosas.

El efecto desbordamiento

Hace veinticinco años pensaba que bastaba con controlar la ratio entre AA y DGLA añadiendo la dosis correcta de GLA al aceite de pescado para controlar los eicosanoides. Aunque el uso adicional de inhibidores de la delta-5-desaturasa (como los concentrados de aceite de sésamo tostado) podía ayudar a prevenir el desbordamiento del DGLA en AA, todavía seguía siendo un proceso engañoso. Por eso, si estás pensando en añadir GLA a tu dieta, también deberás seguir la Dieta de la Zona para reducir los niveles de insulina, que de otro modo activarían la misma enzima delta-5-desaturasa que produce el AA. Para no tener problemas, tendrías que tomar al menos cien veces más EPA que suplemento de GLA. Se puede llegar a manipular la ratio de AA y DGLA en cada célula de tu cuerpo, pero es un proceso engañoso.

APÉNDICE E

Todo lo que siempre quisiste saber sobre el aceite de pescado y no te atreviste a preguntar

La pregunta más obvia es la siguiente: ¿por qué no comemos mucho pescado en lugar de tomar suplementos de aceite de pescado? Los japoneses lo hacen, y tienen niveles muy bajos del Síndrome de la Grasa Tóxica y son los más longevos del mundo.

El problema es que todo el pescado está contaminado. Sencillamente, no hay un solo lugar en la Tierra donde el pescado no esté contaminado ya sea con mercurio (principalmente de la combustión del carbón); con toxinas resistentes que ya no se fabrican, como los bifenilos policlorados (PCB) y las dioxinas; con toxinas nuevas como los ignífugos, que todavía no se han prohibido en Estados Unidos. Todos ellos se encuentran en el pescado, y cuanto más pescado comes, más toxinas resistentes almacenas. Por esta razón los niveles en sangre de estas toxinas en los japoneses casi rozan los límites máximos establecidos por la Organización Mundial de la Salud. El otro problema es que tendrías que consumir grandes cantidades de pescado para reducir los niveles de inflamación silenciosa. Actualmente los estadounidenses consumen al día unos 125 miligramos de EPA (ácido eicosapentaenóico) y DHA (ácido docosahexaenóico). Mis datos clínicos indican que se ha de ingerir casi 20 veces esa cantidad (unos 2,5 gramos de EPA y DHA al día) para que puedas observar un descenso significativo de los niveles de inflamación silenciosa. Eso es mucho pescado. Por eso creo que la solución más razonable es consumir aceites de pescado ricos en EPA y DHA y que estén libres de toxinas. Afortunadamente, existen, pero antes de describirlos voy a recordar un poco la historia de la fabricación del aceite de pescado.

La historia del aceite de pescado

Extraer aceite de pescado es relativamente sencillo. Basta con hervir el pescado hasta que el aceite llegue al borde del tanque, proceso que se conoce como *rendering* (derretimiento). Por desgracia, este aceite de pescado crudo también representa la cloaca del mar, puesto que los peces están al final de la cadena alimentaria del océano, y absolutamente todo en esa cadena contiene toxinas liposolubles, como bifenilos policlorados, dioxinas y compuestos de mercurio orgánicos, que se concentrarán en el aceite. El gran problema es conseguir que el aceite crudo sea apto para el consumo humano.

La primera vez que se utilizó el aceite de pescado con fines terapéuticos fue en Inglaterra en 1789. Cuando se trajo bacalao de América, sus hígados se dejaron fermentar en cubas. Tras muchos días de fermentación, el aceite rezumaba y se podía extraer. A pesar de lo detestable que fuera su sabor, este aceite crudo de hígado de bacalao se consideraba la cura milagrosa para la artritis. El gran «avance» en la fabricación del aceite de hígado de bacalao tuvo lugar en 1854, al hervir los hígados en un recipiente de hierro. El aceite seguía siendo asqueroso.

Hacia finales del siglo XIX, los primeros inmigrantes chinos llevaron aceite de serpiente marina a Estados Unidos. Las serpientes marinas se alimentan de peces, y por lo tanto, el aceite de su sistema era rico en EPA y DHA. El porcentaje de EPA y DHA del aceite de serpiente marina era prácticamente el doble que el del aceite de hígado de bacalao, así que a finales del mismo siglo, el aceite de serpiente marina era la fuente más rica de EPA y DHA que conocía la medicina. No es de extrañar que se vendiera como remedio para todo (y probablemente lo fuera porque era el mejor fármaco antiinflamatorio del momento). También tenía un sabor abominable (incluso peor que el aceite de hígado de bacalao). Por lo tanto, a los embaucadores les resultaba fácil poner cualquier sustancia de sabor horrendo en una botella e intentar venderla como si fuera «aceite de serpiente marina, pero más barato». De ahí que la expresión «vendedor de aceite de serpiente» se hiciera popular.

En la década de 1930, a los niños se les daba habitualmente una cucharada de aceite de hígado de bacalao puesto que era el mejor tratamiento para prevenir el raquitismo por su riqueza en vitamina D. Junto con la vitamina D, esos niños estaban ingiriendo una buena dosis de EPA y DHA (unos 2,5 gramos al día).

Es evidente que hemos avanzado mucho desde que dejábamos fermentar los hígados de bacalao para que soltaran su aceite o comprábamos aceite de serpiente marina. Sin embargo, incluso el aceite de hígado de bacalao actual está cargado de contaminantes industriales, como el mercurio, bifenilos policlorados y dioxinas, y el aceite de hígado de tiburón es el peor. Además, tiene el mismo sabor horrendo que revolvía los estómagos de los niños que hace décadas tomaban el aceite de hígado de bacalao. Aunque sea cierto que una cucharada de aceite de hígado de bacalao aporta 2,5 gramos de ácidos grasos omega-3 de cadena larga —lo cual considero una dosis de mantenimiento—, también aporta contaminantes y una elevada dosis de vitamina A, que se almacena en el tejido adiposo y que puede tener efectos tóxicos, como la pérdida del cabello, o cosas peores, si se toma en dosis altas.

En la década de 1980, la fabricación del aceite de pescado dio un salto tecnológico. Los fabricantes empezaron a extraer el aceite del cuerpo del pez en lugar de hacerlo del hígado. Esto resolvió el problema potencial de la toxicidad de la vitamina A (puesto que el hígado contiene toda la vitamina A). Estos aceites del cuerpo del pescado, sin embargo, seguían teniendo el mismo sabor abominable que el de hígado de bacalao, por lo que los consumidores se resistían a ingerirlos. Los fabricantes resolvieron el problema presentando el aceite en cápsulas de gelatina blanda. El único inconveniente es que las cápsulas normalmente cuestan diez veces más que el aceite de pescado que contienen.

Aunque las cápsulas de aceite de pescado en un principio resolvieron el problema inicial del sabor, también crearon otro: nadie tomaba suficiente EPA y DHA para que fuera una dosis terapéutica. Por ejemplo, para conseguir la misma cantidad de EPA y DHA que tomando 1 cucharada de aceite de hígado de bacalao hacían falta 8 cápsulas de 1 gramo al día. Para conseguir la cantidad de EPA y DHA utilizada en el estudio para el tratamiento de la depresión bipolar realizado por la Facultad de Medicina de Harvard, se deberían tomar más de 30 cápsulas de 1 gramo al día. La cantidad de 1 ó 2 cápsulas al día que la mayoría estamos dispuestos a tomar tienen muy poco efecto porque la cantidad de ácidos grasos omega-3 de cadena larga que se encuentran en esas dosis es extremadamente pequeña.

No obstante, hasta esa pequeña cantidad de aceite de pescado, considerado como alimento natural, que se consumía a mediados de 1980, fue suficiente para provocar graves problemas gástricos. No es de extrañar que la moda del aceite de pescado que inundó Estados

Unidos en esos tiempos desapareciera tan rápidamente. La gente no experimentaba ningún beneficio para la salud porque las dosis que tomaban eran muy pequeñas para obtener algún resultado. Para empeorar las cosas, cuando la cápsula se disolvía en el estómago, muchas personas notaban que el sabor del aceite de pescado les repetía y tenían mal aliento durante horas. Por si eso fuera poco, otras sustancias contaminantes (generalmente, ácidos grasos extraños de las algas) presentes en el aceite de pescado les provocaban hinchazón y diarrea.

Aunque la vitamina A era eliminada de las cápsulas de aceite del cuerpo del pescado, seguía habiendo el problema de los bifenilos policlorados y de las dioxinas. Para hacer frente a este problema, algunos fabricantes emplearon una tecnología denominada destilación molecular, que eliminaba parte de los bifenilos policlorados y de las dioxinas, pero no en su totalidad. Como la destilación molecular también eliminaba el colesterol, estos productos se podían comercializar anunciando que no tenían colesterol. (De hecho, no era así, pero la cantidad de colesterol descendió por debajo del límite que exigía el Estado para poder indicarlo en la etiqueta.)

El verdadero avance en los aceites de pescado tuvo lugar hacia el año 2000, cuando llegaron los concentrados de EPA y DHA altamente purificados. Esto requería ingeniería química avanzada que empieza con la eliminación de la mayoría de las grasas saturadas mediante la destilación fraccionada, a la vez que se consigue eliminar casi todos los bifenilos policlorados (medidos en partes por cada mil millones) y dioxinas (medidas en partes por billón) mediante una destilación molecular más sofisticada. Con estas innovaciones, se creó un nuevo tipo de aceite, uno que podía ofrecer una cantidad concentrada de ácidos grasos omega-3 de cadena larga sin los subproductos no deseados, como contaminantes químicos o ácidos grasos perjudiciales. Básicamente, estos nuevos concentrados altamente purificados de EPA y DHA se podían considerar aceite de pescado puro de alta calidad: altamente concentrados y purificados, y listos para actuar.

Los concentrados altamente purificados de EPA/DHA

¿Cuáles son las normativas para un concentrado altamente purificado de EPA y DHA? Se han de cumplir cuatro requisitos. Por desgracia, no es obligatorio indicar la mayor parte de estos criterios en la etiqueta de un producto. Lo que significa que has de confiar en la integridad de la marca, lo cual siempre es arriesgado en el negocio de los alimentos naturales.

La única cosa que suele aparecer en la etiqueta es el nivel de EPA y DHA. Incluso en esto es fácil que te engañen. Siempre hay que buscar que tenga al menos un 60 por ciento de ácidos grasos EPA y DHA. Sólo los concentrados que superen este nivel de EPA y DHA son lo suficientemente puros para cumplir con los otros tres requisitos. Aunque los otros tres requisitos nunca constan en la etiqueta, esto es lo que debería poner:

PCB (bifenilos policlorados)	menos de 30 partes por mil millones (ppmm)
Dioxinas	menos de 1 parte por billón (ppb)
Oxidación total (Totox)	menos de 20 meq*/kg

* Miliequivalentes por litro.

Son normativas muy estrictas y sólo las cumple un reducido grupo de suplementos de aceite de pescado. Veamos la razón por la que cada requisito es esencial para asegurar los beneficios de los concentrados de EPA y DHA para reducir la inflamación.

Primero, el aceite de pescado natural sólo contiene entre un 5 y un 20 por ciento de ácidos grasos EPA y DHA. La gran mayoría de los ácidos grasos del pescado son grasas saturadas, además de algunos ácidos grasos monoinsaturados que perturban el tracto gastrointestinal. Nuestro cuerpo no está diseñado para digerir estos ácidos grasos producidos por las algas. (Recordemos que los peces no fabrican aceite de pescado; simplemente acumulan algas que generan EPA y DHA.) Eliminarlos del aceite de pescado puede ayudar a evitar los trastornos gastrointestinales sin sacrificar ningún beneficio para la salud.

Segundo, el aceite de pescado crudo se puede considerar la cloaca del mar. Todo lo que no es liposoluble, como los bifenilos policlorados, las dioxinas y los compuestos de mercurio orgánico, se encuentra en el aceite de pescado crudo. Para eliminar estas sustancias químicas se requiere un complejo proceso químico porque se necesitan aproximadamente 100 litros de aceite de pescado crudo para hacer 1 litro de concentrado de EPA y DHA. Si no se indica que los niveles de bifenilos policlorados son inferiores a 30 partes por mil millones (ppmm), lo más probable es que ese aceite de pescado los contenga. Recomendación útil: desconfía si el fabricante pone que los niveles de bifenilos policlorados están «por debajo de los límites detectables». Esto simplemente significa que el detector que han utilizado no es muy sensible. Por desgracia, nuestro cuerpo y el cerebro sí los detectan.

Tercero, los niveles de oxidación total (Totox) del aceite de pescado incluyendo peróxidos, cetonas y aldehidos son especialmente importantes ya que éstos pueden dañar el ADN.

Calibrar la calidad del aceite de pescado

Salvo que tengas un sofisticado y caro equipo en tu cocina, nunca podrás determinar la calidad de un concentrado de EPA y DHA. Un fabricante puede afirmar que el aceite de pescado es de «calidad farmacéutica», pero no existe una definición estándar respecto a lo que significa eso. Las leyes que gobiernan la industria de los complementos alimenticios en Estados Unidos son sumamente permisivas, porque permiten a los fabricantes poner lo que les plazca en la etiqueta de un producto siempre y cuando no prometa que cura o previene cierta enfermedad. Por lo tanto, debes desconfiar de cualquier aceite de pescado.

Entonces, ¿qué ha de hacer un consumidor? Hay tres opciones. La primera es la sencilla *prueba del palillo de dientes* para tener una idea del grado de pureza de un aceite de pescado. Es la siguiente: pon unas cucharaditas de aceite de pescado líquido en un vasito y colócalo en el congelador durante cinco horas. (Si tienes cápsulas, corta unas cuantas y sácales el líquido.) Si a las cinco horas todavía puedes introducir fácilmente el palillo en el aceite, es que es aceptable. Si el aceite está congelado, probablemente esté lleno de toxinas.

La segunda prueba sencilla es su olor y su sabor. Los seres humanos han desarrollado un sistema sensitivo de gusto y olfato que nos indican el peligro de comer un alimento en particular. Con el aceite de pescado no es diferente.

La tercera opción es entrar en una web gratuita que nada tiene que ver con los fabricantes y comprobar si la marca que has comprado cumple los requisitos que he señalado. En mi opinión, la mejor es *www.ifosprogram.com*, de la Universidad de Guelph en Canadá. El IFOS (las siglas para International Fish Oil Standars) utiliza las pruebas más sofisticadas del mundo para buscar los contaminantes. Todos los lotes de aceite de pescado que se analizan reciben una puntuación que indica el grado de calidad del producto. Por esta razón, muchos fabricantes nunca remiten sus aceites para que sean analizados pues todos los resultados se publican en internet. Otros envían sólo un lote, haciéndote creer que todos los lotes son iguales. (Esto es como pensar que cada año la cosecha de vino tendrá el mismo sabor.)

¿Y si el aceite de pescado que estás tomando no está en la lista de esta web? El que no haya ningún dato debería hacerte dudar de su calidad.

¿Cuánto has de tomar?

Para conseguir los beneficios de los ácidos grasos omega-3 has de tomar una dosis terapéutica. Por desgracia, es mucho más alta de lo que habíamos imaginado en un principio. Has de tener en cuenta el coste del EPA y DHA en un producto de aceite de pescado. Aquí, la potencia es importante. Para los aceites de pescado de potencia baja, el coste de la cápsula de gelatina es mucho mayor que el del propio producto. De modo que cuando calculas el coste real por gramo de EPA y DHA que estás tomando, es muy caro. Aunque los concentrados de EPA y DHA destilados parece que sean más caros, el coste real de los ingredientes activos (EPA y DHA) suele ser menor.

Condición	Dosis requerida de EPA y DHA
Mantener el bienestar	2,5 g al día
Obesidad, diabetes del tipo 2, cardiopatías o antes de iniciar una dieta	5 g al día
Dolor crónico	7,5 g al día
Patologías neurológicas	10 g al día

Esta es la verdad sin disfraces sobre los complementos nutricionales: para que funcionen, has de tomar la dosis adecuada. En la
industria de los productos naturales en Estados Unidos todo se hace
al revés. Calculan lo máximo que está dispuesto a pagar un cliente al
mes. Entonces, ponen la cantidad justa del producto para ajustarse a
ese precio. Aunque el complemento funcione (y el aceite de pescado
es uno de los pocos complementos que cumplen ese requisito), si no
tomas bastante, no verás los resultados.

Los ácidos grasos omega-3 de cadena corta frente a los de cadena larga

No todos los ácidos grasos omega-3 se crean del mismo modo. Los
de cadena larga como el EPA son los más eficaces para equilibrar los
niveles de eicosanoides. Además, el DHA es un poderoso activador
de los factores de transcripción, y es necesario para el funcionamiento óptimo del cerebro. Estos ácidos grasos omega-3 de cadena larga
sólo se pueden conseguir del aceite de pescado. Los de cadena corta,
como el ácido alfalinolénico (ALA), que se encuentra en la linaza y
en otras semillas, tienen el potencial de convertirse en sus parientes
de cadena larga, como el EPA y DHA. El problema es que el proceso
biosintético es muy poco eficaz, por lo que no podemos conseguir
demasiados ácidos grasos de cadena larga a raíz de los de cadena
corta. De hecho, tendríamos que consumir 20 gramos de ALA para
fabricar 1 gramo de EPA y 0,1 de DHA. Esto no compensa la inver-
sión dietética.

Concentrados EPA y DHA altamente purificados: ¿cuánto es demasiado?

Los concentrados de EPA y DHA altamente purificados sólo contienen unas pocas calorías. La dosis de mantenimiento (2,5 gramos de
ácidos grasos omega-3 al día) aportaría unas 35 calorías extras diarias. Incluso tomando 10 gramos de ácidos grasos omega-3 diarios
en concentrados de EPA y DHA, supondría menos de 200 calorías
al día. La buena noticia es que el aumento de las calorías está más
que compensado ya que resulta más fácil perder el exceso de grasa.

El EPA en el aceite de pescado inhibirá la adhesión de los endo-cannabinoides a sus receptores (por lo que no comerás tanto), y el DHA aumenta la expresión de las enzimas quemadoras de grasa activando el factor de transcripción PPAR-alfa. Una de las razones por las que Manuel Uribe (el hombre más gordo del mundo del que he hablado en el capítulo 4) está adelgazando tanto es porque toma unos 20 gramos de EPA y DHA al día. Estos niveles no sólo reducen su apetito sino que aumentan el uso metabólico de su grasa almacenada.

La seguridad del aceite de pescado altamente purificado

El aceite de pescado destilado ha sido objeto de numerosos estudios en investigaciones serias y se ha considerado extraordinariamente seguro. Sin embargo, sigue habiendo ideas equivocadas respecto a su uso. En otro de mis libros (*En la Zona con Omega 3 Rx*), expliqué la falta de fundamento de estas ideas. Tal como he descrito en este libro, el consumo de aceite de pescado altamente purificado (más de 15 gramos de EPA y DHA al día) en niños y adultos es muy seguro siempre y cuando la pureza sea extraordinaria y utilices la ratio de AA/EPA para determinar la dosis máxima que ingerir. Cuando se toman 5 gramos al día, no es necesario controlar la sangre pues es prácticamente imposible llegar a una ratio de AA/EPA inferior a 1,5.

Sin embargo, el consumo de aceites de pescado destilados sí tiene un problema: la reducción en la producción de los eicosanoides buenos, porque inhiben la producción del ácido dihomogammalinolénico (DGLA). Así que tomar *sólo* aceite de pescado altamente purificado en tu lucha contra la inflamación silenciosa es como dar dos pasos hacia delante y uno hacia atrás. Sigues yendo por delante en reducir la inflamación silenciosa, pero de algún modo también habrás reducido tu capacidad de rejuvenecimiento celular. En mis análisis clínicos, así como en los que realizan otros profesionales, puedes ver un resultado coherente con los aceites de pescado destilados: las ratios de AA/EPA disminuyen y las de AA/DGLA aumentan.

Voy a poner algunos ejemplos extraídos de algunos de mis análisis clínicos y de otros profesionales:

Tipo de estudio	EPA y DHA al día	Cambios	Significación estadística
Falta de sueño	2,5 g	AA/EPA -74 por ciento	p<0,001
		AA/DGLA +93 por ciento	p<0,001
Mujeres postmenopáusicas	4 g	AA/EPA -86 por ciento	p<0,001
		AA/DGLA +46 por ciento	p<0,001
Adultos con obesidad mórbida	5 g	AA/EPA -69 por ciento	p<0,001
		AA/DGLA +44 por ciento	p<0,004

Como observarás, con el aceite de pescado destilado el AA/EPA desciende (lo cual es bueno), pero el AA/DGLA aumenta (lo cual es malo).

Los datos experimentales indican que combatiendo con éxito la inflamación, se corre el riesgo de reducir a la vez la respuesta antiinflamatoria interna; esto está especialmente comprobado en adultos, cualquiera que sea la dosis de aceite de pescado. Se necesita aportar dosis muy pequeñas (trazas) de GLA para enlentecer el proceso de envejecimiento.

Resistencia a la insulina: todo empieza en tu tejido adiposo

Me he dado cuenta de que, curiosamente, pocos médicos saben lo que significa la resistencia a la insulina, y mucho menos cuál es su causa. Dicho de la manera más sencilla posible, significa que la señal que está intentando comunicar la insulina no llega a la célula diana. Es como tocar el timbre de una puerta y que nadie te responda. El resultado es que no se puede absorber correctamente la glucosa del torrente sanguíneo. El páncreas compensa produciendo más insulina (hiperinsulinemia) para llevar glucosa por la fuerza bruta a la célula diana. Esto aumenta el nivel de insulina en la sangre cuando se combina con un exceso de ácidos grasos omega-6, lo que conduce a una superproducción de ácido araquidónico (AA), lo que significa aumento de inflamación silenciosa.

Lo que provoca la resistencia a la insulina en cualquier célula es la inflamación, y el primer sospechoso es la citoquina inflamatoria denominada TNF alfa. La TNF alfa es una de las citoquinas inflamatorias que se producen cuando se activa el factor de transcripción nuclear NF-kappaB. Cuando se descubrió, a mediados de la década de 1990, que la TNF alfa estaba relacionada con la resistencia a la insulina, despertó mucho interés hasta que los investigadores se dieron cuenta de que los niveles de TNF alfa eran casi idénticos en diabéticos y en no diabéticos. Además, la inyección de anticuerpos de los TNF alfa tuvo escaso impacto sobre la resistencia a la insulina. Así que el hecho de que la TNF alfa pudiera aparecer en diferentes partes del cuerpo sin que aumentara en el torrente sanguíneo era un misterio.

Creo que la respuesta a esta paradoja reside en la difusión metastásica de la grasa tóxica. Para comprenderlo hemos de retroceder a la principal causa de la resistencia a la insulina en otras células, es decir, volver al tejido adiposo.

Muchas veces se supone que la resistencia a la insulina se debe básicamente a un problema del tejido muscular liso, pero, en realidad, todas las células tienen receptores de insulina. Por eso podemos hallar resistencia a la insulina en las células hepáticas, en las del cerebro e incluso en las adiposas. Creo que es en estas últimas donde realmente comienza la historia de la resistencia a la insulina.

Si tienes células adiposas sanas (grasa buena), el exceso de AA puede quedar almacenado en ellas, evitando de ese modo los efectos perjudiciales para otros órganos. Pero cuando las células adiposas se van enfermando (grasa mala) y acaban muriendo (debido a la toxicidad del AA), ese AA empieza a filtrarse a través del tejido adiposo y acelera el desarrollo de enfermedades crónicas, generalmente asociadas con la obesidad: esto es el Síndrome de la Grasa Tóxica.

Aunque ya he hablado antes de estos conceptos, vale la pena intentar comprender científicamente lo que sucede, no sólo la razón por la que la inflamación silenciosa engorda, sino cómo ese aumento de grasa puede convertirse en un área de almacenamiento temporal para la agresión inflamatoria continuada a todos los órganos del cuerpo.

El tejido adiposo

Las células adiposas son células muy especializadas que en su conjunto forman el tejido adiposo, al igual que las células hepáticas trabajan juntas para formar el hígado. El tejido adiposo es el órgano más pesado del cuerpo (como si no lo supieras). Lo más importante es que el tejido adiposo es tan vital para nuestra supervivencia como cualquier otro órgano porque controla el flujo del combustible de alto rendimiento (grasa) para fabricar trifosfato de adenosina (ATP), a la vez que evita la lipotoxicidad.

Los dos mecanismos más importantes para asegurar la supervivencia son la capacidad para soportar el estrés de la inanición y la de responder a la infección de los invasores microbianos. En especies menos desarrolladas como la mosca de la fruta, todas estas funciones están comprendidas en lo que se conoce como el cuerpo graso. Este cuerpo graso nota la energía y la disponibilidad de nutrientes, controla el metabolismo de dichos nutrientes y, por último, coordina las respuestas inmunitarias con su estado metabólico actual. Aunque son órganos distintos, el tejido adiposo, el sistema inmunitario y el hígado conservan sus antiguas raíces genéticas. Ésta es la razón por la que existe una fuerte comunicación entre las vías de señalización inflamatorias y metabólicas.

Respuestas inflamatorias mediadas por macrófagos

Entre las células más importantes de la respuesta inflamatoria se encuentran los macrófagos, que proceden de los leucocitos (glóbulos blancos de la sangre). Aunque los leucocitos son benignos, cuando se transforman en macrófagos, se convierten en máquinas de matar. Las señales primarias que activan estos glóbulos blancos para llegar a convertirse en macrófagos son un grupo de eicosanoides proinflamatorios (leucotrienos) derivados del AA. Los leucotrienos también actúan como agentes vasodilatadores que dejan que los recién transformados macrófagos se introduzcan en el torrente sanguíneo para que entren en el sistema linfático y puedan llegar a su lugar de destino. Esos mismos leucotrienos actúan como bengalas químicas que conducen a los macrófagos al campo de batalla.

Una vez en el lugar de la inflamación, los macrófagos despliegan un formidable arsenal de armas, entre las que se encuentran los radicales libres y las citoquinas inflamatorias, con la esperanza de destruir cualquier organismo invasor. Al final de la batalla consumen los restos para que no quede ningún indicio de inflamación. Pero los macrófagos sólo se baten en retirada cuando escuchan la señal de varios eicosanoides antiinflamatorios. Las principales señales antiinflamatorias proceden de los eicosanoides antiinflamatorios, como las lipoxinas, epilipoxinas y resolvinas, así como de otros eicosanoides derivados del DGLA. El rejuvenecimiento celular (curación) sólo se puede producir frenando el ataque emprendido por los macrófagos.

Este sistema tan vinculado de destrucción y rejuvenecimiento celular es la base del bienestar. El conflicto se genera cuando la fase de destrucción está siempre activa (en forma de inflamación silenciosa), o la fase de rejuvenecimiento no está operando correctamente. En cualquier caso, envejeces antes y desarrollas enfermedades crónicas a edades más tempranas.

Los leucocitos circulantes no son la única fuente de macrófagos. También los puede generar el tejido adiposo, uno de los lugares donde se reúne una mayor concentración de células madre del organismo. Con el estímulo apropiado, se pueden transformar en nuevas células adiposas o en nuevos macrófagos (recuerda que las células adiposas y las inmunitarias comparten antepasados genéticos comunes). Lo más importante es que tanto las células adiposas como los macrófagos tienen otro factor compartido: la capacidad de unirse y absorber ácidos grasos.

Las grasas en llamas

A pesar de todo lo que hablamos sobre la obesidad, siempre me ha resultado sorprendente lo poco que se ha estudiado sobre el tejido adiposo. Cuando, por fin, los investigadores se decidieron a hacerlo en el año 2003, descubrieron que casi el 50 por ciento de la masa grasa de animales criados obesos genéticamente consistía en macrófagos. Esto sólo puede significar una cosa: la grasa estaba «en llamas», porque cuando encuentras macrófagos, también encuentras inflamación. El incremento de la inflamación silenciosa en el tejido adiposo prepara el terreno para que el tejido adiposo empiece a propagar la inflamación por todo el cuerpo.

Tal como he dicho antes, el exceso de AA en cualquier célula es altamente tóxico y las células adiposas no son inmunes a esta toxicidad. Si los niveles de AA traspasan cierto umbral, esa célula adiposa en concreto irá enfermando hasta morir y liberará toda su grasa almacenada. Esto representa el momento en que la grasa buena se convierte en mala. Es un momento de gran emergencia local porque se libera mucho AA tóxico almacenado, y las únicas células que pueden limpiar este caos de grasa son los macrófagos. Pero a diferencia de las células adiposas, los macrófagos tienen una capacidad limitada para absorber el exceso de grasa, por lo que se emite una señal para que acudan más macrófagos (procedentes del torrente sanguíneo y de la transformación de las células madre adiposas en más macrófagos). Las micrografías electrónicas de estas salvajes operaciones pueden mostrar un inmenso número de macrófagos rodeando a una célula adiposa agonizante. Con todos estos macrófagos rodeando a la célula adiposa muerta, se liberan muchas TNF alfa, lo cual genera resistencia a la insulina en las células adiposas sanas que están a su alrededor. Asimismo, los macrófagos liberan otra citoquina inflamatoria conocida como IL-6. Pero a diferencia de la TNF alfa, la IL-6 puede circular fácilmente por el torrente sanguíneo para ser absorbida por el hígado, donde estimulará la producción de la proteína C-reactiva (PCR). Por este motivo los niveles altos de PCR se asocian con el exceso de grasa, pero sólo en las personas que tienen resistencia a la insulina.

Una de las funciones principales de las células adiposas es su capacidad para frenar la liberación de ácidos grasos almacenados, que es la razón por la que la insulina se puede considerar una hormona de almacenamiento. (Recuerda que la insulina inhibe la lipasa sensible a las hormonas en las células adiposas.) Sin embargo, cuando los niveles de insulina son bajos —como cuando dormimos— no hay nada que inhiba la liberación de ácidos grasos de las células adiposas al torrente sanguíneo. Lo cual es bueno, puesto que sin esa grasa liberada que va al hígado para convertirse en glucosa, nuestro cerebro puede que no resistiera hasta la mañana siguiente.

Los ácidos grasos liberados lo hacen en forma de ácidos grasos no-esterificados (AGNE). Siempre que los AGNE estén bien regulados, habrá un buen flujo de combustible de primera hacia el hígado para que lo sintetice en glucosa para el cerebro, así como en ATP para el resto del cuerpo. Ese flujo lo controla la actividad de la lipasa sensible a las hormonas. A medida que se desarrolla la resistencia a la insulina en las células adiposas, la insulina ya no puede regular el flujo externo de AGNE, y el hígado no puede metabolizar todo este exceso de grasa en lipoproteínas. El exceso de AGNE es absorbido inmediatamente por otras células y convertido en triglicéridos en forma de gotitas de lípidos para su almacenamiento.

Pero si estas gotitas de lípidos de las células son ricas en AA, lo que habrás hecho es crear un sistema de transporte muy eficiente para llevar a un mediador muy inflamatorio (AA) desde su seguro almacén en el tejido adiposo hasta el interior de los distintos órganos, donde puede provocar más inflamación en otros lugares muy distantes de las células adiposas. Esto es la metástasis de la grasa tóxica, igual que una célula cancerígena que hace metástasis a partir del tumor principal para generar tumores nuevos en otras partes del cuerpo.

La lipotoxicidad: grasa donde no debe estar

Sólo hay una célula en el cuerpo que pueda tolerar grandes cantidades de grasas en forma de triglicéridos: la célula adiposa. El cerebro es rico en grasa, pero principalmente en la forma de fosfolípidos y esfingolípidos, que son los componentes principales de todas las membranas. De modo que cuando otras células que no son las adiposas empiezan a acumular exceso de grasa en forma de triglicéridos, las consecuencias no son precisamente favorables. Una de ellas es la difusión de la resistencia a la insulina.

Puesto que los AGNE son tóxicos (pueden actuar como detergentes para solubilizar las membranas celulares), cuando llegan a la célula, si no se usan inmediatamente como una fuente de energía, se transforman en triglicéridos y se almacenan en forma de gotitas de lípidos. Si esto ocurre en cualquier otra célula que no sea la adiposa, hablamos de *lipotoxicidad*. Uno de los primeros lugares donde se almacenan estas gotitas de lípidos es en el tejido muscular liso. Si los AGNE son ricos en AA (lo cual es muy probable, puesto que ha sido el exceso de AA lo que ha provocado la muerte de la célula), este AA recién transportado en las gotitas de lípidos hasta el tejido muscular liso es muy probable que genere inflamación interna. Esto implica una mayor activación del NF-kappaB y de la producción de más TNF alfa, lo que a su vez provocará el deterioro de las señales de la insulina en el músculo liso. Esto crea la resistencia a la insulina clásica asociada a la diabetes tipo 2, aunque al principio todo se originara como una simple resistencia a la insulina en el tejido adiposo, provocada por una enfermedad inducida por el AA que al final termina con la muerte de otras células adiposas sanas.

Si se desarrolla una resistencia a la insulina en el tejido muscular liso (el principal lugar de almacenamiento de los hidratos de carbono), significa que el páncreas está forzado a bombear más insulina para intentar bajar el exceso de glucosa en la sangre (la glucosa es tóxica a niveles altos). Este exceso de insulina en la sangre se denomina *hiperinsulinemia*. Siempre que el páncreas pueda seguir secretando niveles cada vez más altos de insulina para reducir la glucosa en la sangre, no se desarrollará la diabetes tipo 2. Sin embargo, la hiperinsulinemia provocará el síndrome metabólico, un conjunto de condiciones que incluyen un HDL bajo, triglicéridos altos y pequeñas partículas de lipoproteína de baja densidad (LDL), todo ello debido a la hiperinsulinemia en la sangre. Si no se trata, el síndrome metabólico se convierte en diabetes tipo 2 en un plazo de 8 a 10 años.

La diabetes tipo 2 sólo se desarrolla cuando las células beta (las que producen insulina) del páncreas se ven afectadas por la lipotoxicidad y empiezan a producir menos insulina. Cuando ocurre eso, los niveles de glucosa en la sangre empiezan a subir rápidamente, ya que el páncreas no puede seguir satisfaciendo la creciente demanda de insulina. Ésta es la definición clínica de la diabetes. Cuando desarrollas la diabetes tipo 2, puedes calcular que tu esperanza de vida ha disminuido de 10 a 15 años.

Las células del tejido muscular liso y del páncreas no son las únicas que empiezan a acumular gotitas de lípidos. Otros órganos sensibles a la lipotoxicidad son el hígado (que da lugar al hígado graso y al final a la esteatohepatitis no alcohólica o EHNA) y el corazón (donde se forman las células espumosas que acaban formando las placas ateroescleróticas). Ésta es la razón por la que las enfermedades del hígado y del corazón están muy relacionadas con la diabetes tipo 2, pero no especialmente con el exceso de peso.

Lo que has de hacer para vivir más y mejor

Para vivir más y mejor has de invertir el Síndrome de la Grasa Tóxica. Para ello has de reducir la inflamación silenciosa de todo tu cuerpo, pero primero, lo más importante es que reduzcas la del tejido adiposo, que es el epicentro desde donde se produce la metástasis de la grasa tóxica.

Siempre y cuando la inflamación silenciosa esté bajo control en el tejido adiposo, no se producirá una muerte generalizada de las células adiposas, por lo tanto no vendrá un ejército de macrófagos a limpiar la zona. Si no hay macrófagos, los niveles de la TNF alfa e IL-6 bajarán espectacularmente. En realidad, lo que necesitas es algo que apunte directamente a las células adiposas para reducir la inflamación sin que tenga efectos tóxicos secundarios. ¿Qué puede conseguirlo? Los aceites de pescado ricos en ácido eicosapentaenóico (EPA).

La mejor forma de llegar a las células adiposas es con un ácido graso. Los niveles altos de EPA diluirán el AA en el tejido adiposo. Irónicamente, cuanta más tendencia genética tienes a la obesidad (debido a la trampa para la grasa), con mayor rapidez llega el EPA hacia la zona inflamada del tejido adiposo para apagar el fuego. Los estudios con animales lo han demostrado.

Independientemente de la genética de cada persona, se necesitan grandes cantidades de EPA y DHA (ácido docosahexaenóico) para evitar que la grasa se inflame si se tiene sobrepeso u obesidad. La dosis inicial es de 5 gramos al día de EPA y DHA. Manuel Uribe (el hombre más obeso del mundo) ha estado tomando aproximadamente 20 gramos al día para que su ratio de AA/EPA descendiera a menos de 2. Cuando lo consiguió, su resistencia a la insulina desapareció. Al mismo tiempo redujo endocannabinoides en el cerebro, lo que a su vez calmó su deseo de comer.

Bastan 30 días para que disminuya la inflamación silenciosa de tus células adiposas y puedas convertir un tumor maligno en uno benigno. Reducir el tamaño de este último te llevará mucho más tiempo. Para ser realistas, has de contar con que vas a perder aproximadamente medio kilo de grasa a la semana. Esto supone reducir unas 500 calorías al día. De hecho, los ensayos clínicos han demostrado que si intentas reducir la dosis diaria de calorías en más de 500 por debajo de tu tasa de metabolismo basal (TMB), se genera un importante estado de irritabilidad, lo que conduce a saltarse la dieta.

La cantidad mínima realista de calorías diarias es de unas 1.500 para el hombre tipo y de unas 1.200 para la mujer tipo. Pero si estas calorías se dividen entre los hidratos de carbono de carga glucémica baja (principalmente verduras y pequeñas cantidades de fruta), proteínas bajas en grasa y grasas monoinsaturadas como verás en las comidas del capítulo 13, no tendrás hambre. Este equilibrio de macronutrientes te permite cambiar un metabolismo acostumbrado a quemar glucosa por otro que queme grasas, lo que significa producir más ATP con menos calorías. Esto es justamente para lo que está diseñada la Dieta de la Zona. Es una forma de comer sin pasar hambre, diseñada para sentirse saciado, a la vez que se genera la mayor cantidad de ATP con el mínimo número de calorías dietéticas.

Para aumentar la sensación de saciedad, tómate tu primer aceite de pescado después de cenar, de este modo los endocannabinoides interactuarán en menor medida con los receptores durante las siguientes 4 a 6 horas. Ésta es una buena forma de evitar pasar hambre por la noche, un punto débil habitual en las personas que siguen dietas.

Aunque es el EPA del aceite de pescado lo que reduce la inflamación en las células adiposas e inhibe los endocannabinoides, el DHA también es importante para activar el PPAR-alfa, que aumenta la producción de las enzimas implicadas en la beta-oxidación de los ácidos grasos. En concentraciones lo suficientemente altas, el DHA ayuda a quemar grasas más rápido.

Por último, el eicosanoide PGE$_1$ (derivado del DGLA), que es útil para reducir la inflamación, también aumenta la liberación de la grasa almacenada. El resultado final es una pérdida de grasa aún más rápida, especialmente en aquellas personas con trampa genética para la grasa.

La meta real es reducir la inflamación del tejido adiposo a la vez que reduces la carga total de grasa del tejido adiposo. Un método demostrado clínicamente es seguir la Dieta de la Zona y tomar aceite de pescado concentrado; lo ideal es con aceite de pescado concentrado y destilado.

APÉNDICE G

Nutrigenómica: cómo afecta la dieta a la expresión de tus genes

Hace setenta años una de las formas más seguras de ganar el Premio Nobel era hacer algún descubrimiento sobre nutrición. En la actualidad una de las formas más seguras de ganarlo es descubriendo algo en genómica, el estudio de la expresión de los genes. Curiosamente, ambas áreas están relacionadas.

Cuanto más entendemos la biología molecular de nuestros genes, más se evidencia el poder que tienen los ingredientes de la comida para alterar la expresión de ellos. Esta afirmación es muy fuerte: implica que podemos utilizar lo que comemos para conectar o desconectar nuestros genes. Esto se debe a que los mecanismos para la expresión de nuestros genes muchas veces han dependido de la presencia de ciertos nutrientes en nuestra dieta.

Las investigaciones para desvelar el genoma humano nos han demostrado los pocos genes funcionales que existen en nuestro ADN. Lo que hace que los seres humanos seamos una especie más compleja que otras es nuestra capacidad para activar o desactivar este número limitado de genes con mayor precisión. En otras palabras, podemos cambiar mejor la expresión de nuestros genes que otras especies. La búsqueda de los genes que se pueden utilizar para tratar enfermedades crónicas es una de las áreas de mayor interés en la biología molecular. Muchos de estos genes son proteínas de la célula denominadas factores de transcripción, que se pueden activar para conectar o desconectar ciertos genes, especialmente los relacionados con la inflamación. Los dos más importantes desde la perspectiva dietética son el NF-kappaB (que activa la respuesta inflamatoria) y el PPAR-gamma (que la desactiva).

Para comprender de qué forma nuestra dieta puede afectar a estos factores de transcripción en particular hemos de entender el componente más primitivo de nuestro sistema inmunitario, el sistema inmunitario innato. Se considera primitivo sólo porque compartimos muchos componentes con el sistema inmunitario de las plantas. Sólo hemos podido empezar a analizar su complejidad con el desarrollo de nuevas tecnologías para la investigación en biología molecular.

Esta parte de nuestro sistema inmunitario es un sistema de alarma precoz para detectar invasiones microbianas mediante el reconocimiento de los patrones de ciertos fragmentos de microbios. Si alguna de estas partes está presente y se une a la superficie de ciertos receptores denominados receptores *Toll-like* o TLR, pone en marcha una compleja serie de acontecimientos que conducen a una escalada de la inflamación silenciosa para empezar la fase de ataque de nuestra respuesta inflamatoria. (El término *toll* corresponde a una palabra alemana que significa «extraño». Si la mosca de la fruta carece de estos receptores, acaba teniendo un aspecto extraño.)

Uno de los receptores *Toll-like* más estudiados es el TLR-4, que se une a cierto fragmento de una bacteria conocido como lipopolisacárido o LPS. Cuando el fragmento de esta bacteria encuentra a su receptor *Toll-like* (muy similar a la unión de una hormona con su receptor), se ponen en marcha una serie de acontecimientos que activan el NF-kappaB. Este factor de transcripción activado se dirige al núcleo de las células para avisar del aumento de la síntesis de proteínas inflamatorias. Cuantas más proteínas inflamatorias se generan, más amplifican la respuesta inflamatoria necesaria para atacar a los posibles invasores bacterianos.

El problema principal desde una perspectiva dietética es que uno de los componentes del LPS necesario para la unión inicial con su receptor *Toll-like* es el ácido graso saturado de este último. De hecho, si añadimos grasas saturadas al entorno exterior de la célula, pueden activar el NF-kappaB. Esa es la mala noticia. Esta es la razón por la que las dietas ricas en grasas saturadas pueden ser inflamatorias. La buena noticia es que los ácidos grasos omega-3 de cadena larga, como el EPA (ácido eicosapentaenóico) y el DHA (docosahexaenóico) pueden impedir esta unión y evitar la activación de la respuesta inflamatoria del sistema inmunitario innato provocada por la ingesta de grasas saturadas en la dieta, lo cual aumentaría la inflamación silenciosa.

Por desgracia para los estadounidenses, la ingesta de EPA y DHA se ha reducido mucho en su dieta, a la vez que se ha producido un notable aumento de las grasas saturadas y las grasas trans (pensemos en los donuts). La consecuencia es más inflamación silenciosa debido a la dieta porque nuestro sistema inmunitario innato no está preparado para distinguir entre una invasión microbiana real y un desequilibrio en la composición grasa de nuestra dieta.

Otro beneficio es que el EPA y el DHA también inhiben la activación del propio NF-kappaB aunque tomes muchas grasas saturadas. Además de favorecer el equilibrio de los eicosanoides inflamatorios, las dosis adecuadas de EPA y DHA también pueden inhibir significativamente otros componentes moleculares de la respuesta inflamatoria, como los receptores *Toll-like* y el NF-kappaB.

Los polifenoles son otro nutriente que puede reducir la activación del NF-kappaB, y por lo tanto puede reducir la inflamación silenciosa. Por eso, las dietas ricas en frutas y verduras (como la Dieta de la Zona) son más antiinflamatorias que aquellas cuya fuente principal de hidratos de carbono son incoloros (como los cereales y los almidones).

Los polifenoles son componentes con un sabor muy amargo, y por eso se encuentran en concentraciones bajas en las frutas y las verduras. Tomemos como ejemplo la manzana. De todos es conocido el popular dicho: *An apple a day keeps the doctor away*, «una manzana al día mantiene alejado al médico». Pensemos qué es lo que hay realmente en una manzana. Primero descartaremos el agua, porque no es muy probable que esa sea la razón por la que pueda alejar al médico. Luego sacaremos los hidratos de carbono. Cada vez queda menos. Ahora sacaremos la fibra. Lo que queda es una pequeñísima cantidad de polifenoles que inhiben la inflamación, pero tienen un sabor terrible. Como ves, tendrías que comer muchas manzanas para obtener sus beneficios antiinflamatorios. (Recordemos que el chocolate también tiene polifenoles, pero también son extraordinariamente amargos. Por eso los fabricantes añaden muchísimo azúcar y grasa para disfrazar su sabor.)

El resveratrol es el polifenol que se encuentra en la uva negra (por no decir en el vino tinto). Es muy probable que muchos de los beneficios para la salud del vino tinto procedan de este polifenol. (Como es natural, el alcohol ayuda a enmascarar el sabor amargo anestesiando los receptores del gusto.) Los últimos experimentos de la Universidad de Harvard indican que si ratas obesas toman una dosis suficiente de este polifenol (el equivalente a beber unos 300 vasos de vino tinto al día), viven más a pesar de su obesidad. ¿Cuál es la razón? Lo más probable es que se deba a que la inhibición del NF-kappaB reduce la inflamación silenciosa, por lo tanto favorece la longevidad.

Para demostrar que no hay un polifenol mágico (recordemos que probablemente existan más de 20.000), combiné una serie de polifenoles de las frutas y verduras más comunes y los probé con las células adiposas que previamente habían sido estimuladas por la TNF para activar el NF-kappaB. El resultado indicó que, a medida que aumentaba la concentración de esa combinación de polifenoles, la cantidad de NF-kappaB que se activaba como respuesta a la TNF quedaba notablemente reducida. Esta es la confirmación tecnológica del consejo de la abuela de comer frutas y verduras.

El otro componente de las frutas y las verduras que tiene propiedades antiinflamatorias son los salicilatos. Estos componentes naturales también inhiben el NF-kappaB. Los salicilatos son los componentes que utilizan las frutas y verduras para autodefenderse de los invasores microbianos, como los virus. Ayudan a sellar las áreas atacadas provocando una muerte celular. El mayor indicio de que una fruta o verdura contiene muchos salicilatos es el número de puntos negros en su superficie. Estas manchas oscuras que se ven en las frutas y verduras es lo que nos indica las batallas inmunitarias que han librado contra los invasores microbianos. Si una planta tiene muchas manchas es porque su producción de salicilatos ha sido alta. Desde que hace unos setenta años se inventaron los herbicidas y pesticidas, las plantas ya no tienen que esforzarse mucho para generar salicilatos. Por eso, nuestra generación ha crecido acostumbrada a comer frutas y verduras que parecen salidas de un molde. Por desgracia, contienen casi un 20 por ciento menos de salicilatos que las variedades orgánicas que han de confiar en sus propias defensas para luchar contra las agresiones. Los alimentos orgánicos no tienen tan buen aspecto, pero contienen muchos más agentes antiinflamatorios.

Recordemos que el antiinflamatorio más potente de nuestros días es la aspirina. Los salicilatos, como los polifenoles, tienen un sabor horrendo. El gran logro del siglo XIX, fue reducir el amargor del ácido salicílico convirtiéndolo en acetilsalicílico (aspirina). Ya no sabía tan mal y la gente podía tomar la dosis adecuada para reducir la inflamación. Es como añadir mucho azúcar y grasa a los polifenoles del cacao para que sepan mejor.

Entonces, ¿por qué comer muchas frutas y verduras cuando sería más fácil tomar aspirina? En primer lugar, la aspirina tiene muchos efectos secundarios, como las hemorragias, mientras que las frutas y verduras no. En segundo lugar, la aspirina no contiene polifenoles. En tercero, si comes muchas frutas y verduras, significa que probablemente no estés comiendo muchos cereales y almidones procesados, por lo que ya estarás reduciendo la secreción de insulina. Por último, estás en armonía dietética con tus genes porque las frutas y verduras eran la principal fuente de hidratos de carbono de los seres humanos hace miles de años. Nuestro sistema inmunitario innato fue diseñado para que estos componentes de los alimentos fueran los que ejercieran el control integral de la modulación molecular de las respuestas inflamatorias. Cuando se eliminan de la dieta y se sustituyen por cereales (que no existían hace diez mil años), el resultado es el aumento de la inflamación silenciosa.

Sin embargo, esto no quiere decir que la aspirina no tenga beneficios. Las investigaciones pioneras de Charles N. Serhan de la Facultad de Medicina de Harvard han demostrado que una aspirina de concentración muy baja puede generar toda una nueva serie de eicosanoides antiinflamatorios increíblemente potentes, conocidos como epilipoxinas. Pero aquí está el problema: cuanta más aspirina tomas, menos epilipoxinas generas. Pero si combinas el aceite de pescado concentrado con la aspirina de baja concentración, creas otro grupo de potentes eicosanoides antiinflamatorios, conocido como resolvinas. ¿Qué es una aspirina de baja concentración? Viene a ser la mitad de una aspirina para niños. Resumiendo, es como si el fármaco milagroso del siglo xx (aspirina) estuviera uniendo fuerzas con el fármaco milagroso del siglo xxi (aceite de pescado concentrado) para fabricar componentes que ayudan a reducir la respuesta inflamatoria.

Al igual que el NF-kappaB puede activar la inflamación, otro gen diana puede activar la antiinflamación. Son los factores de transcripción conocidos como proliferadores de peroxisoma activados por receptores, o PPAR, para abreviar. Una subcategoría de estos receptores son los PPAR-gamma. Una vez activados, se dirigen al ADN para provocar la síntesis de proteínas antiinflamatorias, como la interleuquina-10. La activación de los PPAR-gamma en las células adiposas también induce a la síntesis de la hormona adiponectina que reduce la resistencia a la insulina. Eso es una gran noticia.

Desafortunadamente, los mismos productos genéticos derivados de la activación de los PPAR-gamma también favorecen la producción de nuevas células adiposas. Pero estas nuevas células adiposas

están sanas (grasa buena) y pueden encapsular más ácido araquidónico (AA), reduciendo de este modo el riesgo del Síndrome de la Grasa
Tóxica. En resumen, engordas más pero también vives más (al igual
que las ratas obesas que consumían cantidades masivas del polifenol
resveratrol).

Espero que con esto entiendas que la expresión de muchos de
nuestros genes inflamatorios encargados de sintetizar proteínas inflamatorias se pueden controlar mediante la dieta. No podemos cambiar
nuestros genes, pero sí podemos ciertamente cambiar su expresión. El
fruto será la disminución de la inflamación silenciosa, lo que significa
una vida más larga y saludable.

APÉNDICE H

Bloques de alimentos para la Zona

El método de los bloques de alimentos es el más preciso. Usa el método de la mano y el ojo para calcular de forma aproximada la cantidad de proteína que necesitas en una comida y luego añade una pizca de grasa monoinsaturada saludable. Ahora sólo te queda decidir qué cantidad de hidratos de carbono has de añadir para completar la comida.

Cuanto más baja sea la carga glucémica de los hidratos de carbono (verduras sin almidón), mayor será el volumen de hidratos de carbono en cada comida. Por otra parte, si tomas hidratos de carbono de carga glucémica alta, como cereales, pan, pasta, más vacío deberá estar el plato. A diferencia de lo que sucede con la proteína y la grasa, donde las personas sólo comen un tipo, con la Zona puedes añadir una amplia variedad de bloques de hidratos de carbono hasta que consigas la cantidad que necesitas para esa comida. Procura añadirle el máximo color a tu plato con tus hidratos de carbono, puesto que eso indica que son ricos en polifenoles.

Según el método de bloques, la mujer tipo tomará 3 bloques de hidratos de carbono en cada comida, mientras el hombre tipo tomará 4.

A continuación enumero los bloques de hidratos de carbono de la Zona que son bajos en carga glucémica (más favorables) y los que son altos en carga glucémica (menos favorables). Esto ilustra el poder de la Dieta de la Zona: nunca restringes nada de tu plato, pero utilizas los hidratos de carbono de carga glucémica alta como condimentos.

Esta guía también te será útil cuando tengas que sustituir algún alimento en una comida de la Zona. ¿No quieres media manzana? Sustitúyela por 1 melocotón o media naranja o media taza de uvas, etcétera. ¿No te gustan las judías verdes? En vez de dos tazas de judías verdes ponte dos tazas de calabacines, o un cuarto de taza de judías, o dos tomates. Es bastante fácil conseguir una infinita variedad de comidas utilizando los alimentos que comes habitualmente.

HIDRATOS DE CARBONO DE BAJA CARGA GLUCÉMICA

Verduras cocidas	Cantidad para 1 bloque de hidratos de carbono
Acelgas troceadas	2 tazas
Alcachofas	4 grandes
Alcachofas, corazones de	1 taza
Alubias rojas	$^{1}/_{4}$ de taza
Berenjenas	2 tazas
Bok choi	3 tazas
Brécoles	2 tazas
Calabacines en rodajas	2 tazas
Calabaza amarilla cortada	2 tazas
Cardo troceado	2 tazas
Cebollas cortadas y cocidas	$^{1}/_{2}$ taza
Champiñones hervidos	2 tazas
Col	2 tazas
Col rizada troceada	2 tazas
Coles de Bruselas	2 tazas
Coliflor	2 tazas
Espárragos	1 taza (12 puntas)
Espinacas troceadas	2 tazas
Fríjoles	$^{1}/_{4}$ de taza
Garbanzos	$^{1}/_{4}$ de taza
Judías verdes	2 tazas
Lentejas	$^{1}/_{4}$ de taza
Nabo, puré	1 $^{1}/_{2}$ tazas
Nabo, hojas troceadas	4 tazas
Pimiento rojo o verde troceado	1 taza
Puerros	1 taza
Repollo	2 tazas
Zanahorias en rodajas	1 taza

Verduras crudas	Cantidad para 1 bloque de hidratos de carbono
Alfalfa, brotes	libre
Apio en rodajas	2 tazas

Bambú, tallos	4 tazas
Berros	libre
Brécoles, cogollos	4 tazas
Castaña de agua	$1/_2$ taza
Cebollas en rodajas	2 tazas
Champiñones cortados	4 tazas
Col a tiras	4 tazas
Coliflor, cogollos	4 tazas
Endibias troceadas	libre
Escarola troceada	libre
Espinacas troceadas	libre
Guisantes	$1/_2$ taza
Hummus	$1/_4$ de taza
Lechuga iceberg y romana	libre
Pepino (pieza)	$1\,1/_2$ mediano
Pepino en rodajas	4 tazas
Pimientos verdes o rojos (piezas)	2
Pimientos verdes o rojos troceados	2 tazas
Pimientos jalapeños	2 tazas
Rábanos en rodajas	4 tazas
Tomates (pieza)	2
Tomates cherry	2 tazas
Tomates troceados	2 tazas
Zanahoria en tiras o rodajas	1 taza

Frutas	Cantidad para 1 bloque de hidratos de carbono
Albaricoques	3
Cerezas	8
Ciruelas	1
Frambuesas	1 taza
Fresas en rodajas finas	1 taza
Kiwi	1
Limón	1
Macedonia de frutas (natural sin almibar)	$1/_3$ de taza
Mandarina	1
Manzana pequeña	1
Melocotón	1

Melocotón envasado sin almibar $^1/_2$ taza
Moras $^3/_4$ de taza
Naranja pequeña 1
Nectarina pequeña 1
Pera pequeña 1
Pomelo $^1/_2$
Uvas $^1/_2$ taza

Cereales	Cantidad para 1 bloque de hidratos de carbono
Copos de avena de cocción lenta	$^1/_3$ de taza (cocida)
Copos de avena de cocción lenta	15 g (secos)

Lácteos	Cantidad para 1 bloque de hidratos de carbono y de proteínas
Leche (desnatada)	1 taza
Leche (semidesnatada)*	1 taza
Leche de soja	1 taza
Yogur desnatado (unidad)	1 taza

Otros

Ensalada de espinacas	(3 tazas de espinacas crudas, $^1/_2$ tomate)
Ensalada mixta	(3 tazas de lechuga, $^1/_2$ pimiento, 1 tomate)

*Contiene un bloque de proteínas, de hidratos de carbono y de grasa.

HIDRATOS DE CARBONO DE ALTA CARGA GLUCÉMICA

Verduras cocinadas	Cantidad para 1 bloque de hidratos de carbono
Batata cocida	$1/_3$ de taza
Batata, en puré	$1/_4$ de taza
Calabaza	$1/_2$ taza
Guisantes	$1/_2$ taza
Habas	$1/_4$ taza
Judías blancas, pintas	$1/_4$ de taza
Maíz	$1/_4$ de taza
Patata, asada	$1/_4$
Patata, hervida	$1/_3$ de taza
Puré de patatas	$1/_4$ de taza
Patatas fritas	5 unidades
Remolacha en rodajas	$1/_2$ taza

Frutas	Cantidad para 1 bloque de hidratos de carbono
Arándanos	$3/_4$ de taza
Arándanos (salsa)	3 cucharaditas
Ciruelas secas	2
Guayaba	1
Higos	1
Mango en rodajas	$1/_3$ de taza
Melón en dados	$3/_4$ de taza
Papaya, en dados	$3/_4$ de taza
Pasas	1 cucharada rasa
Piña, troceada	$1/_2$ taza
Plátano	$1/_3$
Sandía en dados	$3/_4$ de taza

Zumos de frutas	Cantidad para 1 bloque de hidratos de carbono
Arándanos	$1/4$ de taza
Hortalizas	$3/4$ de taza
Lima	$1/3$ de taza
Limonada sin azúcar	$1/3$ de taza
Macedonia de frutas	$1/4$ de taza
Manzana	$1/3$ de taza
Naranja	$1/3$ de taza
Piña	$1/4$ de taza
Pomelo	$1/3$ de taza
Sidra de manzana	$1/3$ de taza
Tomate	1 taza
Uva	$1/4$ de taza

Cereales, harinas y panes	Cantidad para 1 bloque de hidratos de carbono
Arroz blanco hervido	2 cucharadas
Arroz integral hervido	2 cucharadas
Biscotes de pan, duros	2
Cereales secos para el desayuno	15 g
Cuscús cocido	$1/3$ de taza
Cuscús, seco	15 g
Fideos de huevo, hervidos	$1/4$ de taza
Trigo sarraceno seco	15 g
Trigo bulgur seco	15 g
Harina de maíz	4 cucharaditas
Mijo, seco	15 g
Palomitas de maíz (cocinadas)	2 tazas
Pan, blanco o integral	1 rebanada
Pan rallado	15 g
Pan de maíz	1 rebanada de 10 cm
Pan de pita	$1/2$ unidad
Pan de pita pequeño	1 unidad
Pan (picos)	4
Panecillo de hamburguesa	$1/2$ unidad
Pasta, hervida	$1/4$ de taza
Sémola cocida	$1/3$ de taza

Alcohol	Cantidad para 1 bloque de hidratos de carbono
Cerveza, *light*	1 botellín ($^1/_5$)
Cerveza, normal	1 botellín ($^1/_5$)
Licores destilados	1 chupito
Vino	1 copa

Otros	Cantidad para 1 bloque de hidratos de carbono
Azúcar granulado	2 cucharaditas
Azúcar integral	2 cucharaditas
Compota de ciruela	1 $^1/_2$ cucharada
Helado vainilla, chocolate, nata, fresa	$^1/_4$ de taza
Ketchup	2 cucharadas
Mermelada o gelatina	1 cucharada rasa
Miel	$^1/_2$ cucharada
Nachos	15 g
Patatas fritas de bolsa	15 g
Salsa barbacoa	2 cucharadas
Salsa rosa	2 cucharadas
Salsa de soja	1 cucharada
Salsa teriyaki	1 cucharada
Salsa de tomate triturado	2 tazas
Tofu congelado	$^1/_6$ de taza

La paradoja de la Dieta de la Zona

Como verás, si combinas todas tus comidas con verduras de baja carga glucémica o «favorables», comerás un gran volumen de alimentos consumiendo relativamente pocas calorías. En realidad, consumirás de 10 a 15 raciones de frutas y verduras según las raciones del USDA. Eso supone de 3 a 5 raciones de frutas y verduras por comida, y la mayor parte de los estadounidenses nunca consumen más de 2 raciones al día (generalmente en patatas fritas y ketchup). Al mismo tiempo, consumirás entre 1.200 y 1.500 calorías diarias sin pasar hambre.

Por otra parte, consumir hidratos de carbono de alta carga glucémica alta o «desfavorables» hará que tu plato esté muy vacío (si consumes la dosis correcta de bloques de la Zona), o generarás un exceso de insulina (si consumes las raciones típicas como sucede en Estados Unidos).

Bloques de proteínas y de grasa

Si eres de los que piensan que comer proteína del tamaño de la palma de la mano y añadir un poco de grasa, no es suficientemente riguroso para ti aquí tienes las cantidades correspondientes por categorías de alimentos, de las proteínas y de la grasa.

BLOQUES DE PROTEÍNAS DE LA ZONA

Mejores opciones

(bajas en grasas saturadas)	Peso (g)
Pavo, picado	45
Pavo, fiambre sin almidón (pechuga)	30
Pavo sin piel (pechuga)	30
Pollo, fiambre sin almidón (pechuga)	45
Pollo sin piel (pechuga)	30

Opciones correctas

(moderadas en grasas saturadas)	Peso (g)
Buey, corte magro	30
Buey, picado (menos de un 10% de grasa)	45
Cerdo	35
Conejo	35
Cordero, magro	30
Jamón cocido sin almidón	30
Jamón serrano o ibérico, sin grasa	30
Pato	30
Pavo, sin piel, muslo	30
Pollo, sin piel, muslo	30
Ternera	30

PESCADO Y FRUTOS DEL MAR*

	Peso (g)
Abadejo	45
Almejas	45
Anchoas en aceite	30
Atún, enlatado en agua	30
Atún (filete)	30
Bacalao	45
Bogavante	45
Boquerones	45
Caballa	45
Calamares, sepia	45
Cangrejo (carne)	45
Dorada	45
Gallo	45
Langosta	45
Langostinos	45
Lenguado	45
Lubina	45
Mejillón	60
Merluza	45
Mero	45
Pargo	45
Pez espada	45
Pulpo	65
Rape	45
Rodaballo	45
Salmón	45
Salmón ahumado	30
Sardina	30
Trucha	45
Vieiras	45

*Peso en limpio.

HUEVOS

Mejores opciones	Cantidad
Huevina	$^{1}/_{4}$ de taza
Huevo, clara, baja en grasa	2

Otra opción	Cantidad
Huevo entero*	1

LÁCTEOS RICOS EN PROTEÍNA

Mejores opciones	Cantidad
Quesos light o desnatado	30 g

Opciones correctas	Peso (g)
Brie	35
Mozzarella, desnatada	30
Parmesano	20
Queso bajo en grasa	30
Queso curado	30
Queso de cabra fresco	60
Queso fresco tipo Burgos (bajo en grasa)	30
Requesón, desnatado	80
Ricotta (desnatado)	60

*La yema es rica en ácido araquidónico (AA)

Opciones ricas en proteína para vegetarianos
(comprobar siempre esta información con la que
aparece en el etiquetado nutricional de los productos) **Cantidad**

Hamburguesa de soja	$^1/_2$ ración
Salchicha de soja congelada	1
Salchicha de soja tipo Francfort	1
Salchichas de soja	2
Soja texturizada	$^1/_2$ taza
Tempeh	45 g
Tofu, duro	60 g

BLOQUES DE GRASA

	Cantidad
Aceite de oliva virgen extra	1 cucharadita
Aceitunas	3
Aguacate	1 cucharada
Almendras enteras	3
Almendras laminadas	1 cucharadita
Anacardos	2
Avellanas	3
Cacahuetes	6
Macadamia, nueces	1
Nueces, sin cáscara y troceadas	$^1/_2$ cucharadita
Nuez	1
Piñones	8
Pistachos	3

Salsas **Cantidad**

Guacamole	1 cucharada
Mayonesa light	1 cucharadita
Salsa cocktail	1 cucharadita
Tahini (mantequilla de sésamo)	2 cucharaditas

Unidades de medida

Taza: equivale al volumen de un vaso de 250 ml
Cucharada: contenido de una cucharada sopera
Cucharadita: contenido de una cucharada de café

Cálculo del porcentaje de grasa corporal

Una manera rápida de determinar tu porcentaje de grasa corporal es simplemente utilizar una cinta métrica. Debes realizar todas las mediciones sobre la piel (no sobre la ropa) y asegurarte de que la cinta se ajusta bien pero sin presionar la piel y el tejido de debajo de la piel. Tómate las medidas tres veces y calcula la media. Todas las medidas deberás tomarlas en centímetros.

Una forma rápida de calcular tu porcentaje de grasa corporal es introduciendo tus medidas en la **calculadora de bloques** de la página web, www.enerzona.net

Cómo calcular el porcentaje de grasa corporal en las mujeres

Hay cinco pasos que dar para calcular tu porcentaje de grasa corporal:

1. Primero, mídete las caderas por la parte más ancha, y la cintura a la altura del ombligo. Es muy importante que la midas a la altura del ombligo y no por la parte más estrecha de la cintura. Toma cada una de estas medidas tres veces y saca la media.
2. Mide tu altura en centímetros sin zapatos.
3. Apunta la medida de tu altura, de tu cintura y de tu cadera en la hoja que encontrarás más adelante.
4. Busca cada una de las medidas en la columna apropiada de la siguiente tabla y apunta las constantes en la hoja.
5. Suma las constantes A y B, y después resta la constante C de esta suma y redondéalo al número entero más próximo. Ese número es tu porcentaje de grasa corporal.

Conversión de las Constantes para Calcular el Porcentaje de Grasa Corporal en las Mujeres

Caderas		Abdomen		Altura	
Centímetros	Constante A	Centímetros	Constante B	Centímetros	Constante C
75	32,75	50	14	140	33,59
76	33,39	51	14,27	141	33,83
77	33,83	52	14,55	142	34,07
78	34,44	53	14,83	143	34,31
79	34,98	54	15,11	144	34,55
80	35,70	55	15,39	145	34,79
81	36,14	56	15,67	146	35,03
82	36,59	57	15,95	147	35,27
83	37,30	58	16,23	148	35,51
84	37,75	59	16,51	149	35,75
85	38,20	60	16,79	150	35,99
86	38,90	61	17,07	151	36,23
87	39,35	62	17,35	152	36,47
88	40,05	63	17,64	153	36,71
89	40,45	64	17,92	154	36,95
90	41	65	18,19	155	37,19
91	41,75	66	18,48	156	37,43
92	42,10	67	18,75	157	37,67
93	42,65	68	19,03	158	37,91
94	43,20	69	19,31	159	38,15
95	43,75	70	19,59	160	38,39
96	44,30	71	19,87	161	38,63
97	44,85	72	20,15	162	38,87
98	45,40	73	20,43	163	39,11
99	46,02	74	20,71	164	39,35
100	46,65	75	20,99	165	39,59
101	47,19	76	21,27	166	39,83
102	47,66	77	21,55	167	40,07
103	48,21	78	21,83	168	40,31

Caderas		Abdomen		Altura	
Centímetros	Constante A	Centímetros	Constante B	Centímetros	Constante C
104	48,77	79	22,11	169	40,55
105	49,24	80	22,39	170	40,79
106	49,86	81	22,67	171	41,03
107	50,39	82	22,95	172	41,27
108	50,90	83	23,23	173	41,51
109	51,51	84	23,51	174	41,75
110	52,00	85	23,79	175	41,99
111	52,67	86	24,07	176	42,23
112	53,14	87	24,35	177	42,47
113	53,71	88	24,63	178	42,72
114	54,26	89	24,91	179	42,96
115	54,81	90	25,19	180	43,20
116	55,38	91	25,48	181	43,44
117	55,91	92	25,75	182	43,68
118	56,46	93	26,03	183	43,92
119	57,00	94	26,31	184	44,26
120	57,56	95	26,59	185	44,40
121	58,14	96	26,87	186	44,64
122	58,66	97	27,15	187	44,88
123	59,18	98	27,43	188	45,12
124	59,72	99	27,71	189	45,36
125	50,36	100	27,99	190	45,60
126	60,87	101	28,27	191	45,84
127	61,42	102	28,55	192	46,08
128	61,96	103	28,83	193	46,32
129	62,50	104	29,11	194	46,56
130	63,06	105	29,39	195	46,80
131	63,61	106	29,67	196	47,04
132	64,16	107	29,95	197	47,18

Caderas		Abdomen		Altura	
Centímetros	Constante A	Centímetros	Constante B	Centímetros	Constante C
133	64,70	108	30,23	198	47,42
134	65,26	109	30,51	199	47,66
135	65,81	110	30,79	200	47,90
136	66,36	111	31,07		
137	66,91	112	31,35		
138	67,46	113	31,64		
139	68,01	114	31,92		
140	68,55	115	32,20		
141	69,11	115	32,48		
142	69,66	117	32,75		
143	70,17	118	33,03		
144	70,76	119	33,31		
145	71,31	120	33,59		
146	71,86	121	33,87		
147	72,41	122	34,15		
148	72,96	123	34,43		
149	73,51	124	34,71		
150	74,06	125	34,99		

Hoja para que las Mujeres puedan Calcular su Porcentaje de Grasa Corporal

Medida media de caderas _____ (utilizada para la constante A)

Medida media del abdomen _____ (utilizada para la constante B)

Altura _____ (utilizada para la constante C)

Busca en la tabla de las páginas 304-206, cada una de las medidas medias y la de tu altura en la columna apropiada.

Constante A = _____

Constante B = _____

Constante C = _____

Para determinar tu porcentaje aproximado de grasa corporal, suma las constantes A y B. De ese total, resta la constante C. El resultado es tu porcentaje de grasa corporal, como se muestra aquí.

(Constante A + Constante B) – Constante C = % Grasa Corporal

Cómo calcular el porcentaje de grasa corporal en los hombres

Hay cuatro pasos que dar para calcular tu porcentaje de grasa corporal:

1. Mide la circunferencia de tu cintura a la altura del ombligo. Toma cada una de estas medidas tres veces y calcula la media.
2. Mídete la muñeca en el espacio entre tu mano dominante y el hueso de tu muñeca, en el lugar donde se tuerce la muñeca.
3. Anota estas medidas en la hoja para los hombres.
4. Resta la medida de tu muñeca de la medida de tu cintura y busca el resultado en la tabla. A la izquierda de esta tabla, encontrarás tu peso. Pasa a la derecha de tu peso y hacia abajo a partir de la medida de tu cintura restándole la medida de la muñeca. En la intersección de estos dos puntos, lee tu porcentaje de grasa corporal.

Hoja para que los Hombres puedan Calcular su Porcentaje de Grasa Corporal

Medida media de la cintura _____ (centímetros)

Medida media de la muñeca _____ (centímetros)

Resta la medida de la muñeca de la medida de la cintura. Utiliza la tabla que empieza en la página 309 para encontrar tu peso. Después encuentra tu número de «cintura menos muñeca». En la intersección de las dos columnas encontrarás tu porcentaje aproximado de grasa corporal.

Una vez que hemos calculado la grasa corporal, vamos a calcular el peso libre de grasa y a partir de este valor y teniendo en cuenta el ejercicio físico que se realiza, calculamos las necesidades de proteínas, carbohidratos y grasas que requiere cada persona.

Cálculo del Porcentaje de la Grasa Corporal del Hombre

Cintura – muñeca (cm):

Peso (kg)	56	57	58	59	60	61	62	63	64
55	4	6	8	10	11	12	14	16	17
57	4	6	7	9	10	11	13	15	16
59	3	5	7	9	10	11	12	14	15
61	3	5	7	8	9	10	12	13	14
63	3	5	5	8	9	10	11	13	14
65		4	6	7	8	9	11	12	13
67		4	6	7	8	9	10	11	12
69		4	5	7	8	9	10	11	12
71		4	5	6	7	8	10	11	12
73		4	5	6	7	8	9	10	11
75		3	5	6	7	8	9	10	11
77		3	4	6	7	7	9	10	11
79			4	6	6	7	8	9	10
81			4	5	6	7	8	9	10
83			4	5	6	6	8	9	10
85			4	5	6	6	7	8	9
87			4	5	5	6	7	8	9
89			3	4	5	6	7	8	9
91			3	4	5	6	7	8	8
93	4	5	5	6	7	8	8	8	8
95	4	5	5	6	7	8	8	8	8
97	4	4	5	6	7	8	8	8	8
99	4	4	5	6	7	8	8	8	8
101	3	4	4	6	7	8	8	8	8
103	3	4	4	6	7	8	8	8	8
105	3	4	4	5	5	7	7	7	7
107	3	3	4	5	5	7	7	7	7
109		3	4	5	6	6	6	6	6
111		3	4	5	6	6	6	6	6
113			4	5	6	6	6	6	6
115			3	4	5	6	6	6	6
117			3	4	5	6	6	6	6
119			3	4	5	6	6	6	6
121			3	4	5	6	6	6	6
123				4	5	5	5	5	5
125				4	5	5	5	5	5
127				4	4	5	5	5	5
129				4	4	5	5	5	5
131				3	4	4	4	4	4
133				3	4	4	4	4	4
135				3	4	4	4	4	4

Cintura – muñeca (cm):

Peso (kg)	65	66	67	68	69	70	71	72	73
55	18	20	21	22	23	25	27	29	30
57	17	19	20	21	22	24	26	28	30
59	16	18	20	21	22	23	25	27	28
61	15	16	18	19	20	21	23	24	26
63	15	16	18	19	20	21	23	24	26
65	14	15	17	18	19	20	22	23	24
67	14	15	16	17	18	19	21	23	24
69	13	15	16	17	18	19	20	22	23
71	13	14	16	17	18	19	20	21	22
73	12	14	15	17	18	18	19	20	21
75	12	13	14	16	17	17	19	20	21
77	12	13	14	15	16	17	18	19	20
79	11	12	13	14	15	16	17	19	19
81	11	12	13	14	15	16	17	18	19
83	11	11	12	13	14	15	15	18	19
85	10	11	12	13	14	15	15	17	18
87	10	11	12	13	14	15	16	17	18
89	10	11	12	13	14	14	15	16	17
91	9	10	11	12	13	14	15	16	17
93	9	10	11	12	13	13	14	15	16
95	9	9	10	11	12	13	14	15	16
97	9	9	10	11	12	12	13	14	15
99	9	9	10	11	11	12	13	14	14
101	9	9	10	11	11	12	13	14	14
103	9	9	10	11	11	12	13	14	14
105	7	8	9	10	10	11	12	13	13
107	7	7	8	9	10	11	12	13	13
109	7	8	9	10	10	11	12	13	13
111	7	8	9	9	9	10	11	12	12
113	5	7	8	9	9	10	11	12	12
115	6	7	8	9	9	10	11	12	12
117	6	7	8	9	9	10	10	11	12
119	6	7	8	8	9	10	10	11	12
121	6	7	8	8	8	9	10	11	12
123	6	7	7	8	8	9	10	11	11
125	5	6	7	8	8	9	10	10	11
127	5	6	7	8	8	9	9	10	10
129	5	6	7	8	8	8	9	10	10
131	5	6	7	7	8	8	9	10	10
133	5	5	5	7	7	8	9	10	10
135	5	5	5	6	7	8	9	9	10

Cintura – muñeca (cm):

Peso (kg)	74	75	76	77	78	79	80	81	82
55	31	33	35	37	38	39	41	43	45
57	31	32	33	35	36	37	39	41	43
59	29	30	32	34	35	36	37	39	41
61	27	28	29	31	32	33	34	36	38
63	27	28	29	31	32	33	34	36	38
65	25	27	28	29	30	31	33	35	36
67	24	26	27	28	29	30	32	33	35
69	23	25	26	27	28	29	31	32	34
71	23	25	26	27	28	29	31	32	34
73	22	24	25	26	27	28	30	31	33
75	22	23	24	26	27	28	29	30	31
77	21	22	24	25	26	27	28	29	30
79	20	21	23	24	25	26	27	28	29
81	20	21	22	23	24	25	26	27	28
83	19	20	21	22	23	24	25	26	27
85	18	19	21	22	23	24	25	26	27
87	18	19	20	21	22	23	24	25	26
89	18	19	20	21	22	23	24	25	26
91	18	18	19	20	21	22	23	24	25
93	17	18	19	20	21	21	22	23	24
95	16	17	18	19	20	21	22	23	24
97	16	17	18	19	20	20	21	22	23
99	15	16	17	18	19	19	20	21	22
101	15	16	17	18	19	19	20	21	22
103	15	16	17	18	18	19	20	21	21
105	14	15	16	17	18	18	19	20	21
107	14	15	16	17	18	18	19	20	21
109	14	15	16	17	17	17	18	19	20
111	13	14	15	16	17	17	18	19	20
113	13	14	15	16	17	17	18	18	19
115	13	14	14	15	16	16	17	18	19
117	13	13	14	15	16	16	17	18	19
119	13	13	14	14	15	16	17	18	19
121	13	13	14	14	15	16	16	17	17
123	12	13	13	13	14	15	16	17	18
125	11	12	13	13	14	15	16	16	17
127	11	12	13	13	14	14	15	16	17
129	11	12	12	13	13	14	15	16	17
131	11	11	12	13	13	14	14	15	16
133	10	11	12	13	13	14	14	15	16
135	10	11	12	12	12	13	14	15	15

Cintura – muñeca (cm):

Peso (kg)	83	84	85	86	87	88	89	90	91
55	46	47	49	50	51	52	54		
57	44	45	46	48	49	50	52	54	
59	42	43	44	46	47	48	50	52	53
61	40	41	43	44	45	46	48	50	51
63	39	40	41	43	44	44	46	48	49
65	37	38	39	41	42	43	44	46	47
67	36	37	38	39	40	41	43	45	46
69	35	36	37	38	39	40	42	44	45
71	35	36	37	37	38	39	41	43	44
73	33	34	35	36	37	38	40	41	43
75	32	33	34	35	36	37	38	40	41
77	31	32	33	34	35	36	37	38	39
79	30	31	32	33	34	35	36	37	38
81	29	30	31	32	33	34	35	36	37
83	28	29	30	31	32	33	34	35	36
85	28	29	29	30	31	32	33	34	35
87	27	28	29	30	31	32	33	34	34
89	27	28	28	29	30	31	32	33	33
91	26	27	28	29	30	30	31	32	33
93	25	25	27	28	29	29	30	31	32
95	25	25	26	27	28	28	29	30	31
97	24	25	25	26	27	28	29	30	31
99	23	24	25	26	27	27	28	28	30
101	23	24	24	25	26	26	28	28	29
103	22	23	24	25	26	26	27	28	29
105	22	22	23	24	25	25	26	27	28
107	22	22	23	24	25	25	26	27	28
109	21	22	22	23	24	24	25	26	27
111	21	22	22	23	23	24	25	26	26
113	20	21	21	22	23	23	24	25	26
115	20	21	21	22	22	23	24	24	25
117	19	20	20	21	22	22	23	24	25
119	19	20	20	21	22	22	23	24	24
121	19	19	20	21	22	22	23	23	24
123	19	19	19	20	21	21	22	23	23
125	18	18	19	20	21	21	22	22	23
127	18	18	19	19	20	20	21	22	22
129	17	17	18	19	20	20	21	21	22
131	17	17	18	19	19	19	20	21	21
133	17	17	17	18	19	19	20	21	21
135	16	16	17	18	18	19	19	20	20

Cintura – muñeca (cm):

Peso (kg)	92	93	94	95	96	97	98	99	100
55									
57									
59	54	55							
61	52	53	55						
63	50	51	53	54					
65	48	49	51	52	53	54	55		
67	47	48	49	51	52	53	54	55	
69	46	47	48	50	51	52	53	54	55
71	45	46	47	49	50	51	52	53	54
73	44	45	46	47	48	49	50	51	53
75	42	43	44	45	47	48	49	50	51
77	40	41	43	44	45	46	47	48	49
79	39	40	41	43	44	45	46	47	48
81	38	39	40	41	42	43	44	45	47
83	37	38	39	40	41	42	43	44	46
85	36	37	38	39	40	41	42	43	45
87	35	36	37	38	39	40	41	42	44
89	34	35	36	37	38	39	40	41	43
91	34	35	36	37	38	39	40	40	41
93	33	34	35	36	37	38	39	39	40
95	32	33	34	35	36	37	38	38	39
97	31	32	33	34	35	36	37	37	38
99	30	31	32	33	34	35	36	36	37
101	30	31	32	33	34	35	36	36	37
103	29	30	31	32	33	34	35	35	36
105	29	30	31	32	33	34	35	35	35
107	28	29	30	31	32	33	34	34	35
109	27	28	29	30	31	32	33	33	34
111	27	27	28	29	30	31	32	32	33
113	26	27	28	29	30	30	31	31	32
115	25	26	27	28	29	30	31	31	32
117	25	26	27	27	28	29	30	30	31
119	25	26	27	27	28	29	30	30	31
121	24	25	26	27	28	28	29	29	30
123	24	25	25	26	27	28	29	29	30
125	23	24	25	25	26	27	28	28	29
127	23	24	24	25	26	27	27	28	29
129	22	23	24	25	26	26	26	27	28
131	22	23	23	25	26	26	26	27	27
133	21	22	23	24	25	25	26	26	27
135	21	22	22	23	24	24	25	26	26

Cintura – muñeca (cm):

Peso (kg)	101	102	103	104	105	106	107	108	109
55									
57									
59									
61									
63									
65									
67									
69									
71	55								
73	54	55							
75	52	53	54	55					
77	51	52	53	54	55				
79	49	50	51	52	53	54	55		
81	48	49	50	51	52	53	54	54	
83	47	48	49	50	51	52	53	53	54
85	46	47	48	48	49	50	51	51	53
87	45	46	47	47	48	49	50	50	52
89	44	45	46	46	47	48	49	49	50
91	42	43	44	45	46	47	48	48	50
93	41	43	43	44	45	46	47	47	48
95	40	41	42	43	44	45	46	46	47
97	39	40	41	42	43	44	45	45	46
99	38	39	40	41	42	43	44	44	45
101	38	39	40	40	41	42	43	44	45
103	37	38	39	40	40	41	42	43	44
105	37	37	38	39	40	40	41	42	43
107	36	36	37	38	39	39	40	41	42
109	35	35	36	37	38	39	40	40	41
111	34	34	35	36	37	38	39	39	40
113	33	34	35	35	36	37	38	38	39
115	33	33	34	34	35	36	37	37	38
117	32	33	33	34	35	35	36	36	37
119	32	32	33	33	34	34	35	36	37
121	31	31	32	33	34	34	35	36	36
123	31	31	32	32	33	34	34	35	36
125	30	30	31	32	32	33	33	34	35
127	29	30	30	31	32	32	33	33	34
129	29	29	30	30	31	31	32	33	34
131	28	28	29	30	31	31	31	32	33
133	27	28	28	29	30	30	31	32	32
135	27	27	28	29	29	30	30	31	32

Cintura – muñeca (cm):

Peso (kg)	110	111	112	113	114	115	116	117	118
55									
57									
59									
61									
63									
65									
67									
69									
71									
73									
75									
77									
79									
81									
83	55								
85	54	55	55						
87	53	54	54	55					
89	52	53	53	54	55	55			
91	51	52	52	53	54	55	55	55	
93	49	51	51	52	53	54	54	55	55
95	48	50	50	51	52	53	53	54	55
97	47	49	49	50	51	52	52	53	54
99	45	48	48	49	50	51	51	52	53
101	45	47	47	48	49	50	50	51	52
103	45	46	46	47	48	49	50	51	51
105	44	45	45	46	47	48	49	50	50
107	43	44	44	45	45	47	48	49	49
109	42	43	43	44	45	46	47	47	47
111	41	42	42	43	44	45	45	46	46
113	40	41	41	42	43	44	44	45	45
115	39	40	40	41	42	43	43	44	44
117	38	39	39	40	41	42	42	43	43
119	38	39	39	40	40	41	41	42	43
121	37	38	38	39	39	40	40	41	42
123	37	37	37	38	39	40	40	41	42
125	36	36	37	38	38	39	39	40	41
127	35	35	36	37	38	38	38	39	40
129	34	34	35	36	37	38	38	39	39
131	34	34	35	35	36	37	37	38	39
133	33	33	34	35	36	36	36	37	38
135	33	33	33	34	35	36	36	36	37

Cintura – muñeca (cm):

Peso (kg)	119	120	121	122	123	124	125	126	127
55									
57									
59									
61									
63									
65									
67									
69									
71									
73									
75									
77									
79									
81									
83									
85									
87									
89									
91									
93									
95	55								
97	54	55							
99	53	54	55	55					
101	52	53	54	54	55				
103	52	53	53	53	54	55	55		
105	51	52	52	52	53	54	55	55	56
107	50	51	51	51	52	53	54	54	55
109	48	49	50	50	51	52	53	53	54
111	47	48	49	49	50	51	52	52	53
113	46	47	48	48	49	50	51	51	52
115	45	46	47	47	48	49	50	50	51
117	44	45	46	46	47	48	49	50	50
119	44	44	45	45	46	47	48	49	49
121	44	44	45	45	46	47	48	48	49
123	43	43	44	44	45	46	47	48	48
125	42	42	43	43	44	45	46	47	47
127	41	42	42	43	43	44	45	46	46
129	40	41	42	42	43	43	44	45	45
131	39	40	41	41	42	43	43	44	44
133	39	39	40	40	41	42	43	43	43
135	38	39	39	39	40	41	42	43	43

Glosario

Ácido alfalinolénico (ALA): El ácido graso omega-3 de cadena corta que solemos encontrar en los alimentos. Las fuentes más comunes son las semillas de lino (linaza) y el aceite de soja. La conversión del ALA en ácidos grasos omega-3 de cadena larga, como el EPA (ácido eicosapentaenóico) y DHA (ácido docosahexaenóico) es prácticamente nula en los seres humanos.

Ácido araquidónico (AA): Ácido graso omega-6 de cadena larga que es el precursor inmediato de muchos eicosanoides que aumentan la inflamación. Los alimentos que lo contienen son la yema del huevo, la carne roja con grasa y las vísceras.

Ácido dihomogammalinolénico (DGLA): Ácido graso esencial precursor del ácido araquidónico. Los eicosanoides derivados del DGLA tienen grandes propiedades antiinflamatorias, a diferencia de las propiedades proinflamatorias de los eicosanoides derivados del AA. La adecuada inhibición de la delta-5-desaturasa incrementará los niveles de DGLA respecto a los de AA en cada una de las células. No hay alimentos que sean ricos en este ácido graso esencial.

Ácido docosahexaenóico (DHA): Ácido graso omega-3 de cadena larga esencial para el funcionamiento del cerebro: en última instancia derivado del EPA. El DHA se encuentra en grandes concentraciones en los aceites de pescado.

Ácido eicosapentaenóico (EPA): Ácido graso omega-3 de cadena larga que inhibe la formación de AA y que también diluye su presencia en la membrana celular. El aceite de pescado es la mejor fuente de EPA.

Ácido gammalinolénico (GLA): Producto metabólico inmediato del ácido linoleico. Este ácido graso se encuentra en ciertos alimentos (como la avena), aceites comestibles (como el de borraja) y en

GRASA TÓXICA

la leche humana; el GLA se metaboliza rápidamente en DGLA y luego potencialmente en AA, según la actividad de la enzima delta-5-desaturasa.

Ácido linoleico: ácido graso omega-6 de cadena corta que se puede transformar en ácido araquidónico (AA) a través de intermediarios como el ácido gammalinolénico (GLA) y el ácido dihomo-gammalinolénico (DGLA). El ácido linoleico es el más habitual en los alimentos. Se encuentra en concentraciones altas en los aceites vegetales, como los de soja, maíz, cártamo y girasol.

Ácidos grasos esenciales: Ácidos grasos que el cuerpo no puede producir, y por consiguiente se han de ingerir mediante la dieta. Las dos clases de ácidos grasos esenciales, omega-3 y omega-6, difieren en las posiciones de sus enlaces dobles dentro de los ácidos grasos. Esta posición determina su estructura tridimensional en el espacio, y por lo tanto, el tipo de eicosanoides que van a generar.

Antiinflamatoria, medicina: Utilización de la dieta para aumentar los eicosanoides antiinflamatorios y reducir la producción de eicosanoides proinflamatorios.

COX (ciclooxigenasa): Enzima necesaria para la conversión de los ácidos grasos esenciales en prostaglandinas y tromboxanos. Hay dos clases de esta enzima. La COX-1 es una parte integral de muchos sistemas (como el cardiovascular), mientras que la COX-2 suele generarse mediante la activación del sistema NF-kappaB durante la inflamación.

Eicosanoides: Hormonas derivadas de los ácidos grasos esenciales de 20 átomos de carbono AA, DGLA y EPA que controlan la inflamación. El equilibrio entre los eicosanoides derivados de los ácidos grasos de cadena larga omega-3 y omega-6 es el que determina el bienestar de una persona. El Premio Nobel de Medicina de 1982 se concedió por descifrar el papel de los eicosanoides en las enfermedades humanas.

Endocannabinoides: Hormonas derivadas del ácido araquidónico que cuando se unen a los receptores del cerebro provocan la sensación de hambre.

Glucagón: Hormona estimulada por el contenido proteico de una comida, que hace que se liberen los hidratos de carbono almacenados en el hígado para ayudar a mantener los niveles de glucosa en la sangre. También reduce la actividad de la enzima delta-5-desaturasa que produce el ácido araquidónico.

Inflamación silenciosa: La inflamación a nivel celular que se encuentra por debajo del nivel de percepción del dolor.

Insulina: Secretada por las células beta del páncreas para bajar los niveles de azúcar. La carga glucémica de una comida determina el grado de secreción de insulina. Básicamente es una hormona de almacenamiento que conduce a los macronutrientes (hidratos de carbono, proteínas y grasas) a las células para ser utilizados de inmediato o almacenados. Los niveles altos de insulina activan la enzima delta-5-desaturasa, aumentando los niveles de AA.

Lipotoxicidad: Tiene lugar cuando las gotitas de lípidos compuestas por triglicéridos empieza a depositarse en los órganos, en vez de hacerlo en el tejido adiposo. Cuando sucede esto se pone en peligro el buen funcionamiento de los órganos.

Lipoxigenasa (LOX): Las enzimas necesarias para formar leucotrienos y lipoxinas.

Péptido YY (PYY): Hormona que libera el intestino por las proteínas ingeridas en la comida. Va directamente al cerebro para provocar saciedad.

Ratio AA/DGLA: Indica el equilibrio de los precursores de los eicosanoides proinflamatorios y antiinflamatorios. Cuanto más alta es la ratio, menos eicosanoides antiinflamatorios se generan.

Ratio AA/EPA: Se determina por los niveles de ácidos grasos omega-3 y omega-6. La ratio AA/EPA es un dato exacto sobre el equilibrio entre los precursores de los eicosanoides. Cuanto más elevada es la ratio, mayor cantidad de inflamación silenciosa se genera.

Resolvinas: Son un tipo de eicosanoides antiinflamatorios derivados de los ácidos grasos esenciales EPA y DHA, creados por la inhibición de la enzima COX al tomar aspirina de baja concentración.

Síndrome de la Grasa Tóxica: Tiene lugar cuando empieza a aparecer un exceso de AA en el torrente sanguíneo. Se mide por la ratio de AA/EPA.

Bibliografía

Introducción
Mathers, C., S. Ritu, J. Salomon, C. J. Murray y A. D. López, "Healthy life expectancy in 191 countries", *Lancet* 357 (2001): 1685-1691.
Nolte, E. y C. M. McKee, "Measuring the health care of nations", *Health Affairs* 27 (2008): 58-71.
Sears, B., *The Anti-Inflammation Zone*, Regan Books, Nueva York, 2005. [Trad. cast.: *La inflamación silenciosa*, Edic. Urano, Barcelona, 2007.]
— *The OmegaRx Zone*, Regan Books, Nueva York, 2002. [Trad. cast.: *En la Zona con Omega 3 RX*, Edic. Urano, Barcelona, 2005.]
— *The Zone*, Regan Books, Nueva York, 1995. [Trad. cast.: *Dieta para estar en la Zona*, Edic. Urano, Barcelona, 1996.]
World Health Organization, *World Health Report 2000*.

Capítulo 1: La verdadera epidemia...
Sears, B., *The Anti-Aging Zone*, Regan Books, Nueva York, 1999. [Trad. cast.: *Rejuvenecer en la Zona*, Edic. Urano, Barcelona, 2001.]
— *The Anti-Inflammation Zone*, ob. cit.
— *The OmegaRx Zone*, ob. cit.
— *The Zone*, ob. cit.

Capítulo 2: La Tormenta Nutricional Perfecta
Cooper, R. y cols., "Trends and disparities in coronary heart disease, stroke, and other cardiovascular diseases in the United States: findings of the national conference on cardiovascular disease prevention", *Circulation* 102 (2000): 3137-3147.
Hossain, P., B. Kawar y M. E. Nahas, "Obesity and diabetes in the developing world", *New England Journal of Medicine* 356 (2007): 213-216.
Katic, M. y C. R. Kahn, "The role of insulin and IGF-1 signaling in longevity", *Cellular and Molecular Life Sciences* 62 (2005): 320-343.
Nestle, M., *Food Politics*, University of California Press, Berkeley, 2002.
— *What to Eat*, North Point Press, Nueva York, 2006.
Pollan, M., *The Omnivore's Dilemma*, Penguin Press, Nueva York, 2006.
Sears, B., *The Anti-Aging Zone*, ob. cit.

— *The OmegaRx Zone,* ob. cit.

— *The Zone,* ob. cit.

Simopoulos, A. y J. Robinson, *The Omega Plan,* Harper Collins, Nueva York, 1998.

Tatar, M., A. Bartke y A. Antebi, "The endocrine regulation of aging by insulin-like signals", *Science* 299 (2003): 1346-1351.

Yam, D. y cols., "Diet and disease: the Israeli paradox: possible dangers of a high omega-6 polyunsaturated fatty acid diet", *Israel Journal of Medical Sciences* 32 (1996): 1134-1143.

Capítulo 3: Cómo nos ayuda la inflamación, y ...

Babcok, T., W. S. Helton y N. J. Espat, "Eicosapentaenoic acid: an anti-inflammatory omega-3 fat with potential clinical applications," *Nutrition* 16 (2000): 1116-1118.

Bazan, N. G. y R. L. Flower, "Lipid signals in pain control", *Nature* 420 (2002): 135-138.

Bechoua, S. y cols., "Very low dietary intake of n-3 fatty acids affects the immune function of healthy elderly people", *Lipids* 34 (1999): S143.

Bleumink, G. S. y cols., "Nonsteroidal anti-inflammatory drugs and heart failure", *Drugs* 63 (2003): 525-534.

Brenner, R. R., "Nutrition and hormonal factors influencing desaturation of essential fatty acids", *Progress in Lipid Research* 20 (1982): 41-48.

Calder, P. C., "n-3 polyunsaturated fatty acids and cytokine production in health and disease," *Annals of Nutrition and Metabolism* 41 (1997): 203-234.

— "n-3 polyunsaturated fatty acids, inflammation and immunity", *Nutrition Research* 21 (2001): 309-341.

— "Dietary modification of inflammation with lipids", *Proceedings of the Nutrition Society* 61 (2002): 345-358.

El Boustani, S. y cols., "Direct in vivo characterization of delta-5-desaturase activity in humans by deuterium labeling: effect of insulin", *Metabolism* 38 (1989): 315-321.

Endres, S. "Messengers and mediators: interactions among lipids, eicosanoids, and cytokines", *American Journal of Clinical Nutrition* 57 (1993): 798S-800S.

— "n-3 polyunsaturated fatty acids and human cytokine synthesis", *Lipids* 31 (1996): S239-242.

Endres, S. y C. von Schacky, "n-3 polyunsaturated fatty acids and human cytokine synthesis", *Current Opinion in Lipidology* 7 (1996): 48-52.

Endres, S. y cols., "The effect of dietary supplementation with n-3 polyunsaturated fatty acids on the synthesis of interleukin-1 and tumor necrosis factor by mononuclear cells", *New England Journal of Medicine* 320 (1989): 265-271.

Harris, J. I. y cols., "Statin treatment alters serum n-3 and n-6 fatty acids in hypercholestemic patients", *Prostaglandins, Leukotrienes and Essential Fatty Acids* 71 (2004): 263-269.

Hill, E. G. y cols., "Perturbation of the metabolism of essential fatty acids by dietary partially hydrogenated vegetable oil", *Proceedings of the National Academy of Sciences (USA)* 79 (1982): 953-957.

Lawrence, T., D. A. Willoughby y D. W. Gilroy, "Anti-inflammatory lipid mediators and insights into the resolution of inflammation", *Nature Reviews Immunology* 2 (2002): 787-795.

Levy, B. y cols., "Lipid mediator class switching during acute inflammation: signals in resolution", *Nature Reviews Immunology* 2 (2001): 612-619.

Lo, C. J. y cols., "Fish oil decreases macrophage tumor necrosis factor gene transcription by altering the NF-kappaB activity", *Journal of Surgical Research* 82 (1999): 216-221.

Mukherjee, D. S. E. Nissen y E. J. Topol, "Risk of cardiovascular events associated with selective COX-2 inhibitors", *JAMA* 286 (2001): 954-959.

Oates, J. A., "The 1982 Nobel prize in physiology or medicine", *Science* 218 (1982): 765-768.

Sears, B., *The Anti-Inflammation Zone,* ob. cit.
— *The OmegaRx Zone,* ob. cit.
— *The Zone,* ob. cit.

Serhan, C. N. y cols., "Resolvins: a family of bioactive products of omega-3 fatty acid transformation circuits initiated by aspirin treatment that counter proinflammation signals", *Journal of Experimental Medicine* 196 (2002): 1025-1037.

Taubes, G., *Good Calories, Bad Calories,* Alfred Knopf, Nueva York, 2007.

Trowbridge, H. O. y R. C. Emling, *Inflammation. A Review of the Process,* 5ª ed., Quintessence Books, Chicago, 1997.

Tsiotou, A. G. y cols., "Septic shock; current pathogenetic concepts from a clinical perspective", *Medical Science Monitor* 11 (2005): 76-85.

Van Dyke, T. E. y C. N. Serhan, "Resolution of inflammation", *Journal of Dental Research* 82 (2003): 82-90.

Wolfe, M., D. R. Lichtenstein y G. Singh, "Gastrointestinal toxicity of nonsteroidal anti-inflammatory drugs", *New England Journal of Medicine* 340 (1999):1888-1899.

Zurier, R. B., "Eicosanoids and inflammation", *Prostaglandins in Clinical Practice,* W. D. Watkins, M. B. Peterson y J. R. Fletcher, eds., Raven Press, Nueva York, 1989.

Capítulo 4: Puede que no tengas la culpa de engordar

Batterham, R. L. y cols., "Inhibition of food intake in obese subjects by peptide YY", *New England Journal of Medicine* 349 (2003): 941-948.

Batterham, R. L. y cols., "Critical role for peptide YY in protein-mediated satiation and body-weight regulation", *Cell Metabolism* 4 (2006): 223-233.

Bluher, M., B. B. Kahn y C. R. Kahn, "Extended longevity in mice lacking the insulin receptor in adipose tissue", *Science* 299 (2003): 572-574.

Boord, J. B. y cols., "Combined adipocyte-macrophage fatty acid-binding protein deficiency improves metabolism, atherosclerosis, and survival in apolipoprotein E-deficient mice", *Circulation* 110 (2004): 1492-1498.

Botion, L. M. y A. Green, "Long-term regulation of lipolysis and hormone-sensitive lipase by insulin and glucose", *Diabetes* 48 (1999): 1691-1697.

Caballero, B. y cols., "Pathways: a school-based, randomized controlled trial for the prevention of obesity in American Indian schoolchildren", *American Journal of Clinical Nutrition* 78 (2003): 1030-1038.

Campos, P., *The Obesity Myth*, Gotham Books, Nueva York, 2004.

Cshe, K. y cols., "The role of tumor necrosis factor resistance in obesity and insulin resistance", *Diabetologia* 43 (2000): 525.

Despres, J. P., "The endocannabinoid system: a new target for the regulation of energy balance and metabolism", *Critical Pathways in Cardiology* 6 (2007): 46-50.

Ellacott, K. L., I. G. Halatchev y R. D. Cone, "Interactions between gut peptides and the central melanocortin system in the regulation of energy homeostasis", *Peptides* 27 (2006): 340-349.

Engeili, S. y cols., "Activation of the peripheral endocannabinoid system in human obesity", *Diabetes* 54 (2005): 2838-2843.

Erbay, E., H. Cao y G. S. Hotamisligil, "Adipocyte/macrophage fatty acid binding proteins in metabolic syndrome", *Current Atherosclerosis Reports* 9 (2007): 222-229.

Festa, A. y cols., "Chronic subclinical inflammation as part of the insulin resistance syndrome," *Circulation* 102 (2000): 42-47.

Fruhbeck, G. y cols., "The adipocyte: a model for integration of endocrine and metabolic signaling in energy metabolism regulation", *American Journal of Physiology: Endocrinology and Metabolism* 280 (2001): E827-E847.

Haemmerle, G., R. Zimmermann y R. Zechner, "Letting lipids go: hormone-sensitive lipase", *Current Opinion in Lipidology* 14 (2003): 289-297.

Huda, M. S., J. P. Wilding y J. H. Pinkney, "Gut peptides and the regulation of appetite", *Obesity Reviews* 7 (2006): 163-182.

Kekwick, A. y G. L. S. Pawar, "Calorie intake in relation to body weight changes in the obese", *Lancet* ii (1956): 155-161.

— "Metabolic study in human obesity with isocaloric diets high in fat, protein, and carbohydrate", *Metabolism* 6 (1957): 447-460.

Kokot, F. y R. Ficek, "Effects of neuropeptide Y on appetite", *Mineral and Electrolyte Metabolism* 25 (1999): 303-305.

Kolata, G., *Rethinking Thin*, Farrar, Straus, and Giroux, Nueva York, 2006.

Le Roux, C. W. y cols., "Attenuated peptide YY release in obese subjects is associated with reduced satiety", *Endocrinology 2006* 147 (2006): 3-8.

Lee, Y. H. y R. E. Pratley, "The evolving role of inflammation in obesity and the metabolic syndrome", *Current Diabetes Reports* 5 (2005): 70-75.

Moran, O. y M. Phillip, "Leptin: obesity, diabetes and other peripheral effects-A review", *Pediatric Diabetes* 4 (2003): 101-109.

Murphy, K. G. y S. R. Bloom, "Gut hormones and the regulation of energy homeostasis", *Nature* 444 (2006): 854-859.

Musami, S. K., S. Erickson y D. B. Allison, "Obesity—still highly heritable after all these years", *American Journal of Clinical Nutrition* 87 (2008): 275-276.

Nader, P. R. y cols., "Threeyear maintenance of improved diet and physical activity: the CATCH cohort. Child and Adolescent Trial for Cardiovascular Health", *Archives of Pediatrics and Adolescent Medicine* 153 (1999): 695-704.

Naslund, E. y P. M. Hellstrom, "Appetite signaling: from gut peptides and enteric nerves to brain", *Physiology and Behavior* 92 (2007): 256-262.

Natali, A. y E. Ferrannini, "Hypertension, insulin resistance, and the metabolic syndrome", *Endocrinology Metabolism Clinics of North America* 33 (2004): 417-429.

Oliver, J. E., *Fat Politics*, Oxford University Press, Nueva York, 2006.

Osei-Hyiaman, D. y cols., "The role of the endocannabinoid system in the control of energy homeostasis", *International Journal of Obesity* 30 (2006): S33-38.

Qi, K., M. Hall y R. J. Deckelbaum, "Long-chain polyunsaturated fatty acid accretion in brain", *Current Opinion in Clinical Nutrition and Metabolic Care* 5 (2002): 133-138.

Pompeia, C., T. Lima y R. Curi, "Arachidonic acid cytotoxicity: Can arachidonic acid be a physiological mediator of cell death?", *Cell Biochemistry and Function* 21 (2003): 97-104.

Robertson, R. P. y J. S. Harmon, "Diabetes, glucose toxicity, and oxidative stress: A case of double jeopardy for the pancreatic islet beta cell", *Free Radical Biology and Medicine* 41 (2006): 177-184.

Schwartz, M. W. y D. Porte, "Diabetes, obesity, and the brain", *Science* 307 (2005): 375-379.

Schwartz, M. W. y G. J. Morton, "Keeping hunger at bay", *Nature* 418 (2002): 595-597.

Sears, B., *The Zone*, ob. cit.

Silha, J. V. y cols., "Plasma resistin, adiponectin and leptin levels in lean and obese subjects: correlations with insulin resistance", *European Journal of Endocrinology* 149 (2003): 331-335.

Small, C. J. y S. R. Bloom, "Gut hormones and the control of appetite", *Trends in Endocrinology and Metabolism* 15 (2004): 259-263.

Taubes, G., *Good Calories, Bad Calories*, Alfred Knopf, Nueva York, 2007.

Ukkola, O., "Peripheral regulation of food intake: new insights", *Journal of Endocrinological Investigation* 27 (2004): 96-98.

Van den Hoek, A. M. y cols., "Leptin deficiency per se dictates body composition and insulin action in ob/ob mice", *Journal of Neuroendocrinology* 20 (2008): 120-127.

Wardle, J. y cols., "Evidence for a strong genetic influence on childhood adiposity despite the force of the obeseogeneic environment", *American Journal of Clinical Nutrition* 87 (2008): 398-404.

Yeaman, S. J., "Hormone-sensitive lipase—new roles for an old enzyme", *Biochemical Journal* 379 (2004): 11-22.

Yudkin, J. S., "Inflammation, obesity, and the metabolic syndrome", *Hormone and Metabolic Research* 39 (2007): 707-709.

Capítulo 5: La grasa buena puede ser una protección

Baylin, A. y H. Campos, "Arachidonic acid in adipose tissue is associated with nonfatal acute myocardial infarction in the central valley of Costa Rica", *Journal of Nutrition* 134 (2004): 3095-3099.

Belanger, M. C. y cols., "Dietary contaminants and oxidative stress in Inuit of Nunavik", *Metabolism* 55 (2006): 989-995.

Bluher, M., "Dysregulation of the peripheral and adipose tissue endocannabinoid system in human abdominal obesity", *Diabetes* 55 (2006): 3053-3060.

Booth, G. L. y cols., "Relation between age and cardiovascular disease in men and women with diabetes compared with non-diabetic people: a population-based retrospective cohort study", *Lancet* 368 (2006): 29-36.

Brochu, M., "What are the physical characteristics associated with a normal metabolic profile despite a high level of obesity in postmenopausal women?", *Journal of Clinical Endocrinology and Metabolism* 86 (2001): 1020-1025.

Campos, P., *The Obesity Myth,* ob. cit.

Flegal, K. M. y cols., "Excess deaths associated with underweight, overweight, and obesity", *JAMA* 293 (2005): 1861-1867.

Flegal, K. M. y cols., "Cause-specific excess deaths associated with underweight, overweight, and obesity", *JAMA* 298 (2007): 2028-2037.

Fonarow, G. C. y cols., "An obesity paradox in acute heart failure: analysis of body mass index and in hospital mortality for 108.927 patients in the Acute Decompensated Heart Failure National Registry", *American Heart Journal* 153 (2007): 74-81.

Fontana, L. y cols., "Long-term calorie restriction is highly effective in reducing the risk for atherosclerosis in humans," *Proceedings of the National Academy of Sciences (USA)* 101 (2004): 6659-6663.

Iacobellis, G. y cols., "Prevalence of uncomplicated obesity in an Italian obese population", *Obesity* 13 (2005): 1116-1122.

Karelis, A. D., M. Brochu y R. Rabasa-Lhoret, "Can we identify metabolically healthy but obese individuals (MHO)?", *Diabetes and Metabolism* 30 (2004): 569-572.

Karelis, A. D. y cols., "The metabolically healthy but obese individual presents a favorable inflammation profile", *Journal of Clinical Endocrinology and Metabolism* 90 (2005): 4145-4150.

Kark, J. D. y cols., "Adipose tissue n-6 fatty acids and acute myocardial infarction in a population consuming a diet high in polyunsaturated fatty acids", *American Journal of Clinical Nutrition* 77 (2003): 796-802.

Knutson, K. L. y cols., "The metabolic consequences of sleep deprivation", *Sleep Medicine Reviews* 11 (2007): 163-178.

Kolata, G., *Rethinking Thin,* ob. cit.

Lecka-Czernik, B. y cols., "Divergent effects of selective peroxisome proliferator-activated receptor-gamma 2 ligands on adipocyte versus osteoblast differentiation", *Endocrinology* 143 (2002): 2376-2384.

Lee, W. J. y cols., "Effects of obesity surgery on the metabolic syndrome", *Archives of Surgery* 139 (2004): 1088-1092.

Massiera, F. y cols., "Arachidonic acid and prostacyclin signaling promote adipose tissue development: a human health concern?", *Journal of Lipid Research* 44 (2003): 271-279.

Mazid, M. A. y cols., "Endogenous 15-deoxy-delta(12, 14)-prostaglandin J(2) synthesized by adipocytes during maturation phase contributes to upregulation of fat storage", *FEBS Letters* 580 (2006): 6885-6890.

Oliver, J. E., *Fat Politics,* Oxford University Press, Nueva York, 2006.

Petreas, M. y cols., "Distribution of persistent, lipid-soluble chemicals in breast and abdominal adipose tissues: lessons learned from a breast cancer study", *Cancer Epidemiology Biomarkers and Prevention* 13 (2004): 416-424.

Phelan, S. y cols., "Are the eating and exercise habits of successful weight losers changing?", *Obesity* 14 (2006): 710-716.

Robertson, R. P. y J. S. Harmon, "Diabetes, glucose toxicity, and oxidative stress: A case of double jeopardy for the pancreatic islet beta cell", *Free Radical Biology and Medicine* 41 (2006): 177-184.

Romero-Corral, A., "Association of bodyweight with total mortality and with cardiovascular events in coronary artery disease: a systematic review of cohort studies", *Lancet* 368 (2006): 666-678.

Savva, S. C. y cols., "Association of adipose tissue arachidonic acid content with BMI and overweight status in children from Cyprus and Crete", *British Journal of Nutrition* 91 (2004): 643-649.

Sears, B., *The Anti-Aging Zone,* ob. cit.

Seyberth, H. W. y cols., "Increased arachidonate in lipids after administration to man: effects on prostaglandin biosynthesis", *Clinical Pharmacology and Therapeutics* 18 (1975): 521-529.

Silver, M. J. y cols., "Arachidonic acid causes sudden death in rabbits", *Science* 183 (1974): 1085-1087.

Spiegel, K., R. Leproult y E. Van Cauter, "Impact of sleep debt on metabolic and endocrine function", *Lancet* 354 (1999): 1435-1439.

Unger, R. H., "Lipotoxic diseases", *Annual Review of Medicine* 53 (2002): 319-336.

— "Longevity, lipotoxicity and leptin: the adipocyte defense against feasting and famine", *Biochimie* 87 (2005): 57-64.

Williams, E. S., A. Baylin y H. Campos, "Adipose tissue arachidonic acid and the metabolic syndrome in Costa Rican adults", *Clinical Nutrition* 26 (2007): 474-482.

Wing, R. R. y J. O. Hill, "Successful weight loss maintenance", *Annual Review of Nutrition* 21 (2001): 323-341.

Capítulo 6: Grasa tóxica maligna

Aldamiz-Echevarría, L. y cols., "Arachidonic acid content in adipose tissue is associated with insulin resistance in healthy children", *Journal of Pediatric Gastroenterology and Nutrition* 44 (2007): 77-83.

Baylin, A. y H. Campos, "Arachidonic acid in adipose tissue is associated with nonfatal acute myocardial infarction in the central valley of Costa Rica", *Journal of Nutrition* 134 (2004): 3095-3099.

Chevrier, J. y cols., "Body weight loss increases plasma and adipose tissue concentrations of potentially toxic pollutants in obese individuals", *International Journal of Obesity and Related Metabolic Disorders* 24 (2000): 1272-1278.

Cinti, S. y cols., "Adipocyte death defines macrophage localization and function in adipose tissue of obese mice and humans", *Journal of Lipid Research* 46 (2005): 2347-2355.

Fox, C. S. y cols., "Trends in the incidence of type 2 diabetes mellitus from the 1970s to the 1990s: The Framingham Heart Study", *Circulation* 113 (2006): 2914-2918.

Huber, J. y cols., "Prevention of high-fat diet-induced adipose tissue remodeling in obese diabetic mice by n-3 polyunsaturated fatty acids", *International Journal of Obesity* 31 (2007): 1004-1013.

Hue, O. y cols., "Increased plasma levels of toxic pollutants accompanying weight loss induced by hypocaloric diet or by bariatric surgery", *Obesity Surgery* 16 (2006): 1145-1154.

Lelliott, C. y A. J. Vidal-Puig, "Lipotoxicity, an imbalance between lipogenesis de novo and fatty acid oxidation", *International Journal of Obesity and Related Metabolic Disorders* 28 Suppl 4 (2004): S22-28.

Mazid, M. A. y cols., "Endogenous 15-deoxy-delta(12, 14)-prostaglandin J(2) synthesized by adipocytes during maturation phase contributes to upregulation of fat storage", *FEBS Letters* 580 (2006): 6885-6890.

McLaughlin, T. y cols., "Enhanced proportion of small adipose cells in insulin-resistant vs insulin-sensitive obese individuals implicates impaired adipogenesis", *Diabetologia* 50 (2007): 1707-1715.

Pelletier, C. y cols., "Associations between weight loss-induced changes in plasma organochlorine concentrations, serum T(3) concentration, and resting metabolic rate", *Toxicology Sciences* 67 (2002): 46-51.

Petersen, K. F. y G. I. Shulman, "New insights into the pathogenesis of insulin resistance in humans using magnetic resonance spectroscopy", *Obesity* 14 (2006): 34S-40S.

Phinney, S. D. y cols., "Obesity and weight loss alter serum polyunsaturated lipids in humans", *American Journal of Clinical Nutrition* 53 (1991): 831-838.

Pompeia, C. y cols., "Arachidonic acid cytotoxicity in leukocytes: implications of oxidative stress and eicosanoid synthesis", *Biology of the Cell* 94 (2002): 251-265.

Pompeia, C., T. Lima, y R. Curi, "Arachidonic acid cytotoxicity: can arachidonic acid be a physiological mediator of cell death?", *Cell Biochemistry and Function* 21 (2003): 97-104.

Raz, I. y cols., "Diabetes: insulin resistance and derangements in lipid metabolism. Cure through intervention in fat transport and storage", *Diabetes/Metabolism Research and Reviews* 21 (2005): 3-14.

Rzehak, P. y cols., "Weight change, weight cycling and mortality in the ERFORT Male Cohort Study", *European Journal of Epidemiology* 22 (2007): 665-673.

Savva, S. C., "Association of adipose tissue arachidonic acid content with BMI and overweight status in children from Cyprus and Crete," *British Journal of Nutrition* 91 (2004): 643-649.

Shin, M. J. y cols., "Weight loss effect on inflammation and LDL oxidation in metabolically healthy but obese (MHO) individuals: low inflammation and LDL oxidation in MHO women", *International Journal of Obesity* 30 (2006): 1529-1534.

Sinha, D. y cols., "15-deoxy-delta(12, 14) prostaglandin J2: A putative endogenous promoter of adipogenesis suppresses the ob gene", *Metabolism* 48 (1999): 786-791.

Strissel, K. J. y cols., "Adipocyte death, adipose tissue remodeling, and obesity complications", *Diabetes* 56 (2007): 2910-2918.

Taubes, G., *Good Calories, Bad Calories,* Alfred Knopf, Nueva York, 2007.

Todoric, J. y cols., "Adipose tissue inflammation induced by high-fat diet in obese diabetic mice is prevented by n-3 polyunsaturated fatty acids", *Diabetologia* 49 (2006): 2109-2119.

Unger, R. H., "Longevity, lipotoxicity and leptin: the adipocyte defense against feasting and famine", *Biochimie* 87 (2005): 57-64.

— "Weapons of lean body mass destruction: the role of ectopic lipids in the metabolic syndrome", *Endocrinology* 144 (2003): 5159-5165.

Unger, R. H. e Y. T. Zhou, "Lipotoxicity of beta-cells in obesity and in other causes of fatty acid spillover", *Diabetes* 50 (2001): S118-121.

Williams, E. S., A. Baylin y H. Campos, "Adipose tissue arachidonic acid and the metabolic syndrome in Costa Rican adults", *Clinical Nutrition* 26 (2007): 474-482.

Capítulo 7: ¿Tienes el síndrome de la Grasa Tóxica?

Boizel, R. y cols., "Ratio of triglycerides to HDL cholesterol is an indicator of LDL particle size in patients with type 2 diabetes and normal HDL cholesterol levels", *Diabetes Care* 23 (2000): 1679-1685.

Campbell, B. y cols., "Limited clinical utility of high-sensitivity plasma C-reactive protein assays", *Annals of Clinical Biochemistry* 39 (2002): 85-88.

Campbell, B. y cols., "Problems with high-sensitivity C-reactive protein", *Clinical Chemistry* 49 (2003): 201.

Crijns, S. A. y cols., "Altered omega-3 polyunsaturated fatty acid status in depressed post-myocardial infarction patients", *Acta Psychiatrica Scandinavica* 115 (2007): 35-40.

Danesh, J., "C-reactive protein and other circulating markers of inflammation in the prediction of coronary heart disease", *New England Journal of Medicine* 350 (2004): 1387-1397.

Harris, J. I. y cols., "Statin treatment alters serum n-3 and n-6 fatty acids in hypercholesterolemic patients", *Prostaglandins, Leukotrienes and Essential Fatty Acids* 71 (2004): 263-269.

Iso, H. y cols., "Serum fatty acids and fish intake in rural Japanese, urban Japanese, Japanese American and Caucasian American men", *International Journal of Epidemiology* 18 (1989): 374-381.

Jeppesen, J. y cols., "Low triglycerides-high highdensity lipoprotein cholesterol and risk of ischemic heart disease", *Archives of Internal Medicine* 161 (2001): 361-366.

Kagawa, Y. y cols., "Eicosapolyenoic acid of serum lipids of Japanese islanders with low incidence of cardiovascular diseases", *Journal of Nutritional Science and Vitaminology* 28 (1982): 441-453.

Lamarche, B. y cols., "Fasting insulin and apolipoprotein B levels and low-density particle size as risk factors for ischemic heart disease", *JAMA* 279 (1998): 1955-1961.

McLaughlin, T. y cols., "Use of metabolic markers to identify overweight individuals who are insulin resistant", *Annals of Internal Medicine* 139 (2003): 802-809.

McLaughlin, T. y cols., "Is there a simple way to identify insulin-resistant individuals at increased risk of cardiovascular disease?", *American Journal of Cardiology* 96 (2005): 399-404.

Nesto, R. W., "Beyond low-density lipoprotein: addressing the atherogenic lipid triad in type 2 diabetes mellitus and the metabolic syndrome", *American Journal of Cardiovascular Drugs* 5 (2005): 379-387.

Pedersen, H. S. y cols., "N-3 fatty acids as a risk factor for hemorrhagic stroke", *Lancet* 353 (1999): 812-813.

Sandau, C. D. y cols., "Analysis of hydroxylated metabolites of PCBs (OH-PCBs) and other chlorinated phenolic compounds in whole blood from Canadian Inuit", *Environmental Health Perspectives* 108 (2000): 611-616.

Sears, B., *The Anti-Aging Zone*, ob. cit.
— *The Anti-Inflammation Zone*, ob. cit.
— *The OmegaRx Zone*, ob. cit.
— *The Zone*, ob. cit.

Tall, A. R., "C-reactive protein reassessed", *New England Journal of Medicine* 350 (2004): 1450-1452.

Yamada, T. y cols., "Atherosclerosis and omega-3 fatty acids in the populations of a fishing village and a farming village in Japan", *Atherosclerosis* 153 (2000): 469-481.

Yeni-Komshian, H. y cols., "Relationship between several surrogate estimates of insulin resistance and quantification of insulinmediated glucose disposal in 490 healthy nondiabetic volunteers," *Diabetes Care* 23 (2000): 171-175.

Yokoyama, M. y cols., "Effects of eicosapentaenoic acid on major coronary events in hypercholesterolaemic patients (JELIS): a randomized open-label, blinded endpoint analysis", *Lancet* 369 (2007): 1090-1098.

Capítulo 8: La Dieta de la Zona: tu principal defensa...

Agus, M. S. y cols., "Dietary composition and physiologic adaptations to energy restriction", *American Journal of Clinical Nutrition* 71 (2000): 901-907.

Ambring, A. y cols., "Mediterranean-inspired diet lowers the ratio of serum phospholipids n-6 to n-3 fatty acids, the number of leukocytes and platelets, and vascular endothelial growth factor in healthy subjects", *American Journal of Clinical Nutrition* 83 (2006): 575-581.

Bell, S. J. y B. Sears, "Low glycemic load diets: impact on obesity and chronic diseases", *Critical Reviews in Food Science and Nutrition* 43 (2003): 357-377.

— "A proposal for a new national diet: a low glycemic load diet with a unique macronutrient composition", *Metabolic Syndrome and Related Disorders* 1 (2003): 199-208.

Brenner, R. R., "Hormonal modulation of delta-6- and delta-5-desaturases: case of diabetes", *Prostaglandins, Leukotrienes and Essential Fatty Acids* 68 (2003): 151-162.

— "Nutrition and hormonal factors influencing desaturation of essential fatty acids", *Progress in Lipid Research* 20 (1982): 41-48.

Collier, G. y D. R. Johnson, "The paradox of satiation", *Physiology and Behavior* 82 (2004): 149-153.

Dumesnil, J. G. y cols., "Effect of a low-glycaemic index—low-fat—high protein diet on the atherogenic metabolic risk profile of abdominally obese men", *British Journal of Nutrition* 86 (2001): 557-568.

Eaton, S. B. y M. J. Konner, "Paleolithic nutrition", *New England Journal of Medicine* 312 (1985): 283-289.

Eaton, S. B., M. Shostak y M. Konner, *The Paleolithic Prescription,* Harper and Row, Nueva York, 1988.

Ebbeling, C. B. y cols., "Effects of a low-glycemic load vs. low-fat diet in obese young adults: a randomized trial", *JAMA* 297 (2007): 2092-2102.

El Boustani, S. y cols., "Direct in vivo characterization of the delta-5-desaturase activity in humans by deuterium labeling: effect of insulin", *Journal of Clinical Endocrinology and Metabolism* 38 (1989): 315-321.

Fontana, L. y cols., "Long-term calorie restriction is highly effective in reducing the risk for atherosclerosis in humans", *Proceedings of the National Academy of Sciences (USA)* 101 (2004): 6659-6663.

Fontani, G. y cols., "Blood profiles, body fat and mood state in healthy subjects on different diets supplemented with omega-3 polyunsaturated fatty acids", *European Journal of Clinical Investigation* 35 (2005): 499-507.

332 GRASA TÓXICA

Foster, G. D. y cols., "A randomized trial of a low-carbohydrate diet for obesity", New England Journal of Medicine 22 (2003): 2082-2090.

Gannon, M. C. y cols., "An increase in dietary protein improves the blood glucose response in persons with type 2 diabetes", American Journal of Clinical Nutrition 78 (2003): 734-741.

Jenkins, D. J. y cols., "Glycemic index of foods: a physiological basis for carbohydrate exchange", American Journal of Clinical Nutrition 34 (1981): 362-366.

Johnston, C. S., C. S. Day y P. D. Swan, "Postprandial thermogenesis is increased 100% on a high-protein, low-fat diet versus a high-carbohydrate, low-fat diet in healthy, young women", Journal of the American College of Nutrition 21 (2002): 55-61.

Johnston, C. S., S. L. Tjonn y P. D. Swan, "High-protein, low-fat diets are effective for weight loss and favorably alter biomarkers in healthy adults", Journal of Nutrition 134 (2004): 586-591.

Johnston, C. S. y cols., "Ketogenic low-carbohydrate diets have no metabolic advantage over nonketogenic low-carbohydrate diets", American Journal of Clinical Nutrition 83 (2006): 1055-1061.

Joslin Diabetes Research Center Dietary Guidelines, www.joslin.org/Files/Nutrition_ Guideline_Graded.pdf.

Layman, D. K. y cols., "Increased dietary protein modifies glucose and insulin homeostasis in adult women during weight loss", Journal of Nutrition 133 (2003): 405-410.

Layman, D., K. y cols., "A reduced ratio of dietary carbohydrate to protein improves body composition and blood lipid profiles during weight loss in adult women", Journal of Nutrition 133 (2003): 411-417.

Liu, S. y cols., "Dietary glycemic load assessed by food-frequency questionnaire in relation to plasma high-density-lipoprotein cholesterol and fasting plasma triacylglycerols in postmenopausal women", American Journal of Clinical Nutrition 73 (2001): 560-566.

— "Relation between a diet with a high glycemic load and plasma concentrations of high-sensitivity C-reactive protein in middle-aged women", American Journal of Clinical Nutrition 75 (2002): 492-498.

— "A prospective study of dietary glycemic load, carbohydrate intake, and risk of coronary heart disease in US women", American Journal of Clinical Nutrition 71 (2002): 1455-1461.

Ludwig, D. S. y cols., "Dietary high glycemic index foods, overeating, and obesity", Pediatrics 103 (1999): E26.

Markovic, T. P. y cols., "Beneficial effect on average lipid levels from energy restriction and fat loss in obese individuals with or without type 2 diabetes", Diabetes Care 21 (1998): 695-700.

— "The determinants of glycemic responses to diet restriction and weight loss in obesity and NIDDM", Diabetes Care 21 (1998): 687-694.

McCullough, M. L. y cols., "Adherence to the dietary guidelines for Americans and the risk of major chronic disease in men", American Journal of Clinical Nutrition 72 (2000): 1223-1231.

McCullough, M. L. y cols., "Adherence to the dietary guidelines for Americans and risk of major chronic disease in women", *American Journal of Clinical Nutrition* 72 (2000): 1214-1222.

Mitrou, P. N. y cols., "Mediterranean dietary pattern and prediction of all-cause mortality in a US population: results from the NIH-AARP Diet and Health Study", *Archives of Internal Medicine* 167 (2007): 2461-2468.

Murphy, K. G. y S. R. Bloom, "Gut hormones and the regulation of energy homeostasis", *Nature* 444 (2006): 854-859.

Naslund, E. y P. M. Hellstrom, "Appetite signaling: from gut peptides and enteric nerves to brain", *Physiology and Behavior* 92 (2007): 256-262.

Nuttall, F. Q. y cols., "The metabolic response of subjects with type 2 diabetes to a high-protein, weight-maintenance diet", *Journal of Clinical Endocrinology and Metabolism* 88 (2003): 3577-3583.

Osei-Hyiaman, D. y cols., "The role of the endocannabinoid system in the control of energy homeostasis", *International Journal of Obesity* 30 (2006): S33-38.

Pagotto, U. y R. Pasquali, "Fighting obesity and associated risk factors by antagonizing cannabinoid type 1 receptors", *Lancet* 365 (2005): 1363-1364.

Pagotto, U. y cols., "The emerging role of the endocannabinoid system in endocrine regulation and energy balance", *Endocrine Reviews* 27 (2006): 73-100.

Pelikonova, T. y cols., "Effect of acute hyperinsulinemia on fatty acid composition of serum lipid in non-insulin dependent diabetics and healthy men", *Clinica Chimica Acta* 203 (1991): 329-337.

Pereira, M. A. y cols., "Effects of a low-glycemic load diet on resting energy expenditure and heart disease risk factors during weight loss", *JAMA* 292 (2004): 2482-2490.

Pittas, A. G. y cols., "The effects of the dietary glycemic load on type 2 diabetes risk factors during weight loss", *Obesity* 14 (2006): 2200-2209.

Pittas, A. G. y cols., "A low-glycemic load diet facilitates greater weight loss in overweight adults with high insulin secretion but not in overweight adults with low insulin secretion in the CALERIE Trial", *Diabetes Care* 28 (2005): 2939-2941.

Sears, B., *Mastering the Zone,* Regan Books, Nueva York, 1997. [Trad. cast.: *Mantenerse en la Zona*, Edic. Urano, Barcelona, 1999; *La revolucionaria dieta de la Zona*, Edic. Urano, 2004.]

— *The Anti-Inflammation Zone,* ob. cit.

— *The OmegaRx Zone,* ob. cit.

— *The Zone,* ob. cit.

— *Zone Perfect Meals,* Regan Books, Nueva York, 1998.

Sears, B. y S. J. Bell, "The Zone Diet: an anti-inflammatory, low glycemic-load diet", *Metabolic Syndrome and Related Disorders* 2 (2004): 24-38.

Sears, B. y L. Sears, *Zone Meals in Seconds,* Regan Books, Nueva York, 2001.

334 GRASA TÓXICA

Silver, M. J. y cols., "Arachidonic acid causes sudden death in rabbits", *Science* 183 (1974): 1085-1087.

Skov, A. R. y cols., "Randomized trial on protein vs carbohydrate in ad libitum fat reduced diet for the treatment of obesity", *International Journal of Obesity and Related Metabolic Disorders* 23 (1999): 528-536.

Unger, R. H., "Glucagon and the insulin-glucagon ratio in diabetes and other catabolic illnesses", *Diabetes* 20 (1971): 834-838.

Unger, R. H. y P. J. Lefebvre, *Glucagon: Molecular Physiology, Clinical and Therapeutic Implications,* Pergamon Press, Oxford, 1972.

Whitten, P., "Stanford's Secret Weapon", *Swimming World* (1993).

Wolfe, B. M. y L. A. Piche, "Replacement of carbohydrate by protein in a conventional fat diet reduces cholesterol and triglyceride concentrations in healthy normolipidemic subjects", *Clinical and Investigative Medicine* 22 (1999): 140-148.

Capítulo 9: El aceite de pescado: tu gran defensa...

Arisawa, K. y cols., "Fish intake, plasma omega-3 polyunsaturated fatty acids, and polychlorinated debenzo-p-dioxins/polychlorinated dibenzo-furans and co-planar polychlorinated biphenyls in the blood of the Japanese population", *International Archives of Occupational and Environmental Health* 76 (2003): 205-215.

Chavali, S. R. y R. A. Forse, "Decreased production of interleukin-6 and prostaglandin E2 associated with inhibition of delta-5 desaturation of omega-6 fatty acids in mice fed safflower oil diets supplemented with sesamol", *Prostaglandins, Leukotrienes and Essential Fatty Acids* 61 (1999): 347-352.

Iso, H. y cols., "Serum fatty acids and fish intake in rual Japanese, urban Japanese, Japanese American and Caucasian American men", *International Journal of Epidemiology* 18 (1989): 374-381.

Jeng, K. C. G. y R. C. W. Hou, "Sesamin and sesamolin: Nature's therapeutic lignans", *Current Enzyme Inhibition* 1 (2005): 11-20.

Kagawa, Y. y cols., "Eicosapolyenoic acid of serum lipids of Japanese islanders with low incidence of cardiovascular diseases", *Journal of Nutritinal Science and Vitaminology* 28 (1982): 441-453.

Laidlaw, M. y B. J. Holub, "Effects of supplementation with fish oil-derived n-3 fatty acids and gamma-linolenic acid on circulating plasma lipids and fatty acid profiles in women", *American Journal of Clinical Nutrition* 77 (2003): 37-42.

Nakamura, T. y cols., "Serum fatty acid levels, dietary style and coronary heart in three neighbouring areas in Japan", *British Journal of Nutrition* 89 (2003): 267-272.

Pedesen, H. S. y cols., "N-3 fatty acids as a risk marker for haemorrhagic stroke", *Lancet* 353 (1999): 812-813.

Phinney S. "Potential risk of prolonged gamma-linolenic acid use." *Annals of Internal Medicine* 120 (1994): 692

Sears, B., *The Anti-Inflammation Zone,* ob. cit.

— *The OmegaRx Zone,* ob. cit.
— *The Zone,* ob. cit.
Shimizu, S. y cols., "Sesamin is a potent and specific inhibitor of delta-5-desaturase in polyunsaturated fatty acid biosynthesis", *Lipids* 26 (1991): 512-516.
Sorgi, P. J. y cols., "Effects of an open-label pilot study with high-dose EPA/DHA concentrates on plasma phospholipids and behavior in children with attention deficit hyperactivity disorder", *Nutrition Journal* 6 (2007): 16.
Yamada, T. y cols., "Atherosclerosis and omega-3 fatty acids in the populations of fishing village and a farming village in Japan", *Atherosclerosis* 153 (2000): 469-481.
Yokoyama, M. y cols., "Effects of eicosapentaenoic acid on major coronary events in hypercholesterolaemic patients (JELIS): a randomized open-label, blinded endpoint analysis", *Lancet* 369 (2007): 1090-1098.
Zuijdgeest-van Leeuwen, S. D. y cols., "Incorporation and washout of orally administered n-3 fatty acid ethyl esters in different plasma lipid fractions", *International Archives of Occupational and Environmental Health* 82 (1999): 481-488.

Capítulo 10: Todo a la vez
Biesalski, H. K., "Polyphenols and inflammation: basic interactions", *Current Opinion in Clinical Nutrition and Metabolic Care* 10 (2007): 724-728.
Gluckman, P. y M. Hanson, *Mismatch,* Oxford University Press, Nueva York, 2006.
Scalbert, A., I. T. Johnson y M. Saltmarsh, "Polyphenols: antioxidants and beyond", *American Journal of Clinical Nutrition* 81 (2005): 215S-217S.
Sears, B., *A Week in the Zone,* Regan Books, Nueva York, 2000.
— *Mastering the Zone,* ob. cit.
— *The Anti-Inflammation Zone,* ob. cit.
— *The Zone,* ob. cit.
— *What to Eat in the Zone,* Regan Books, Nueva York, 2003.
— *Zone Food Blocks,* Regan Books, Nueva York, 1998.
— *Zone Perfect Meals in Minutes,* Regan Books, Nueva York, 1997.
Sears, B. y L. Sears, *Zone Meals in Seconds,* ob. cit.
Yoon, J. H. y S. J. Baek, "Molecular targets of dietary polyphenols with anti-inflammatory properties", *Yonsei Medical Journal* 46 (2005): 585-596.

Capítulo 11: Superar los obstáculos para lograr el éxito
Avena, N. M., K. A. Long y B. G. Hoebel, "Sugar-dependent rats show enhanced responding for sugar after abstinence: evidence of a sugar deprivation effect", *Physiology and Behavior* 84 (2005): 359-362.
Banks, W. A. y cols., "Triglycerides induce leptin resistance at the blood-brain barrier", *Diabetes* 53 (2004): 1253-1260.
Chen, K. y cols., "Induction of leptin resistance through direct interaction of C-reactive protein with leptin", *Nature Medicine* 12 (2006): 425-432.

Colantuoni, C. y cols., "Excessive sugar intake alters binding to dopamine and mu-opioid receptors in the brain", NeuroReport 12 (2001): 3549-3552.

Darmon, N. y cols., "A nutrient density standard for vegetables and fruits: nutrients per calorie and nutrients per unit cost", Journal of the American Dietetic Association 105 (2005): 1881-1887.

Despres, J. P., A. Golay y L. Sjostrom, "Effects of rimonabant on metabolic risk factors in overweight patients with dyslipidemia", New England Journal of Medicine 353 (2005): 2121-2134.

Drewnowski, A. y S. E. Specter, "Poverty and obesity: the role of energy density and energy costs", American Journal of Clinical Nutrition 79 (2004): 6-16.

Drewnowski, A., N. Darmon y A. Briend, "Replacing fats and sweets with vegetables and fruits—a question of cost", American Journal of Public Health 94 (2004): 1555-1559.

Enriori, P. J. y cols., "Leptin resistance and obesity", Obesity 14 Suppl 5 (2006): 254S-258S.

Grossman, E., "Chemicals may play role in rise of obesity", Washington Post, March 12, 2007, A06.

Grun, F. y cols., "Endocrine-disrupting organotin compounds are potent inducers of adipogenesis in vertebrates", Molecular Endocrinology 20 (2006): 2141-2155.

Heindel, J. J., "Endocrine disruptors and the obesity epidemic", Toxicological Sciences 76 (2003): 247-249.

Keith, S. W., "Putative contributors to the secular increase in obesity: exploring the roads less traveled", International Journal of Obesity 30 (2006): 1585-1594.

Knutson, K. L. y cols., "The metabolic consequences of sleep deprivation", Sleep Medicine Reviews 11 (2007): 163-178.

Kolata, G., Rethinking Thin, ob. cit.

Lenoir, M. y cols., "Intense sweetness surpasses cocaine reward", PLoS ONE 2 (2007): e698.

Masumo, H. y cols., "Bisphenol A in combination with insulin can accelerate the conversion of 3T3L1 fibroblasts to adipocytes", Journal of Lipid Research 43 (2002): 676-684.

Miller, W. C., D. M. Koceja y E. J. Hamilton, "A meta-analysis of the past 25 years of weight loss research using diet, exercise or diet plus exercise intervention", International Journal of Obesity and Related Metabolic Disorders 21 (1997): 941-947.

Monsivais, P. y A. Drewnowski, "The rising cost of low-energy-density foods", Journal of the American Dietetic Association 107 (2007): 2071-2076.

Naska, A. y cols., "Siesta in healthy adults and coronary mortality in the general population", Archives of Internal Medicine 167 (2007): 296-301.

Nestle, M., Food Politics, ob. cit.

— What to Eat, ob. cit.

Oda, E., "n-3 fatty acids and the endocannabinoid system", *American Journal of Clinical Nutrition* 85 (2007): 919.
Pollan, M., *The Omnivore's Dilemma*, Penguin Press, Nueva York, 2006.
Rosenbaum, M. y cols., "Low-dose leptin reverses skeletal muscle, autonomic, and neuroendocrine adaptations to maintenance of reduced weight", *Journal of Clinical Investigation* 115 (2005): 3579-3586.
Sakurai, K. y cols., "Bisphenol A affects glucose transport in mouse 3T3-F442A adipocytes", *British Journal of Pharmacology* 141 (2004): 209-214.
Sears, B., *The Anti-Aging Zone*, ob. cit.
Spangler, R. y cols., "Opiate-like effects of sugar on gene expression in reward areas of the rat brain", *Brain Research Molecular Brain Research* 124 (2004): 134-142.
Spiegel, K. y cols., "Sleep loss: a novel risk factor for insulin resistance and Type 2 diabetes", *Journal of Applied Physiology* 99 (2005): 2008-2019.
Taubes, G., *Good Calories, Bad Calories*, ob. cit.
Watanabe, S., M. Doshi y T. Hamazakibi, "n-3 polyunsaturated fatty acid (PUFA) deficiency elevates and n-3 PUFA enrichment reduces brain 2-arachidonylglycerol level in mice", *Prostaglandins, Leukotrienes and Essential Fatty Acids* 69 (2003): 51-59.

Capítulo 12: La hora de la verdad
Cauchon, D., "Bill for taxpayers swells by trillions", *USA Today*, mayo 19, 2008.
Lawlor, E. F., *Redesigning the Medicare Contract*, University of Chicago Press, Chicago, 2003.
Kotlifoff, L. J., *The Healthcare Fix*, MIT Press, Cambridge, 2007.
Marmor, T. R., *The Politics of Medicare*, Aldine de Gruyter, Nueva York, 2000.
Nestle, M., *Food Politics*, ob. cit.
Olshansky, S. J. y cols., "A potential decline in life expectancy in the United States in the 21st century", *New England Journal of Medicine* 352 (2005): 1138-1145.
Saviro, D., *Who Should Pay for Medicare?*, University of Chicago Press, Chicago, 2004.

Apéndice C: Las hormonas: las claves para tu internet biológico
Arora, S., "The role of neuropeptides in appetite regulation and obesity", *Neuropeptides* 40 (2006): 375-401.
Balcioglu, A. y R. J. Wurtman, "Effects of fenfluramine and phentermine (fen-phen) on dopamine and serotonin release in rat striatum: in vivo microdialysis study in conscious animals", *Brain Research* 813 (1998): 67-72.
Bloom, S. R., K. Wayne y O. Chaudhri, "Gut feeling—the secret of satiety?", *Clinical Medicine* 5 (2005): 147-152.
Burton-Freeman, B., P. A. Davis y B. O. Schneeman, "Plasma cholecystolki-

338   GRASA TÓXICA

nin is associated with subjective measures of satiety in women", *American Journal of Clinical Nutrition* 76 (2002): 659-667.

Chan, J. L. y cols., "Peptide YY levels are elevated after gastric bypass surgery", *Obesity* 14 (2006): 194-198.

De Graff, C. y cols., "Biomarkers of satiation and satiety", *American Journal of Clinical Nutrition* 79 (2004): 946-961.

Itoh, M. y cols., "Increased adiponectin secretion by highly purified eicosapentaenoic acid in rodent models of obesity and human obese subjects", *Arteriosclerosis, Thrombosis, and Vascular Biology* 27 (2007): 1918-1925.

Korner, J. y cols., "Differential effects of gastric bypass and banding on circulating gut hormone and leptin levels", *Obesity* 14 (2006): 1553-1561.

Le Roux, C. W. y cols., "Gut hormones as mediators of appetite and weight loss after Roux-en-Y gastric bypass", *Annals of Surgery* 246 (2007): 780-785.

Matzinger, D. y cols., "Inhibition of food intake in response to intestinal lipids is mediated by cholecystolkinin in humans", *American Journal of Physiology* 277 (1999): R1718-1724.

Murphy, K. C. y S. R. Bloom, "Gut hormones in the control of appetite", *Experimental Physiology* 89 (2004): 507-516.

Neary, N. M., A. P. Goldstone y S. R. Bloom, "Appetite regulation: From the gut to the hypothalamus", *Clinical Endocrinology* 60 (2003): 153-160.

Neschen, S. y cols., "Fish oil regulates adiponectin secretion by a peroxisome proliferatoractivated receptor-gamma-dependent mechanism in mice", *Diabetes* 55 (2006): 924-928.

Oda, E., "n-3 fatty acids and the endocannabinoid system", *American Journal of Clinical Nutrition* 85 (2007): 919.

Osei-Hyiaman, D. y cols., "The role of the endocannabinoid system in the control of energy homeostasis", *International Journal of Obesity* 30 (2006): S33-38.

Sears, B., *The Anti-Aging Zone*, ob. cit.

— *The Zone*, ob. cit.

Watanabe, S., M. Doshi y T. Hamazaki, "n-3 polyunsaturated fatty acid (PUFA) deficiency elevates and n-3 PUFA enrichment reduces brain 2-arachidonylglycerol level in mice", *Prostaglandins, Leukotrienes and Essential Fatty Acids* 69 (2003): 51-59.

Apéndice D: Eicosanoides: las hormonas misteriosas

Ankel, H., O. Turriziani y G. Antonelli, "Prostaglandin A inhibits replication of human immunodeficiency virus during acute infection", *Journal of General Virology* 72 (1991): 2797-2800.

Bourre, J.M., M. Piciotti y O. Dumont, "Delta-6-desaturase in brain and liver during development and aging", *Lipids* 25 (1990): 354-356.

Brenner, R. R., "Nutrition and hormonal factors influencing desaturation of essential fatty acids", *Progress in Lipid Research* 20 (1982): 41-48.

Burr, G. O. y M. R. Burr, "A new deficiency disease produced by rigid exclusion of fat from the diet", *Journal of Biological Chemistry* 82 (1929): 345-367.

Chapkin, R. S., S. D. Somer y K. L. Erickson, "Dietary manipulation of macrophage phospholipids classes: selective increase in dihomo-gamma-linolenic acid", *Lipids* 23 (1988): 766-770.

Chavali, S. R. y R. A. Forse, "Decreased production of interleukin-6 and prostaglandin E2 associated with inhibition of delta-5-desaturation of omega 6 fatty acids in mice fed safflower oil diets supplemented with sesamol", *Prostaglandins, Leukotrienes and Essential Fatty Acids* 61 (1999): 347-352.

Cho, H. P., M. Nakamura y S. D. Clarke, "Cloning, expression, and fatty acid regulation of human delta-5-desaturase", *Journal of Biological Chemistry* 274 (1999): 37335-37399.

Clarke, S. D., "Polyunsaturated fatty acid regulation of gene transcription: a mechanism to improve energy balance and insulin resistance". *British Journal of Nutrition* 83 (2000): S59-S66.

Conquer, J. A. y B. J. Holub, "Dietary docosahexaenoic acid as a source of eicosapentaenoic acid in vegetarians and omnivores", *Lipids* 32 (1997): 341-345.

El Boustani, S. y cols., "Direct in vivo characterization of the delta-5-desaturase activity in humans by deuterium labeling: effect of insulin", *Journal of Clinical Endocrinology and Metabolism* 38 (1989): 315-321.

Ferreria, S. H., S. Moncada y J. R. Vane, "Indomethacin and aspirin abolish prostaglandin release from the spleen", *Nature New Biology* 231 (1971): 237-239.

Garg, M. L., A. B. R. Thomson y M. T. Clandinin, "Effect of dietary cholesterol and/or omega-3 fatty acids on lipid composition and delta-5-desaturase activity of rat liver microsomes", *Journal of Nutrition* 118 (1998): 661-668.

Hill, E. G. y cols., "Perturbation of the metabolism of essential fatty acids by dietary partially hydrogenated vegetable oil", *Proceedings of the National Academy of Sciences (USA)* 79 (1982): 953-957.

Jensen, R. G., A. M. Ferris y C. J. Lammi-Keefe, "Lipids in human milk and infant formulas", *Annual Review of Nutrition* 12 (1992): 417-441.

Laidlaw, M. y B. J. Holub,"Effects of supplementation with fish oil-derived n-3 fatty acids and gamma-linolenic acid on circulating plasma lipids and fatty acid profiles in women", *American Journal of Clinical Nutrition* 77 (2003): 37-42.

Levy, B. D., "Myocardial 15-epi-lipoxin A4 generation provides a new mechanism for the immunomodulatory effects of statins and thiazolidinediones", *Circulation* 114 (2006): 873-875.

Oates, J. A., "The 1982 Nobel prize in physiology or medicine", *Science* 218 (1982): 765-768.

Pelikonova, T. y cols., "Effect of acute hyperinsulinemia on fatty acid composition of serum lipid in non-insulin dependent diabetics and healthy men", *Clinica Chimica Acta* 203 (1991): 329-337.

Phinney, S., "Potential risk of prolonged gamma-linolenic acid use", *Annals Internal Medicine* 120 (1994): 692.

Plourde, M. y S. C. Cunnane, "Extremely limited synthesis of long chain pol-yunsaturates in adults: implications for their dietary essentiality and use as supplements", *Applied Physiology, Nutrition, and Metabolism* 32 (2007): 619-634.

Rozera, C. y cols., "Inhibition of HIV-1 replication by cyclopentenone pros-taglandins in acutely infected human cells. Evidence for a transcriptional block", *Journal of Clinical Investigation* 97 (1996): 1795-1803.

Sears, B., *The Anti-Aging Zone*, ob. cit.

— *The Anti-Inflammation Zone*, ob. cit.

— *The OmegaRx Zone*, ob. cit.

— *The Zone*, ob. cit.

Serhan, C. N., "Lipoxins and aspirin-triggered 15-epi-lipoxin biosynthesis: an update and role in anti-inflammation and pro-resolution", *Prostaglandins and Other Lipid Mediators* 69 (2002): 433-455.

— "Resolution phase of inflammation: novel endogenous anti-inflammatory and proresolving lipid mediators and pathways", *Annual Review of Immunology* 25 (2007): 101-137.

Serhan, C. N., M. Arita, S. Hong y K. Gotlinger, "Resolvins, docosatrienes, and neuroprotectins, novel omega-3-derived mediators, and their endo-genous aspirintriggered epimers", *Lipids* 39 (2004): 1125-1132.

Smith, D. L. y cols., "Eskimo plasma constituents, dihomo gamma linolenic acid, eicosapentaenoic acid, and docosahexaenoic acid inhibit the release of atherogenic mitogens", *Lipids* 24 (1989): 70-75.

Stone, K. J. y cols., "The metabolism of dihomo gamma linolenic acid in man", *Lipids* 14 (1979): 174-180.

Trowbridge, H. O. y R. C. Emling, *Inflammation. A Review of the Process*, ob. cit.

Vadas, P. y cols., "Concordance of endogenous cortisol and phospholipase A2 levels in gram-negative septic shock: a prospective study", *Journal of Laboratory and Clinical Medicine* 111 (1998): 584-590.

Vane, J. R., "Inhibition of prostaglandin synthesis as a mechanism of action for aspirinlike drugs", *Nature New Biology* 231 (1971): 232-235.

Vang, K. y V. A. Ziboh, "15-lipoxygenase metabolites of gamma-linolenic acid/eicosapentaenoic acid suppress growth and arachidonic acid metabolism in human prostatic adenocarcinoma cells: possible implications of dietary fatty acids", *Prostaglandins, Leukotrienes and Essential Fatty Acids* 72 (2005): 363-372.

Von Euler, U. S., "On specific vasodilating and plain muscle stimulat-ing substances from accessory genital glands in men and certain ani-mals (prostaglandins and vesiglandin)", *Journal of Physiology* 88 (1936): 213-234.

Willis, A. L., *Handbook of Eicosanoids, Prostaglandins, and Related Lipids*, CRC Press, Boca Ratón, 1987.

Apéndice E: Todo lo que siempre quisiste saber...

Arisawa, K., "Fish intake, plasma omega-3 polyunsaturated fatty acids, and polychlorinated dibenzo-p-dioxins/polychlorinated dibenzo-furans and co-planar polychlorinated biphenyls in the blood of the Japanese population", *International Archives of Occupational and Environmental Health* 76 (2003): 205-215.

Guy, R. A., "The history of cod-liver oil as a remedy", *American Journal of Diseases of Children* 26 (1923): 112-116.

Kawai, K., K. Matsuno y H. Kasai, "Detection of 4-oxo-2-hexenal, a novel mutagenic product of lipid peroxidation, in human diet and cooking vapor", *Mutation Research* 603 (2006): 186-192.

Mandal, A. K. y cols., "Ying-Yang: Balancing act of prostaglandins with opposing function to regulate inflammation", *Journal of Immunology* 175 (2005): 6271-6273.

Plourde, M. y S. C. Cunnane, "Extremely limited synthesis of long chain polyunsaturates in adults: implications for their dietary essentiality and use as supplements", *Applied Physiology, Nutrition, and Metabolism* 32 (2007): 619-634.

Rajakumar, K., "Vitamin D, cod-liver oil, sunlight, and rickets: a historical perspective", *Pediatrics* 112 (2003): 132-135.

Sears, B., *The Anti-Inflammation Zone*, ob. cit.

— *The OmegaRx Zone*, ob. cit.

Serhan, C. N., "Novel omega-3 derived local mediators in anti-inflammation and resolution", *Pharmacology and Therapeutics* 105 (2005): 7-21.

Shirai, N. y cols., "The effects of Erabu sea snake oil on the plasma lipids and glucose, and liver lipids in mice", *Nutrition Research* 22 (2002): 1197-1207.

Shirai, N., H. Suzuki y R. Shimizu, "Effect of Erabu sea snake Laticauda semifasciata oil intake on maze-learning ability in mice", *Fisheries Resolution* 70 (2004): 314-318.

Apéndice F: Resistencia a la insulina: todo empieza...

Bays, H., H. Mandarino y R. A. DeFronzo, "Role of the adipocyte, free fatty acids, and ectopic fat in pathogenesis of type 2 diabetes mellitus: peroxisomal proliferatoractivated receptor agonists provide a rational therapeutic approach", *Journal of Clinical Endocrinology and Metabolism* 89 (2004): 463-478.

Birnbaum, Y. y cols., "Augmentation of myocardial production of 15-epi-lipoxin-A4 by pioglitazone and atorvastatin in the rat", *Circulation* 114 (2006): 929-935.

Blacklock, C. J. y cols., "Salicylic acid in the serum of subjects not taking aspirin. Comparison of salicylic acid concentrates in the serum of vegetarians, non-vegetarians, and patients taking low dose aspirin", *Journal of Clinical Pathology* 54 (2001): 553-555.

Bogacka, I., H. Xie, G. A. Bray y S. R. Smith, "The effect of pioglitazone on peroxisome proliferator-activated receptor-gamma target genes related to lipid storage in vivo", *Diabetes Care* 27(7) (2004): 1660-1667.

Bonen, A. y cols., "The fatty acid transporter FAT/CD36 is upregulated in subcutaneous and visceral adipose tissues in human obesity and type 2 diabetes", *International Journal of Obesity* 30 (2006): 877-883.

Booth, G. L., M. K. Kapral, K. Fung y J. V. Tu, "Relation between age and cardiovascular disease in men and women with diabetes compared with non-diabetic people", *Lancet* 368 (2006): 29-36.

Borkman, M. y cols., "The relation between insulin sensitivity and the fatty-acid composition of skeletal-muscle phopholipids", *New England Journal of Medicine* 328 (1993): 911-917.

Borst, S. E., "The role of TNF-alpha in insulin resistance", *Endocrine* 23 (2004): 177-182.

Cinti, S. y cols., "Adipocyte death defines macrophage localization and function in adipose tissue of obese mice and humans", *Journal of Lipid Research* 46 (2005): 2347-2355.

D'Acquisto, F. y A. Ianaro, "From willow bark to peptides: the ever widening spectrum of NF-kappaB inhibitors", *Current Opinion in Pharmacology* 6 (2006): 387-392.

Flachs, P. y cols., "Polyunsaturated fatty acids of marine origin upregulate mitochondrial biogenesis and induce beta-oxidation in white fat", *Diabetologia* 48 (2005): 2365-2375.

Freeth, A., V. Udupi, R. Basile y A. Green, "Prolonged treatment with prostaglandin E1 increases the rate of lipolysis in rat adipocytes", *Life Sciences* 73 (2003): 393-401.

Gregor, M. F. y G. S. Hotamisligil, "Adipocyte stress: The endoplasmic reticulum and metabolic disease", *Journal of Lipid Research* 48 (2007): 1905-1914.

Hotamisligil, G. S., "Inflammation and metabolic disorders", *Nature* 444 (2006): 860-867.

Hotamisligil, G. S. y cols., "Increased adipose tissue expression of tumor necrosis factor-alpha in human obesity and insulin resistance", *Journal of Clinical Investigation* 95 (1995): 2409-2415.

Huber, J. y cols., "Prevention of high-fat diet-induced adipose tissue remodeling in obese diabetic mice by n-3 polyunsaturated fatty acids", *International Journal of Obesity* 31 (2007): 1004-1013.

Itoh, M. y cols., "Increased adiponectin secretion by highly purified eicosapentaenoic acid in rodent models of obesity and human obese subjects", *Arteriosclerosis, Thrombosis, and Vascular Biology* 27 (2007): 1918-1925.

Kahn, S., R. L. Hull y K. M. Utzschneider, "Mechanisms linking obesity to insulin resistance and type 2 diabetes", *Nature* 444 (2007): 840-846.

Kim, J. K. y cols., "Inactivation of fatty acid transport protein 1 prevents fat-induced insulin resistance in skeletal muscle", *Journal of Clinical Investigation* 113 (2004): 756-763.

Kim, J. Y. y cols., "Obesity-associated improvements in metabolic profile through expansion of adipose tissue", *Journal of Clinical Investigation* 117 (2007): 2621-2637.

Kiss, K. y cols., "Sodium salicylate inhibits NF-kappaB and induces apoptosis in PC12 cells", *Journal of Biochemical and Biophysical Methods* 61 (2004): 229-240.

Lehrke, M. y M. A. Lazar, "Inflamed about obesity", *Nature Medicine* 10 (2004): 126-127.

Li, H. y cols., "EPA and DHA reduce LPS-induced inflammation responses in HK-2 cells: evidence for a PPAR-gamma-dependent mechanism", *Kidney International* 67 (2005): 867-874.

Lindmark, S., J. Buren y J. W. Eriksson, "Insulin resistance, endocrine function and adipokines in type 2 diabetes patients at different glycaemic levels: potential impact for glucotoxicity in vivo", *Clinical Endocrinology* 65 (2006): 301-309.

Maeda, K. y cols., "Adipocyte/macrophage fatty acid binding proteins control integrated metabolic responses in obesity and diabetes", *Cell Metabolism* 1 (2005): 107-119.

Maeda, K. y cols., "Role of the fatty acid binding protein mal1 in obesity and insulin resistance", *Diabetes* 52 (2003): 300-307.

Makowski, L. y G. S. Hotamisligil, "The role of fatty acid binding proteins in metabolic syndrome and atherosclerosis", *Current Opinion in Lipidology* 16 (2005): 543-548.

Manuel, D. G. y S. E. Schultz, "Health-related quality of life and health-adjusted life expectancy of people with diabetes in Ontario, Canada, 1996-1997", *Diabetes Care* 27 (2004): 407-414.

Marett, A., "Molecular mechanisms of inflammation in obesity-linked insulin resistance", *International Journal of Obesity* 27 (2003): S46-S48.

Mazid, M. A. y cols., "Endogenous 15-deoxy-delta(12, 14)-prostaglandin J(2) synthesized by adipocytes during maturation phase contributes to upregulation of fat storage", *FEBS Letters* 580 (2006): 6885-6890.

McLaughlin, T. y cols., "Differentiation between obesity and insulin resistance in the association with C-reactive protein", *Circulation* 106 (2002): 2908-2912.

McLaughlin, T. y cols., "Enhanced proportion of small adipose cells in insulin-resistant vs insulin-sensitive obese individuals implicates impaired adipogenesis", *Diabetologia* 50 (2007): 1707-1715.

Neels, J. G. y J. M. Olefsky, "Inflamed fat: what starts the fire?", *Journal of Clinical Investigation* 116 (2006): 33-35.

Neschen, S. y cols., "n-3 Fatty acids preserve insulin sensitivity in vivo in a peroxisome proliferator-activated receptor-alpha-dependent manner", *Diabetes* 56 (2007): 1034-1041.

Neschen, S. y cols., "Fish oil regulates adiponectin secretion by a peroxisome proliferator-activated receptor-gamma-dependent mechanism in mice", *Diabetes* 55 (2006): 924-928.

Nieves, D. y J. J. Moreno, "Role of 5-lipoxygenase pathway in the regulation of RAW 264.7 macrophage proliferation", *Biochemical Pharmacology* 72 (2006): 1022-1030.

Peres, C. M. y cols., "Specific leukotriene receptors couple to distinct G proteins to effect stimulation of alveolar macrophage host defense functions", *The Journal of Immunology* 179 (2007): 5454-5461.

Pérez-Matute, P. y cols., "Eicosapentaenoic acid actions on adiposity and insulin resistance in control and high-fat-fed rats: role of apoptosis, adiponectin and tumour necrosis factor-alpha", *British Journal of Nutrition* 97 (2007): 389-398.

Permana, P. A., C. Menge y P. D. Reaven, "Macrophage-secreted factors induce adipocyte inflammation and insulin resistance", *Biochemical and Biophysical Research Communications* 341 (2006): 507-514.

Petersen, K. F. y cols., "Mitochondrial dysfunction in the elderly: possible role in insulin resistance", *Science* 300 (2003): 1140-1142.

Pincelli, A. I. y cols., "The serum concentration of tumor necrosis factor alpha is not an index of growth-hormone- or obesity-induced insulin resistance", *Hormone Research* 55 (2001): 57-64.

Pittas, A. G., N. A. Joseph y A. S. Greenberg, "Adipocytokines and insulin resistance", *Journal of Clinical Endocrinology and Metabolism* 89 (2004): 447-452.

Poitout, V. y R. P. Robertson, "Glucolipotoxicity: Fuel excess and beta-cell dysfunction", *Endocrine Reviews* 29 (2008): 351-366.

Ramakers, J. D., R. P. Mensink, G. Schaart y J. Plat, "Arachidonic acid but not eicosapentaenoic acid (EPA) and oleic acid activates NF-kappaB and elevates ICAM-1 expression in Caco-2 cells", *Lipids* 42 (2007): 687-698.

Rasouli, N., B. Molavi, S. C. Elbein y P. A. Kern, "Ectopic fat accumulation and metabolic syndrome", *Diabetes, Obesity and Metabolism* 9 (2007): 1-10.

Reaven, G. M., "All obese individuals are not created equal: Insulin resistance is the major determinant of cardiovascular disease in overweight/obese individuals", *Diabetes and Vascular Disease Research* 2 (2005): 105-112.

Reaven, G. M. y A. Laws, *Insulin Resistance: The Metabolic Syndrome X*, Humana Press, Totowa, NJ, 1999.

Ruan, H. y H. F. Lodish, "Insulin resistance in adipose tissue: direct and indirect effects of tumor necrosis factor-alpha", *Cytokine and Growth Factor Reviews* 14 (2003): 447-455.

Sbarbati, A. y cols., "Obesity and inflammation: evidence for an elementary lesion", *Pediatrics* 117 (2006): 220-223.

Sears, B., *The Anti-Aging Zone*, ob. cit.

Serhan, C. N., "Resolution phase of inflammation: novel endogenous anti-inflammatory and proresolving lipid mediators and pathways", *Annual Review of Immunology* 25 (2007): 101-137.

Serhan, C. N., M. Arita, S. Hong y K. Gotlinger, "Resolvins, docosatrienes, and neuroprotectins, novel omega-3-derived mediators, and their endogenous aspirintriggered epimers", *Lipids* 39 (2004): 1125-1132.

Shi, H. y cols., "TLR4 links innate immunity and fatty acid-induced insulin resistance", *Journal of Clinical Investigation* 116 (2006): 3015-3025.

Shoelson, S. E., J. Lee y A. B. Goldfine, "Inflammation and insulin resistance", *Journal of Clinical Investigation* 116 (2006): 1793-1801.

Shoelson, S. E., J. Lee y M. Yuan, "Inflammation and the IKK beta/I kappaB/ NF-kappaB axis in obesity- and diet-induced insulin resistance", *International Journal of Obesity and Related Metabolic Disorders* 3 (2003): S49-52.

Song, M., K. Kim, J. M. Yoon y J. B. Kim, "Activation of Toll-like receptor 4 is associated with insulin resistance in adipocytes", *Biochemical and Biophysical Research Communications* 346 (2006): 739-745.

Storlien, L. H. y cols., "Fish oil prevents insulin resistance induced by high-fat feeding in rats", *Science* 237 (1987): 885-888.

Strissel, K. J. y cols., "Adipocyte death, adipose tissue remodeling, and obesity complications", *Diabetes* 56 (2007): 2910-2918.

Todoric, J. y cols., "Adipose tissue inflammation induced by high-fat diet in obese diabetic mice is prevented by n-3 polyunsaturated fatty acids", *Diabetologia* 49 (2006): 2109-2119.

Trowbridge, H. O. y R. C. Emling, *Inflammation: A Review of the Process*, ob. cit.

Unger, R. H., "Lipotoxic diseases", *Annual Review of Medicine* 53 (2002): 319-336.

Weisberg, S. P. y cols., "Obesity is associated with macrophage accumulation in adipose tissue", *Journal of Clinical Investigation* 112 (2003): 1796-1808.

Wellen, K. E. y G. S. Hotamisligil, "Obesity-induced inflammatory changes in adipose tissue", *Journal of Clinical Investigation* 112 (2003): 1785-1788.

Xu, H. y cols., "Chronic inflammation in fat plays a crucial role in the development of obesity-related insulin resistance", *Journal of Clinical Investigation* 112 (2003): 1821-1830.

Ye, Y. y cols., "Activation of peroxisome proliferator-activated receptor-gamma (PPARgamma) by atorvastatin is mediated by 15-deoxy-delta-12,14-PGJ2", *Prostaglandins and Other Lipid Mediators* 84 (2007): 43-53.

Yeaman, S. J., "Hormone-sensitive lipase—new roles for an old enzyme", *Biochemical Journal* 379 (2004): 11-22.

Apéndice G: Nutrigenómica: cómo afecta la dieta a la expresión...

Baur, J. A. y cols., "Resveratrol improves health and survival of mice on a high-calorie diet", *Nature* 444 (2006): 337-342.

Biesalski, H. K., "Polyphenols and inflammation: basic interactions", *Current Opinion in Clinical Nutrition and Metabolic Care* 10 (2007): 724-728.

Cai, D. y cols., "Local and systemic insulin resistance resulting from hepatic activation of IKK-beta and NF-kappaB", *Nature Medicine* 11 (2005): 183-190.

Carluccio, M. A. y cols., "Olive oil and red wine antioxidant polyphenols inhibit endothelial activation: antiatherogenic properties of Mediterranean diet phytochemicals", *Arteriosclerosis, Thrombosis, and Vascular Biology* 23 (2003): 622-629.

Chang, J. W. y cols., "C-reactive protein induces NF-kappaB activation through intracellular calcium and ROS in human mesangial cells", *Nephron Experimental Nephrology* 101 (2005): e165-172.

Chiang, N. y cols., "Aspirin triggers anti-inflammatory 15-epi-lipoxin A4 and inhibits thromboxane in a randomized human trial", *Proceedings of the National Academy of Sciences (USA)* 101 (2004): 15178-15183.

Chiang, N., S. Hurwitz, P. M. Ridker y C. N. Serhan, "Aspirin has a gender-dependent impact on anti-inflammatory 15-epi-lipoxin A4 formation: a randomized human trial", *Arteriosclerosis, Thrombosis, and Vascular Biology* 26 (2006): e14-17.

Collins, T. y M. L. Cybulsky, "NF-kappaB: pivotal mediator or innocent bystander in atherogenesis?", *Journal of Clinical Investigation* 107 (2001): 255-264.

Denys, A., A. Hichami y N. A. Khan, "N-3 PUFAs modulate T-cell activation via protein kinase C-alpha and -epsilon and the NF-kappaB signaling pathway", *Journal of Lipid Research* 46 (2005): 752-758.

Esmaillzadeh, A. y cols., "Fruit and vegetable intakes, C-reactive protein, and the metabolic syndrome", *American Journal of Clinical Nutrition* 84 (2006): 1489-1497.

Hughes-Fulford, M., C. F. Li, J. Boonyaratanakornkit y S. Sayyah, "Arachidonic acid activates phosphatidylinositol 3-kinase signaling and induces gene expression in prostate cancer", *Cancer Research* 66 (2006): 1427-1433.

Kim, S. R. y cols., "Involvement of IL-10 in peroxisome proliferator-activated receptor gamma-mediated anti-inflammatory response in asthma", *Molecular Pharmacology* 68 (2005): 1568-1575.

Lagouge, M. y cols., "Resveratrol improves mitochondrial function and protects against metabolic disease by activating SIRT1 and PGC-1alpha", *Cell* 127 (2006): 1109-1122.

Lawrence, J. R. y cols., "Urinary excretion of salicylate and salicylic acids by non-vegetarians, vegetarians, and patients taking low dose aspirin", *Journal of Clinical Pathology* 56 (2003): 651-653.

Lee, J. Y. y cols., "Differential modulation of Toll-like receptors by fatty acids: Preferential inhibition by n-3 polyunsaturated fatty acids", *Journal of Lipid Research* 44 (2003): 479-486.

Lee, J. Y. y cols., "Reciprocal modulation of Toll-like receptor-4 signaling pathways involving MyD88 and phosphatidylinositol 3-kinase/AKT by saturated and polyunsaturated fatty acids", *Journal of Biological Chemistry* 278 (2003): 37041-37051.

Lee, J. Y. y cols., "Saturated fatty acid activates but polyunsaturated fatty acid inhibits Toll-like receptor 2 dimerized with Toll-like receptor 6 or 1", *Journal of Biological Chemistry* 279 (2004): 16971-1679.

Li, H. y cols., "EPA and DHA reduce LPS-induced inflammation responses in

HK-2 cells: evidence for a PPAR-gamma-dependent mechanism", *Kidney International* 67 (2005): 867-874.

McCarty, M. F., "Potential utility of natural polyphenols for reversing fat-induced insulin resistance", *Medical Hypotheses* 64 (2005): 628-635.

Nam, N. H., "Naturally occurring NF-kappaB inhibitors", *Mini Reviews in Medicinal Chemistry* 6 (2006): 945-951.

Novak, T. E. y cols., "NF-kappaB inhibition by omega-3 fatty acids modulates LPS-stimulated macrophage TNF-alpha transcription", *American Journal Physiology—Lung Cellular Molecular Physiology* 284 (2003): L84-89.

Paterson, T. J., G. Baxter, J. Lawrence y G. Duthie, "Is there a role for dietary salicylates in health?", *Proceedings of the Nutrition Society* 65 (2006): 93-96.

Ross, J. A. y cols., "Eicosapentaenoic acid perturbs signaling via the NF-kappaB transcriptional pathway in pancreatic tumour cells", *International Journal of Oncology* 23(6) (2003): 1733-1738.

Schroeder, F., "Role of fatty acid binding protein and long chain fatty acids in modulating nuclear receptors and gene transcription", *Lipids* 43 (2008): 1-17.

Serhan, C. N., M. Arita, D. Hong y K. Gotlinger, "Resolvins, docosatrienes, and neuroprotectins, novel omega-3-derived mediators, and their endogenous aspirin-triggered epimers", *Lipids* 39 (2004): 1125-1132.

Shoelson, S. E., J. Lee y M. Yuan, "Inflammation and the IKK beta/I kappa B/ NF-kappaB axis in obesity- and diet-induced insulin resistance", *International Journal of Obesity and Related Metabolic Disorders* 27 (2003): S49-52.

Suchankova, G. y cols., "Dietary polyunsaturated fatty acids enhance hepatic AMP-activated protein kinase activity in rats", *Biochemical and Biophysical Research Communications* 326 (2005): 851-858.

Suganami, T. y cols., "Role of the Toll-like receptor 4/ NF-kappaB pathway in saturated fatty acid-induced inflammatory changes in the interaction between adipocytes and macrophages", *Arteriosclerosis, Thrombosis, and Vascular Biology* 27 (2007): 84-91.

Yoon, J. H. y S. J. Baek, "Molecular targets of dietary polyphenols with anti-inflammatory properties", *Yonsei Medical Journal* 46 (2005): 585-596.

Youn, H. S. y cols., "Suppression of MyD88 and TRIF-dependent signaling pathways of Toll-like receptor by epigallocatechin-3-gallate, a polyphenol component of green tea", *Biochemical Pharmacology* 72 (2006): 850-859.

Youn, H. S., S. I. Saitoh, K. Miyake y D. H. Hwang, "Inhibition of homodimerization of Toll-like receptor 4 by curcumin", *Biochemical Pharmacology* 72(1) (2006): 62-69.

Zang, M. y cols., "Polyphenols stimulate AMP-activated protein kinase, lower lipids, and inhibit accelerated atherosclerosis in diabetic LDL receptor-deficient mice", *Diabetes* 55 (2006): 2180-2191.

Zhao, Y., S. Joshi-Barve, S. Barve y L. H. Chen, "Eicosapentaenoic acid prevents LPSinduced TNF-alpha expression by preventing NF-kappaB activation", *Journal of the American College of Nutrition* 23 (2004): 71-78.

Apéndice H: Bloques de alimentos para la Zona

Sears, B., *A Week in the Zone*, ob. cit.
— *Mastering the Zone*, ob. cit.
— *The Anti-Inflammation Zone*, ob. cit.
— *The Zone*, ob. cit.
— *What to Eat in the Zone*, ob. cit.
— *Zone Food Blocks*, ob. cit.
— *Zone Perfect Meals in Minutes*, ob. cit.
Sears, B. y L. Sears, *Zone Meals in Seconds*, ob. cit.

El original de Barry Sears

un estilo de vida saludable,
una nutrición equilibrada

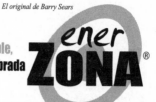

EnerZona
Omega 3 RX

es un concentrado de ácidos
grasos Omega 3:

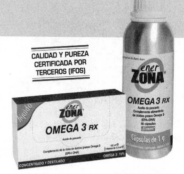

CALIDAD Y PUREZA
CERTIFICADA POR
TERCEROS (IFOS)

- Altamente concentrado
- Estable frente a
  la oxidación.
- Alto grado de pureza.

2,5 g de ácidos grasos Omega 3 (EPA + DHA)= 4 cápsulas Omega 3 RX 1 g=
1 cucharada dosificadora Omega 3 RX líquido*

*Una vez abierto conservar en la nevera

Productos
EnerZona 40-30-30

La Calidad como Norma

1 bloque= 4 galletas Enerzona 40-30-30
1 bolsita de Minirock 40-30-30
1 snack EnerZona 40-30-30
1 tentempié salado EnerZona 40-30-30

2 bloques=1 sobre Instant Meal EnerZona 40-30-30
(disuelto en agua)
1 sobre Crema de Verduras EnerZona 40-30-30
(disuelta en agua y con una cucharada de aceite de oliva virgen extra)

3 bloques=1 Instant Meal EnerZona 40-30-30
(disuelto en leche semidesnatada)

1 cacito de EnerZona Proteínas al 90 % (Soja y Whey)= 7 g de proteína neta

De venta
en farmacias
y parafarmacias

Para más información:
900 807 411
www.enerzona.net

Distribuido por:

Laboratorios Farmacéuticos ROVI, S.A.

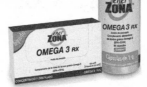
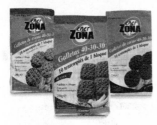
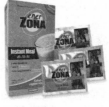
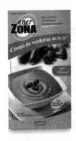
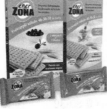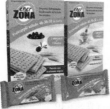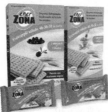
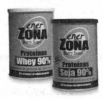